JN073961

2025年への経営ロードマップ

医業経営を“最適化”させる38メソッド

機能選択・経営マネジメント・
診療報酬の最適化マニュアル

小松大介
株式会社メディヴァ取締役

医学通信社

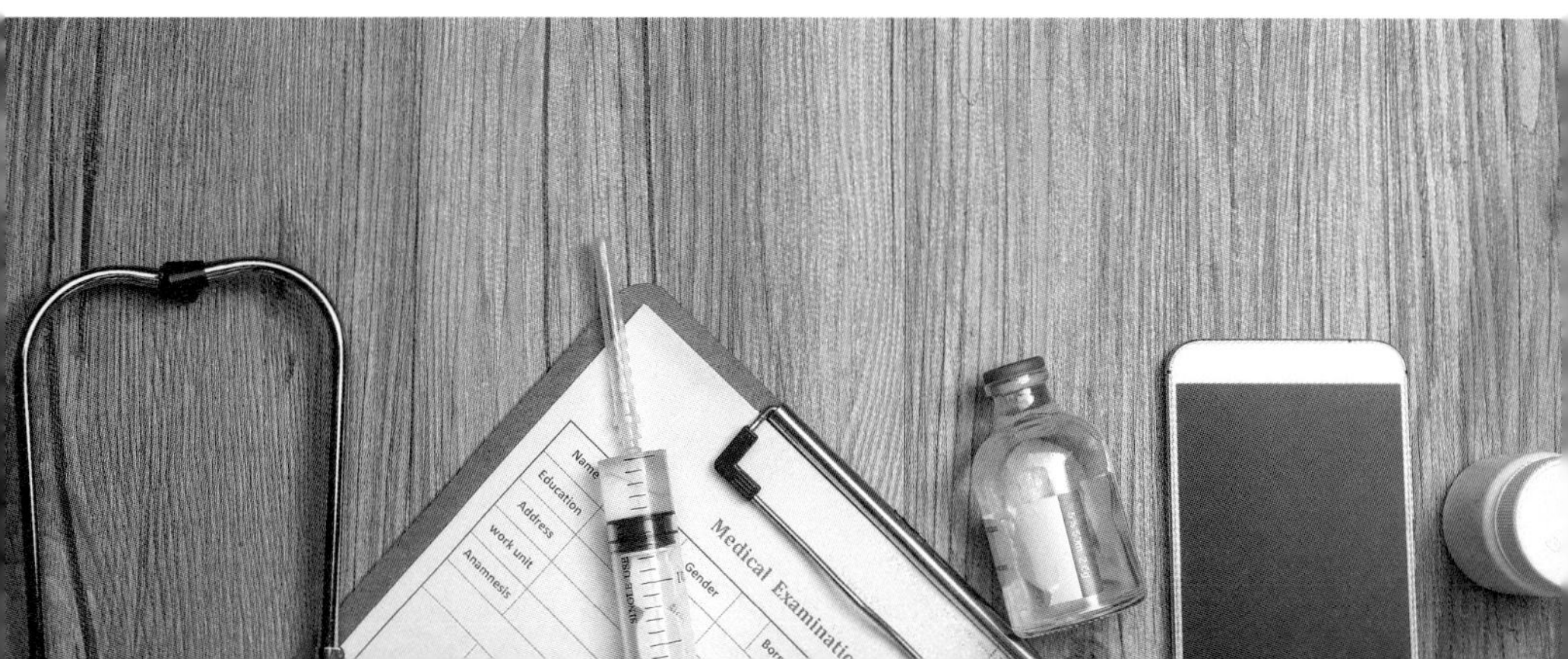

はじめに

本書は、医学通信社の『月刊／保険診療』においてQ＆A形式で不定期連載してきた内容を取捨選択し、大幅に加筆修正するとともに、追加のメソッドを十数本書き下ろして編纂したものです。

病院・診療所問わず、医療機関にとって〝経営〟を考える必要が、日に日に高まっています。２０２５年に団塊の世代が75歳を迎え、２０４０年には高齢者1人に現役世代1・5人と著しい不均衡となることで増える高齢者医療・介護への対応が求められるとともに、様々なニューテクノロジーや新薬の導入が進み、地域によっては人口減少とともに人手不足と患者減少が同時に進んでいます。医療費財源にも限りがあるなか、医療機関も経営を今まで以上に考えなければ、持続的な医療提供を行うことがむずかしくなってきています。また、２０２０年の新型コロナウイルスの感染拡大とそれによる受診抑制によって、医療機関の経営課題がますます浮き彫りになってきました。

そうした環境変化のもと、筆者は多くの医療機関の経営改善や戦略策定に関わり、医療機関には医療における特殊性・地域性・個別性や診療科目ごとの専門性の違い等はありつつも、経営課題解決においてある種の普遍的な方法論（メソッド）があるという認識をもちつつあります。

例えば、本書の冒頭でもご紹介しているとおり、医療機関における利益の構成要素は売上（単価×患者数）と費用であり、その単価や患者数も医療機関の形態ごとに要素分解できるという経営分析の基礎や、急性期―回復期―

慢性期と診療科の専門性に着目した戦略立案、認知↓試行↓継続という集患プロセス、労働生産性に着目した構造改革などがその普遍的な方法論に当たります。

これら一つひとつのメソッドは、実際に類似の経営課題に直面した医療機関の皆様とともに整理・分析し、対策を練り、実際に対応してきたものです。あらゆる医療機関にとって普遍的なテーマ（戦略やマネジメント、人事等）もあれば、一部の医療機関にしか当てはまらないものもありますが、それでも実例をベースにできる限り具体的な課題からスタートしつつ、その分析や解決においては、できるだけ普遍化し一般化できるように記載させていただきました。

また、今は経営課題として認識されていなくても、医療機関経営を長年続けると何らかのかたちで必ず直面する課題をできるだけ網羅しましたので、各項がいずれはお役に立てるのではないかと思っています。

医療機関を取り巻く環境は変化し続け、医療機関の個別事情もまったく異なりますが、それでもこうしたメソッドを最初のとっかかりとして経営を見ていただくこと、課題を考えていただくことは大いに意味がありますし、また本当の解決策に近づくための第一歩ではないかと思っています。

目次

第2章「経営企画」編

第3章「コストパフォーマンス」編

第4章「組織管理」編

第5章「財務管理」編

第6章「働き方改革と労働生産性向上」編

序章　医業収支改善の3つの方程式

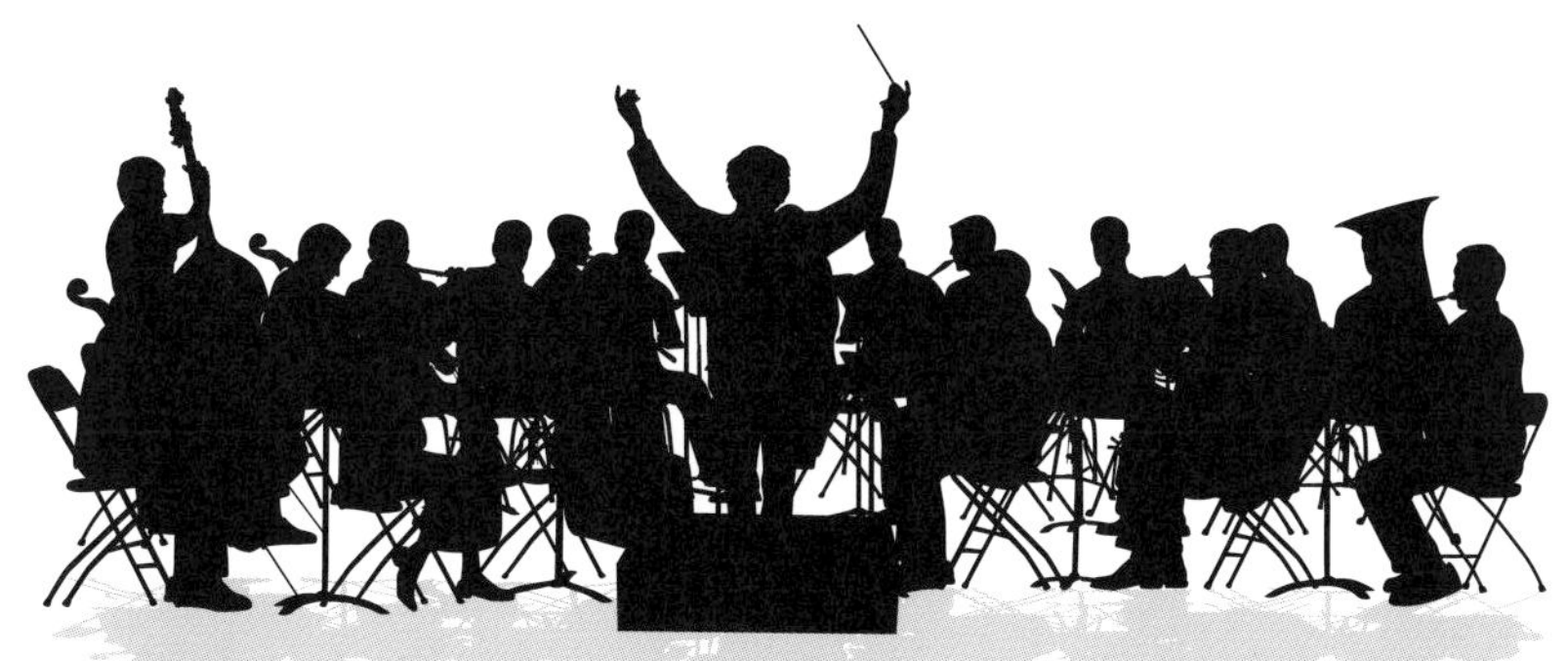

1 医業利益増の方程式

1 医業収支の構成要素と互いの関係性

医療機関の経営では、事業の継続性を担保し、さらに発展するため、利益を計上し続けることが重要です。医業利益の黒字を維持するためには、収入を増やしていくだけでなく、収入と費用の適正なバランスを取りつつ、自院にあった収支構造を取る必要があり、構造や各指標の関係性を理解して経営する必要があります。

図表1は、一般的な病院の医業収支を、その構成要素に分解したものです。医業利益は医業収入から医業費用を減じたものであり、医業収入は入院、外来、その他（健診や治験等）の収入の合算となっています。入院収入は入院単価と延入院患者数を掛け合わせたものであり、延入院患者数は新入院患者数に在院日数を掛け合わせたものです。これは外来でも同様で、外来収入は単価×延外来患者数（＝実患者数×通院頻度）となります。

一方、費用については、医療行為に比例する、つまり医業収入に比例することの多い医業原価（医薬品、医療材料）と、給与費、委託費、設備関係費、その他経費から成り立ちます。

このことから、医業利益を黒字にし、また増やすためには、入院・外来それぞれで患者数と単価を増やして、それにかかる費用を減らせばよいということがわかります。

しかし、実際には医業利益を増やすことはそれほど簡単ではありません。その要因の一つは、こうして分解した各指標がお互いに関係性をもっているからです。

例えば図表2は、入院を例に挙げて医業収支についての主要な指標の関連性を表したものです。医業利益は、医

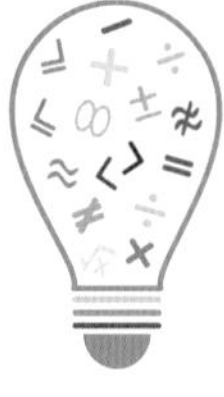

図表２　医業収益指標の関係図（入院）

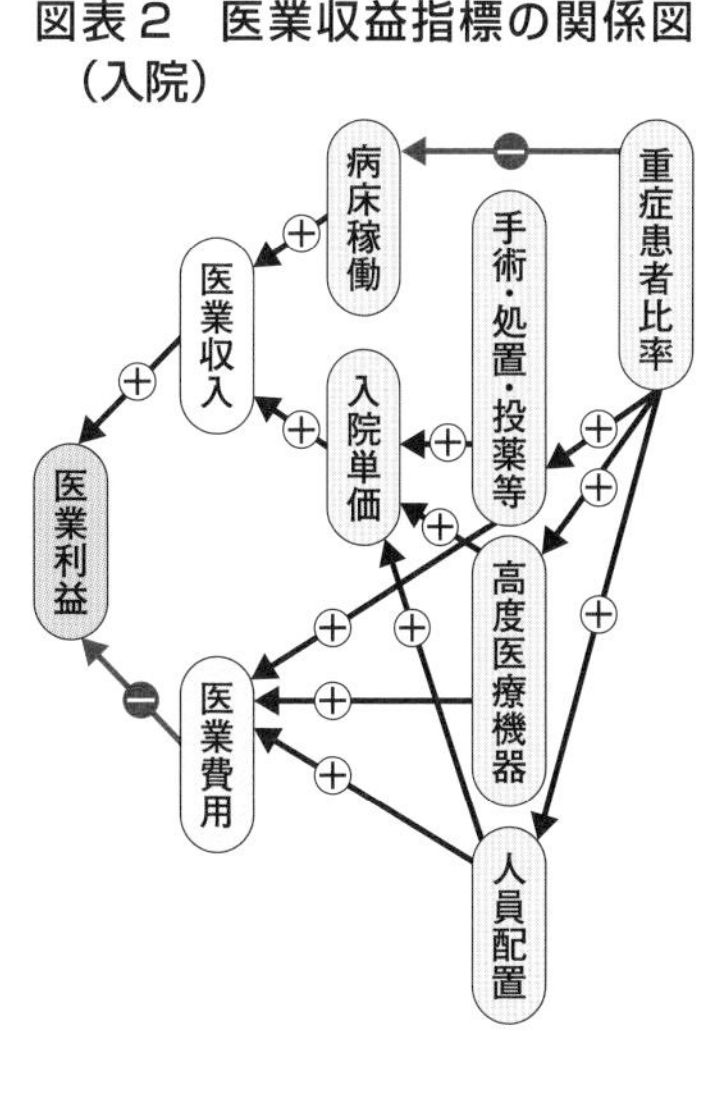

図表１　収支の一般的な構造

- 利益
  - 収入
    - 入院
      - 単価
      - ×
      - 延患者数
        - 新入院患者数
        - ×
        - 在院日数
    - ＋
    - 外来
      - 単価
      - ×
      - 延患者数
        - 実患者数
        - ×
        - 来院頻度
    - ＋
    - その他収入
  - －
  - 費用
    - 医業原価（薬，材料）
    - ＋
    - 給与費
    - ＋
    - 委託費
    - ＋
    - 設備関係費
    - ＋
    - その他経費

業収入が増えれば増えるのでプラスの相関関係、一方で医業費用が増えると減るのでマイナスの相関関係となっています。そして医業収入は、病床稼働と入院単価の掛け算となっているため、それぞれとプラスの相関関係があります。

問題はここからです。最近の施設基準の傾向として、急性期一般入院料や回復期リハビリテーション病棟、療養病棟等において、各病棟は重症患者を一定比率以上にすることを求められています。そこで重症患者比率を一定以上にするべく、重症患者を集め軽症者の退院支援を行うと、重症患者の割合が増える分、手術や処置・投薬等の割合も増えますし、またその分必要となる設備投資や人員体制も必要になります。こうして手術や処置等が増えてくると入院単価が増える一方で、費用も増えます。費用が増えるとそれは収支にマイナスに効いてきます。また、重症患者比率を増やすために軽症患者の退院を進め過ぎると、入院稼働が落ちる場合があります。代わりに新規入院患者が獲得できればよいのですが、新規入院患者獲得が思いどおりにいかないと、結果として医業収入そして医業利益が減ります。つまり、この関係性では、重症患者比率を増やしたことで入院単価は上がったものの、病床稼働（延患者数）が減り医業費用が増えたために、医業利益は増える場合と減る場合の両方が想定される状況となるのです。

このように、医業利益を増やそうと思っても、入院・外来の診療単価、病床稼働、医業費用は相互に関連性があるため、一つの指標だけを見て対策を講じると結果として失敗策となってしまうことがあります。

2 関係性を念頭に置いた医業利益向上策

では、この関係性を頭に入れつつ医業利益を向上させるためには、どのように考えればよいでしょうか。一つの考え方は、同時に3つの指標について考えるのではなく、まず1つの指標に狙いを定めてその改善策を検討し、そのうえで残りの指標に与える影響を最小限にするという方法です。

前述の入院収支を改善する場合では、まず入院単価に着目し、入院単価を向上させる施策として重症患者の受入強化や軽症患者の退院促進を進めることを検討します。例えば、救急の応需率を上げ、連携を強化して高度検査や手術を必要とする患者の紹介数を増やしながら、在院日数が一定期間（DPCならば入院期間Ⅲ以上、施設基準の平均在院日数以上等）の患者について退院促進を進める――といった施策です。

次に、入院単価向上施策が病床稼働や医業費用に与える影響を推測し、対策を練ります。まず病床稼働については、軽症患者の退院見込みを試算したうえで、それを上回る患者を確保するため、救急・紹介・外来の各ルート別に集患します。例えば、病床稼働を維持するためには軽症患者を○人退院させる一方で、救急応需率を○％引き上げるといったかたちです。

医業費用については、重症患者が増えると医業原価（医薬品、医療材料）の使用量がどうしても増えてしまうので、仕入れ単価交渉に力を入れます。一方で、重症患者が増えても直接的には増えない設備や給与費は、できる限り現状のままとする対策を練ります。当然、まったく設備投資をしないとか人員体制を増やさないということではなく、設備をフルに使い尽す施策やスタッフの生産性向上策を検討して、できるだけ増やさないようにするということです。

ほかの指標でも上記と同じように、最初に着目する指標と対策を検討し、次にその影響を最小限にするような施策を練っていくという考え方が基本になります。例えば病床稼働（延患者数）を上げるならば、まずは救急・紹介・外来の各ルート別に患者数を増やす施策を練る一方で、そこで軽症患者や在院日数長期化による入院単価減少等の影響をできるだけ少なくするべく、患者受入基準を調整したり退院支援も同時に行うという考え方です。そして稼働増に伴う費用増も見越して、できる限り仕入を抑えたり、設備投資や人員体制強化を生産性向上と併せて検討することになります。

こうした医業利益向上策を考えていくと、実は売上増だけがすべてではなく、収入と費用をバランスよく減らすことで結果として利益を増やすダウンサイジング施策もありえることがわかってきます。すでに人口減少が著しく顕在化し、医療需要が減り始めている地域もあります。そういう地域においては、まず医業費用を減らすこと、つまりは設備投資を抑えたり、人員体制を定年退職に伴う自然減とともに縮小すること等を検討し、そのうえでそれに合った医業収入、つまり病床稼働・入院単価や外来患者数・外来単価を試算して、タイミングを合わせて費用と収入の両方を同時に減らしていくことも一つの施策になります。

以上のように、医業利益を増やすためには、確かに診療単価を上げて、患者数を増やして、費用を抑えることが基本の方程式になりますが、それらは相互に関係性をもっているため、順を追って一つの施策シナリオのなかでバランスを取りながら、最適解を探していくことになります。

それでは、ここからは、各診療単価、患者数、費用の各要素を改善するために、もう一歩踏み込んだ考察を進めていきます。

2 診療単価アップの方程式

1　各診療単価の構造

ここでは診療単価向上に向けた考え方を整理する前段として、各診療単価の基本構造を検証します。

まず入院における出来高払いの診療単価の構造を整理します（図表3）。

出来高払いの入院において、診療報酬は施設基準に基づく入院基本料または特定入院料を基本として、入院基本料等加算や実施した手術・処置・麻酔、投薬・注射、検査等の診療報酬を一つひとつ積み上げていきます。それらを疾病や容態が異なる一人ひとりの患者について、1日ごとに行った行為を積算することで、全体の入院収益となります。そしてその入院収益を延入院患者数で除したものが、入院単価です。

図表3　入院単価の構造（出来高）

1日当たり診療報酬
入院基本料／特定入院料・加算等
＋
手術・処置・麻酔
＋
投薬・注射
＋
検査・画像診断
＋
リハビリテーション

× 疾病・容態別1日入院患者数 × 在院日数

―――――――――――――

延入院患者数
（＝ 新規入院患者数 × 在院日数 ）

つまり出来高払いの入院単価を上げるためには、①施設基準に基づく入院基本料や加算の引上げ、②手術や検査を多く必要とする重症患者比率の向上、③（手術や検査が減り1日当たり単価が低くなる）一定期間以上在院患者の早期退院――が必要となります。

次にDPC／PDPSの場合の入院単価の構造です（図表4）。DPC／PDPSの場合は、入院基本料（10対1相当）と投薬、注射、検査のほとんどが包括され、診断群分類ごとの1日当たり

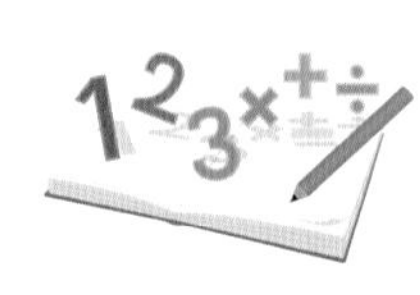

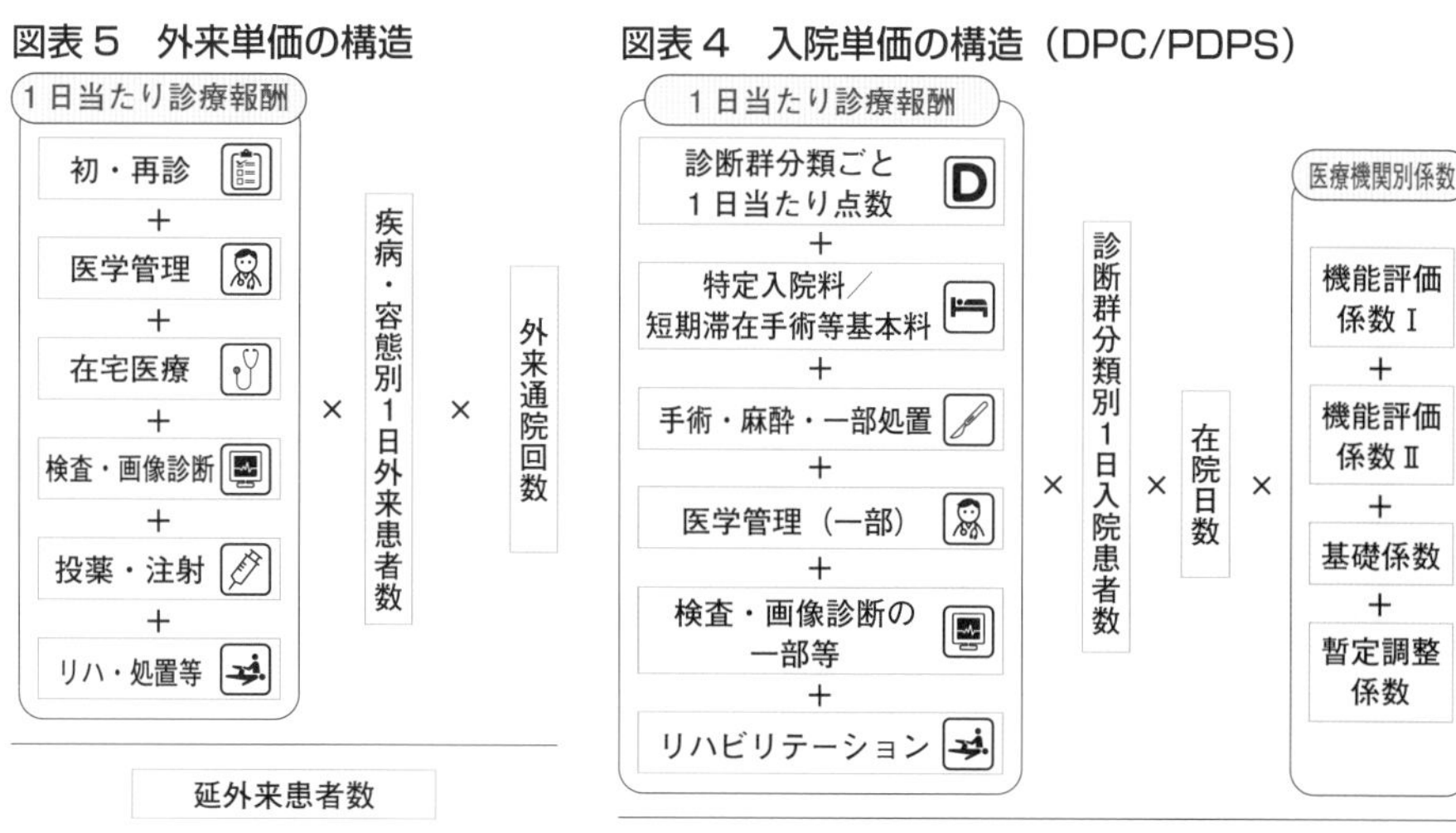

診療報酬となります。診断群分類ごとの1日当たり診療報酬は、506種類の基礎疾患を、重症度、手術・処置の有無、定義副傷病名などで分類した4244種類の診断群について、入院期間別に設定されています。この診断群分類ごとの1日当たり診療報酬と出来高報酬を患者別に1日ごとに積算し、それに機能評価係数を掛けると入院収益となり、それを延入院患者数で除したものが入院単価となります。

この機能評価係数は、7対1入院基本料等と10対1入院基本料の施設基準の差の調整や各種加算を盛り込んだ機能評価係数Ⅰ、複雑性指数やカバー率指数等の医療機関の機能や役割を評価する機能評価係数Ⅱ、DPC病院群別に設定されている基礎係数、一部の医療機関のみに設定されている激変緩和係数の合計になります。

DPC／PDPSの入院単価向上も、基本は出来高と変わらず、①施設基準に基づく入院基本料や加算（機能評価係数Ⅰ）の引上げ、②手術や検査を多く必要とする重症患者比率の向上、③（手術や検査が減り1日当たり単価が低くなる）一定期間以上在院患者（入院期間Ⅲ以上等）の早期退院が必要となります。また、それに加えて、機能評価係数Ⅱが単価に大きく影響を与えるため、まずは最低限押さえるべき保険診療係数や後発医薬品係数をきちんと押さえ、そのうえで医療機関ごとに差がつきやすい複雑性係数、効率性係数、カバー率係数等を向上させることも単価向上の手段となります。

最後に外来について見ていきましょう。外来単価は、医学管理等や在宅医療において一部包括される報酬項目があるものの、基本的には初・再診料から医学管理、検査、投薬など、実施した医療行為に応じた出来高点数を、患者別来院時別に積算して外来収益を出し、それを延べ外来患者数で除することで計算します（図表5）。

外来単価向上は、単純に来院時における医療行為の密度を上げることになりますので、重症患者を集患し、投薬だけの経過観察の再診患者等を減らすことが基本対策となります。

2　診療単価アップにおける成功と失敗

こうして単価向上のポイントが見えてきました。

次に、筆者が見てきた診療単価向上の事例と成功・失敗の法則をご紹介します。

事例① 重症度向上による入院単価増と稼働減少

病床数３００床、７対１入院基本料を算定する地域中核病院

従前から重症度、医療・看護必要度の維持に苦戦していたのですが、２０１６年度の改定で重症度向上に向けて大きく舵を切りました。具体的には、ＤＰＣの入院期間Ⅲ以上でかつ日当点が低い患者の早期退院を進めました。これ自体はうまくいき、重症度は26～27％、入院単価も＋４０００円くらい向上して7万円台となりましたが、稼働率が10％近く下がってしまい、大幅な減収となってしまいました。その後、約1年かけて救急応需率を向上し、地域連携強化によって手術件数を伸ばすことで稼働も元に戻りましたが、この1年間の減収は経営に大きな重荷と

なりました。

事例②　医療の質を上げたことで減収に

60床の消化器単科病院

内視鏡や腹腔鏡手術において、地域中核病院にも匹敵する実績を上げていました。先生方やスタッフのモチベーションも高く、低侵襲でかつ入院期間の少ない、ひいては患者負担の少ない術式を選び続けて一定の成果を上げました。その結果、全体の平均在院日数は10日を切り、1日入院単価も6万円を大きく超えるようになったのですが、結果として稼働率は60％台と苦しい状況になりました。

ただし、ここに来て先生方に在院日数の引き延ばしをお願いするのは、医療の質向上を目指してきた理念に反するということで、術後のリハビリテーションを強化し、フォローアップの栄養指導や服薬指導等に力を入れて、なんとか稼働を70％まで戻すことができました。

事例③　行き過ぎた逆紹介による大幅収益減

４００床の地域中核病院

連携強化により手術や高度検査患者を増やすため、また地域医療支援病院の取得を目指すため、外来の再診患者の逆紹介を徹底的に進めました。具体的には、再診回数が多く単価も低い外来患者を地域のクリニックに逆紹介しつつ、一部の外来中心の先生には地域での開業を促して外来患者をそのままそっくりもっていってもらうという手法を取りました。

結果、外来患者は重症や高度検査が中心となって外来単価は＋３０００円くらいになったのですが、その分、外来患者が大幅に減り収益減となりました。

ただし、この病院はその後もその流れを止めずに、外来で減った分を手術、検査、病床稼働で取るべく動きを進め、結果として2年掛けて地域医療支援病院の取得と増収増益を実現しました。

事例④ 人事管理が甘く、売上増以上に費用増に

100床のケアミックス病院

回復期リハビリテーション病棟を中心とした収益増と単価増を目指して、セラピストの大量採用を行いました。結果、1患者1日当たりリハビリテーション単位数は4単位台→7単位台と大きく増えましたが、経営上の収支は悪化しました。これは、慣れない若手セラピストを多く採用したことで管理の手間が増え、結果としてセラピスト1人当たりの単位数は減り、収益増よりも給与費増が勝ってしまった結果です。

＊　＊　＊

以上が、診療単価アップに向けた事例とその成功・失敗です。これらの事例でも明らかなのは、いずれの事例でも診療単価アップという単独の目標は達成したものの、その副作用が病床稼働や外来患者数、費用等に反映されて、結果として経営的にきびしい状況に陥ってしまうケースがあるということです。つまり、診療単価アップという目標を達成するとしても、経営全体のバランスを見ながら、施策を進める必要があるのです。

3　診療単価アップの施策

では、ここでより具体的に入院・外来別に診療単価アップの施策を整理したいと思います。この場合、先ほどの事例等を参考に、施策を大きく2段階に分けて検討します。

1段階目は、重症患者の集客等、直接的に診療単価を引き上げる施策です。

2段階目は、その診療単価の引上げの反動で起きるマイナスの影響（副作用）に対応する施策です。例えば、軽症患者の早期退院によって入院単価アップに成功する一方で、病床稼働が低下するため、稼働を維持するために集患施策を行うことなどが挙げられます。

この場合、1段階目の施策は、前述した診療単価の構造に着目して、直接的にどこを改善すれば単価が上がるかということから導き出します。例えば、入院基本料の初期加算や検査、手術を増やすことを目的にして、救急患者を増やしたり、紹介による手術適応患者を増やしたりする施策です。また、在院日数に着目して、長期入院で単価が低い患者の逆紹介を進める施策もあります。

2段階目では、1段階目の施策に対する副作用をできるだけ抑える施策を検討します。例えば、逆紹介で減る稼働見込みを目標にして、救急患者や紹介患者を増やすというような考え方です。

こうして2段階の施策を構築することで、複雑に絡み合った経営指標や施策を整理して進めることができるようになります。

下記に、筆者が考える診療単価向上施策とその副作用対応施策を列挙します。

《入院単価向上施策》

i　入院単価向上の直接施策

(1)　救急応需率の向上（結果としてDPC/PDPSの救急医療係数引上げ）
(2)　地域連携強化による高度検査，手術適応患者の増患（結果としてDPC/PDPSの複雑性係数引上げ）
(3)　軽症患者，比較的長期入院患者の早期退院（結果としてDPC/PDPSの効率性係数引上げ）
(4)　見直しによる施設基準，各種加算の取得
(5)　診療報酬の請求事務の精緻化による請求もれ防止

ii　入院単価向上の副作用対応施策

(1)　稼働率低下を防ぐため，さらなる救急応需率向上
(2)　稼働率低下を防ぐため，さらなる高度検査，手術適応患者の増患
(3)　稼働率低下を防ぐため，外来からの入院適応増患
(4)　重症患者対応によるコスト増を低減させる仕入交渉
(5)　重症患者対応によるコスト増を低減させる労働生産性向上（人材の多能工化，シフト見直し，ICT活用）
(6)　重症患者対応によるコスト増を低減させる設備有効活用（手術室の空き時間削減，検査の準備・片付け時間削減等）

《外来単価向上施策》

i　外来単価向上の直接施策

(1)　投薬日数の延長
(2)　再診患者の逆紹介
(3)　一部医学管理料の見直し・取得（例：特殊疾患→生活習慣病管理料）
(4)　加算の取得（地域包括診療加算，外来管理加算等）
(5)　高度治療の導入（外来化学療法，日帰り手術，高度検査等）

ii　外来単価向上の副作用対応施策

(1)　ホームページ見直し等の広報強化
(2)　地域連携の強化による高度検査・高度治療目的患者の集患
(3)　加算取得に伴う人員体制の効率化
(4)　外来化学療法等の高額医薬品の仕入交渉

以上のように、診療単価を直接向上させる施策とそれに対応するための副作用対応施策をうまく組み合わせることで、診療単価を上げつつも病床稼働を下げず、そして費用も売上を増やした分よりは抑えることで、最終的な利益の改善につなげることが可能となります。

3 患者数アップの方程式

患者増の施策を考えるにあたり、まずは患者数に関する基本構造をマーケティング的な観点で整理します。

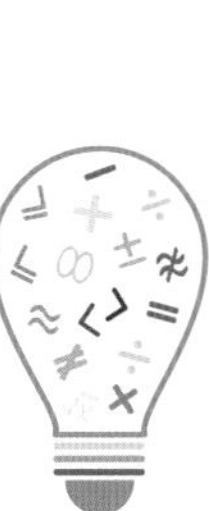

1 患者数の構造

(1) 外来患者

最初に外来患者数について見ていきます（図表6）。

診療圏内において風邪をひいたり、健診結果の数値が悪いことなどで、自院の診療科等に適合する外来患者が一定数発生し、患者市場となります。

その診療圏内の外来患者が当院を知っているかどうか（認知）が、最初のハードルです。日常生活において医療機関の前を通ったり、近所で話を聞いたり、あるいはインターネットのｗｅｂ検索において検索結果の上位等に表示されることによって、患者に関心をもってもらうことからスタートします。

患者が医療機関を認知したら、そのクリニックにお試しで通院することになります（試行）。この試行においては、直接的に風邪症状等の相談で受診する場合もあれば、まずはインフルエンザの予防接種等の無難な内容で訪問するケースもあります。

初診を通じてその医療機関や医師等を気に入れば、引き続き再診患者になり、より深刻な生活習慣病等を相談して、継続的に来院するようになります（継続）。これらのマーケティング上のプロセスの各段階を乗り越えることで、患者は自院の継続顧客となります。逆に言えば、各段階で自院の患者とならなかった患者も一定数存在するこ

図表6　外来患者数の構造

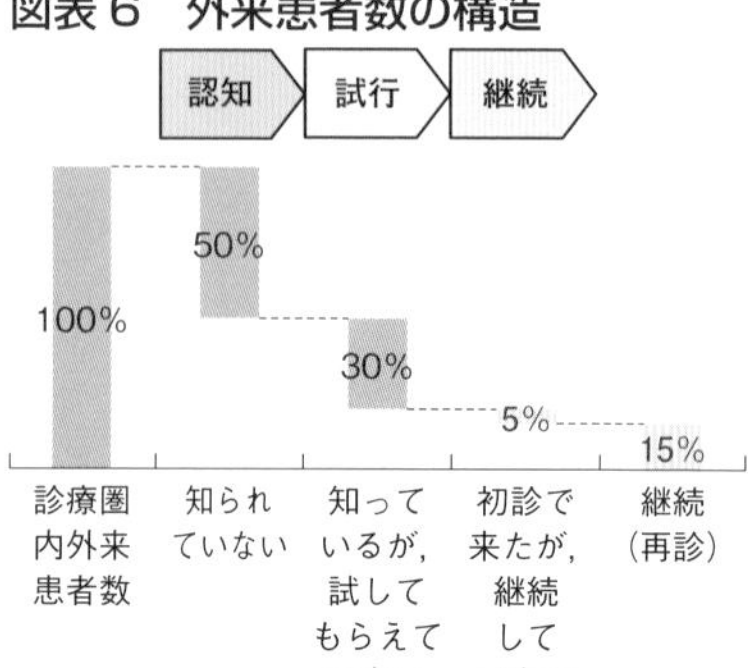

図表7　新規入院患者のルート

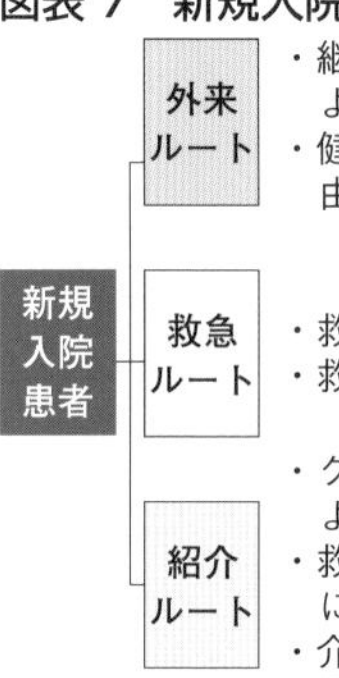

・継続再診患者の容態悪化による入院
・健診・検査等による入院理由の発見

・救急車の来院後入院
・救急外来の来院後入院

・クリニック等からの紹介による入院
・救急病院等からの後方連携による入院
・介護施設等からの紹介による入院

とになります。

患者数を増やすためには、これらマーケティング上のハードルの各段階でもれてしまう患者をできるだけ減らす努力が重要になります。

(2) 入院患者

同様に入院患者についても構造を整理します。まず、新規入院患者には大きく分けて外来・救急・紹介の3つのルートがあります（図表7）。

外来ルート：自院の外来に継続通院等をしている患者が、外来担当医の判断で自院への入院を決めるケース

救急ルート：救急車搬送やウォークインの救急外来等によって来院され、そのうえで入院となるルート

紹介ルート：地域の医療機関や介護施設等から、より精密な検査や確定診断、手術等が求められて、自院への入院に至るルート

細かく言えば、これらの3ルートは複合的であり、例えば、まずは紹介で外来に来院し、精密検査の結果として外来から入院したり、外来で継続通院していた患者が、ある日救急車で運ばれてくるケースなどもあります。

次に、この3つのルートの基本構造を整理します。

外来ルートは、外来で通院している患者全体がベースとなる市場です。そのなかで、症状の悪化や急変等により入院適応となる患者が発生し、そのうえで担当医等が自院への入院を勧め、それを受けたソーシャルワーカーや病

図表８　入院患者数（外来ルート）の構造

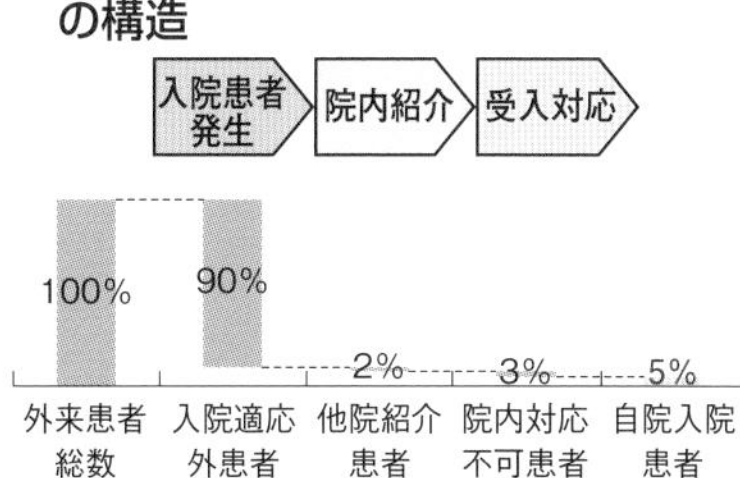

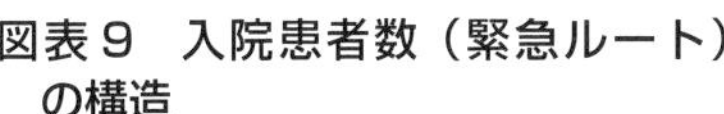
図表９　入院患者数（緊急ルート）の構造

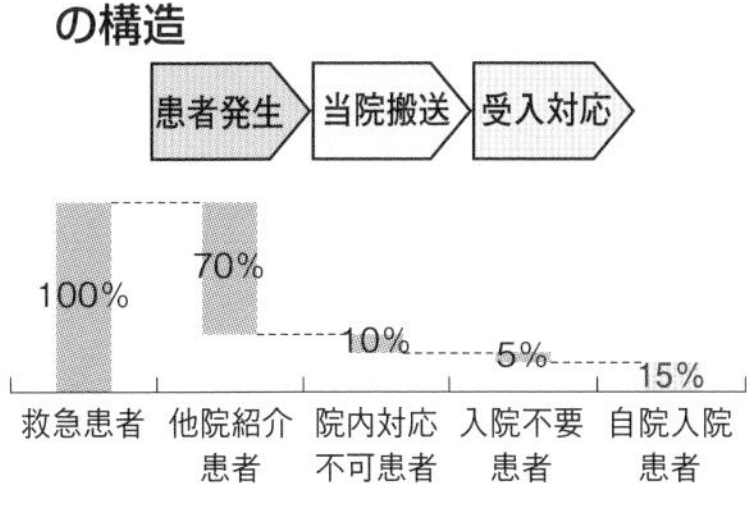

棟が患者の受入れをすることで、入院患者となります（図表８）。つまり、入院適応患者を適切に見つけ出すことと、担当医が他院ではなく自院を勧めること、そして院内の各組織が適切に受け入れることが重要となります。

救急ルートの場合は、地域において発生した救急患者（救急車、救急外来）が市場となります。救急車ならば、救急隊が患者や家族と相談しつつ搬送先を決め、それを自院の救急窓口が受け入れ、そのうえで入院と判断することで入院患者となります（図表９）。つまり、救急隊や家族にとって自院の優先順位が高いことで選ばれ、またその患者に対して適切な救急体制（医師や看護師、各技師等の配置）が整備されていることで、救急患者の受入れ数が決まります。

紹介患者の場合は、診療所等の自院の連携先に通院している患者のうち要精密検査や要入院適応と判断された「要検査・要入院患者」が市場となります。主治医と患者や家族が相談して紹介先の医療機関を選び、紹介されてきた患者に適切に対応することで、自院の入院患者となります（図表10）。この場合も、各連携先の医療機関が自院を選んでくれること、またその紹介に対して迅速かつ適切な対応を取ることが患者数の増加に寄与することになります。

2　患者数アップにおける成功と失敗

これまで見てきた患者数の基本構造を踏まえて、筆者が見てきた患者数増にまつわる成功事例・失敗事例をご紹介します。

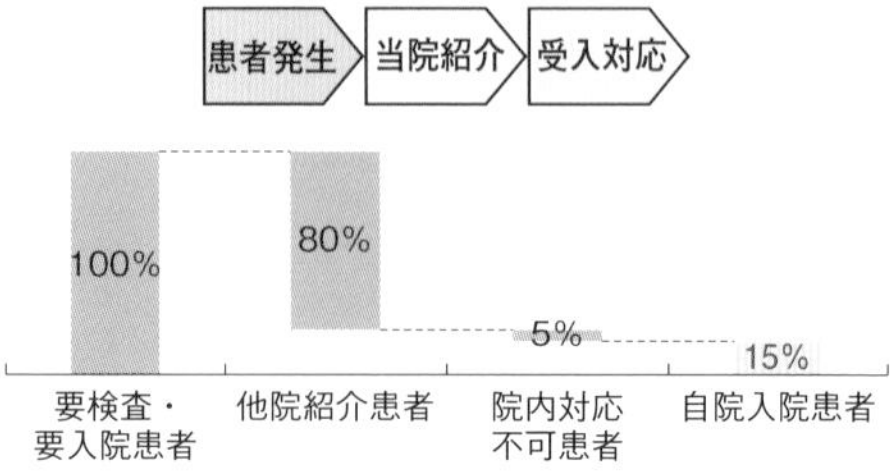

事例①　広告・広報への注力と院内体制の不備

《外来・健診中心の中規模診療所》

常勤医3名、非常勤医10名を有し、幅広い診療科に対応して業績を拡大してきました。

あるとき、院長がより多くの患者に対応したいと考え、ホームページの大幅改善や頻度の高い更新、業者による検索エンジン対策を行ったことで、ホームページへのアクセス数が急激に伸び、それに伴い新規（初診）患者数が伸びてきました。このまま全体の患者数も伸びるかと思っていたのですが、実際には、外来における初診患者比率は増えたものの再診患者数が減って、全体的な患者数は微減となってしまいました。

実は、院長による患者数増加方針に対して、労働負担が増すことを嫌った常勤医の2名が、初診患者をどんどん他院に紹介したり、マイペースで診療を続けて待ち時間が長くなった結果、それまで長年通っていた患者まで、他院に流出してしまったのです。気がついた院長が慌てて常勤医たちとじっくり話し合い、外来シフトの調整や非常勤医の追加採用等を行ったことで、常勤医も落ち着き、最終的には患者増につながりました。

図表10　入院患者数（紹介ルート）の構造

事例②　非常勤医の管理失敗による入院患者数減

《300床の一般急性期病院》

ある年度の区切りを境に、外来ルートからの入院患者数減少に見舞われました。そこで実態を調べてみたところ、外来から患者を多数送り込んでくれていた医師が昨年度末で定年退職し、その代わりに新年度に採用した非常勤医からの入院が減っていることがわかりました。

大学からの派遣医師であったこの医師と話をしたところ、自院の検査や病棟医療の環境に対して疑問をもっており、入院適応が疑われる患者は大学病院に優先的に紹介していたことがわかりました。

そこで、この医師に自院の検査体制や病棟の対応等を再度説明し、また外来看護師長が中心になって、自院にも紹介可能な患者を医師に進言するようにしたところ、少しずつ外来ルートからの入院患者が増えてきました。

事例③ 救急チームの組織課題により救急患者減

《４００床の地域中核病院》

救急患者や救急ルートの入院患者が減っていることが課題として挙がりました。より詳細にデータを取ったところ、救急の問合せ数自体には変化がなかったのですが、そこから来院に至る確率が減っていることがわかりました。そこで、より詳細に状況を調べてみたところ、救急部門の医師が同じ部内の看護師たちと折り合いが悪くなっていて、看護師たちが受け入れても大丈夫と思っても医師が受け入れないなど、協力した救急対応ができなくなっていたことがわかりました。

この病院にとって救急は生命線だったため、院長が慌てて臨時に救急の受入対応を行うようになり、救急部門の医師・看護師と日常的に対話を繰り返した結果、患者数は戻り始めました。ただし最終的には、院長判断で看護師の人事異動を行って、組織をゼロから作り替えることになってしまいました。

事例④ 連携活動における具体策のズレ

《２００床の一般急性期・回復期病院》

回復期リハビリテーションや地域包括ケア病棟を中心に地域連携を強化すべく、院長が連携室と一緒になって地域への挨拶回りや医師会・勉強会等への参加を行いました。ところが、挨拶回りや医師会等では各連携先の先生方も協力を申し出てくれるものの、実際には紹介患者が増えない日々が続いていました。

そこで改めて実態を調べてみたところ、実は紹介患者の入院受入において、毎週1回のベッドコントロール会議で方向性を決めたり、病棟担当医が過度な情報提供依頼を行うなど、連携先から見てやりにくい業務プロセスとなっていることがわかりました。回復期リハビリテーションや地域包括ケア病棟に患者を送る多くの急性期病院は、平均在院日数10日前後で高回転の入退院を行っていたため、意志決定までのプロセスと期間が長い当院は避けられていたのです。

そこで、院長は外回りを一時ストップし、看護部や連携室、医師たちと協力して患者受入プロセスを大幅に見直し、当日に受入可否を判断することや、受入不可の場合に院長に直接理由が報告されるように修正しました。これにより、連携先の評判を確保し、紹介ルートの入院患者数を増やすことに成功しました。

＊　＊　＊

以上が、患者数アップに関する成功事例・失敗事例です。これらの事例に共通するのは、いずれも前述した患者数増加の構造における自院の課題を十分に理解せずに、施策を推し進めてしまったということです。

患者を受け入れるプロセスにおいては、マーケティング上の課題を明らかにしたうえで、適切な対応をとることが重要になります。

3　患者数アップの施策

では、具体的に外来・入院患者数を増やすための具体的な施策を列挙します。

患者数増加の施策については、すべての施策を満遍なく実施するのではなく、患者数増加の構造におけるマーケティングプロセスのどこに課題があるかを理解することから始める必要があります。患者増施策の場合は、やり過ぎて副作用が出る懸念よりも、どちらかというと費用対効果のない無駄打ちを避ける必要があります。

《外来患者数向上施策》

① 新規（初診）患者数向上施策

ⅰ ホームページの充実，中身のある更新を定期的に実施（最近は疾患説明の動画配信も有効）
ⅱ 駅看板，交通看板等の適切な露出
ⅲ 定期的な住民向け勉強会の実施
ⅳ 地域フリーペーパー等における寄稿

② 再来（再診）患者数向上施策

ⅰ スタッフの接遇の見直し（挨拶，一声掛け運動，患者名の把握徹底等）
ⅱ 医師の診察時対応の見直し（目を見る，話を聞く，方針を説明する等）
ⅲ 院内の環境整備（掃除，古い雑誌・家具の入替，トイレのリフォーム等）
ⅳ 院内掲示物，院内配布物の充実

《入院患者数向上施策》

① 外来ルートの入院患者数向上施策

ⅰ 科別・医師別の外来経由入院統計を把握し，指導・相談
ⅱ 他院紹介件数の把握と対策の実施（検査の充実等）
ⅲ そもそもの外来患者数増加対策

② 救急ルートの入院患者数向上施策

ⅰ 救急隊・地域救急システムにおける自院の立ち位置の理解
ⅱ 救急受入体制の見直し（医師，看護師や当直技師体制等）
ⅲ まず断らない救急方針の徹底

③ 紹介ルートの入院患者数向上施策

ⅰ 認知度を上げるための連携先医療機関向け広報・登録医制度等
ⅱ 紹介時の対応業務プロセスの見直し（特に連携先の待ち時間）
ⅲ 自院の得意分野の強化，得意分野における地域カンファレンス等

以上が、患者数を増やすうえでの一般的な施策一覧となります。すべての施策を漫然と行っていては費用対効果が落ちるため、自院のマーケティング上の課題を整理して、施策の選択と集中を検討したうえで対応してほしいと思います。

また、単純に患者が増えるよりは、自院の得意分野を中心に、また自院として注力したい症例を中心に患者増を

図ることが、医療安全上も経営の効率においても重要です。ですから、マーケティングにおける広告・広報のコンテンツや自院の受入体制再構築においては、自院の得意分野を中心に対応を進めることをお薦めします。また、自院の得意分野に注力したマーケティングが成功すると、マーケティングや体制構築における費用対効果も上がってくることが予想されます。

4 コスト削減の方程式

1 コストの構造

医療機関のコスト削減を考えるために、まずその構造から整理したいと思います（図表11）。財務諸表等で区分けされる一般的なコスト項目は、医薬品費や医療材料費を含む医療原価、委託費、給与費、設備関係費、研究研修費、その他経費に分けられます。これらのコストは、患者数や売上高に応じて費用が変わる変動費と、患者数や売上高が変化しても費用が一定の固定費に分けることができます。一般的に変動費には医療原価に加えて、委託費のうち検査委託費と給食委託費（食材費）等が含まれます。

変動費と固定費の切り分けは、コスト削減方法の違いにつながります。変動費の場合は、患者数や売上が増えると費用も増えるため、コスト削減に当たってまずは仕入単価削減に着目し、そのうえで医療行為における使用量を調整していきます。固定費の場合は、給与費や設備関係費など簡単に削減できるものが少ない一方で、家賃やコピー機使用料、水道光熱費、事務委託費など削減できると将来にわたって長期的なコスト削減につながるものがあります。

（1） 変動費

変動費についてもう一段階構造を整理すると、出来高払いの医薬品や医療材料、検査委託費などの対価が発生する費用と、入院基本料や特定入院料、手術料に包括される医薬品や材料、検査等の対価が発生しない費用に分けることができます（図表12）。

図表 11　コストの一般的な構造

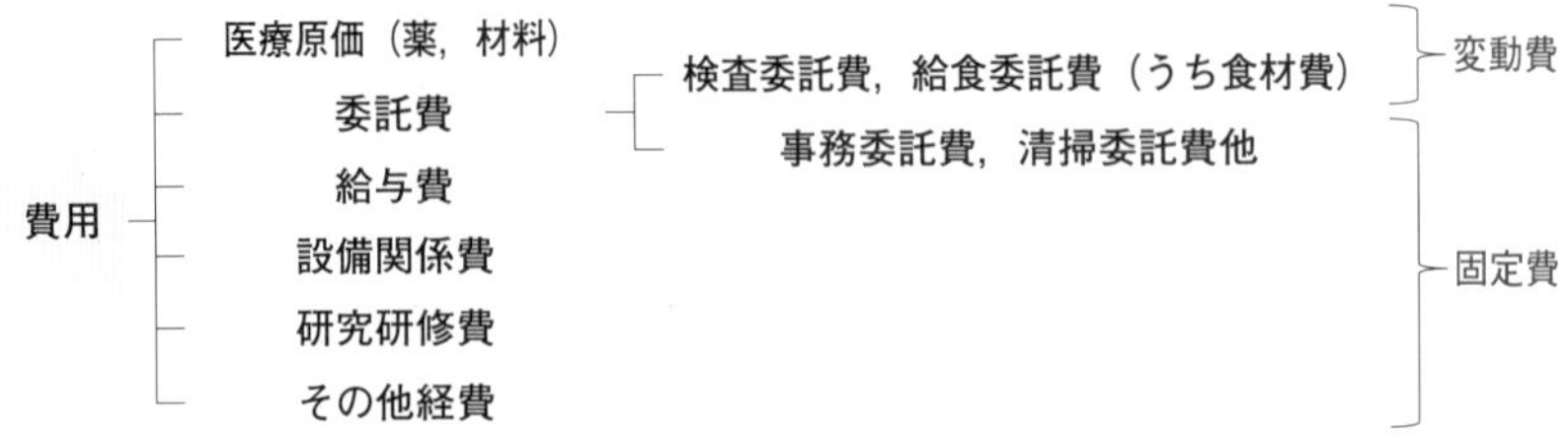

図表 12　変動費の構造

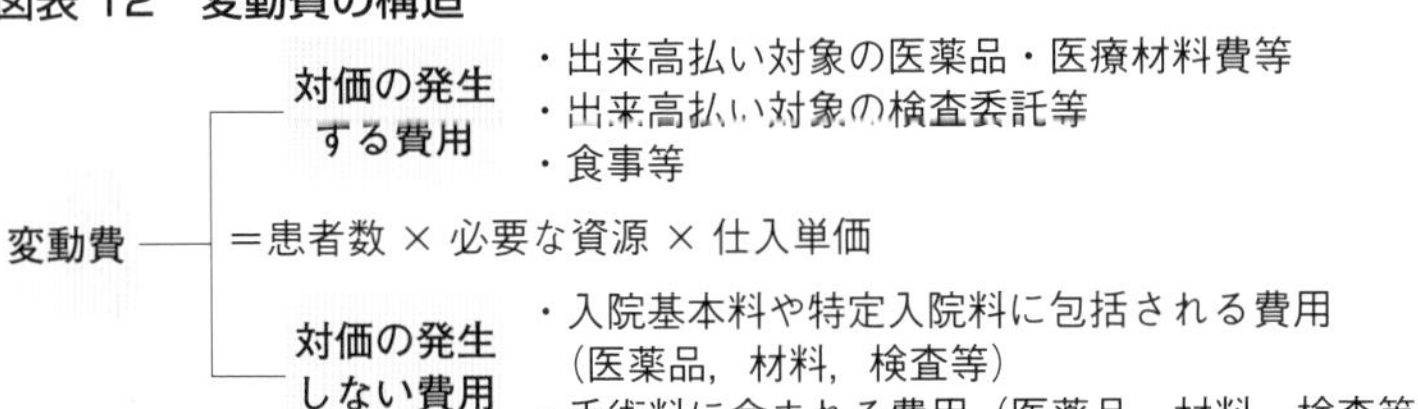

変動費のコスト削減を考える場合、対価＝売上が発生する／しないの違いで考え方が異なります。対価が発生しない費用は、使用量、薬剤等の種類、仕入単価のいずれを削減しても費用削減につながるため、医療的な問題がない範囲であらゆる観点からコスト削減に向けた調整を試みることが可能です。一方で対価が発生する費用については、その費用に応じた売上が存在するため、一つひとつの粗利（売上―直接原価）を試算して、本当に種類や量を変更することがコスト削減と利益増につながるのかを慎重に見極める必要があります。当然、仕入れ単価が下がる場合はコスト削減につながりますが、業者との仕入れ単価交渉だけではコスト削減に限界があるため、こうした粗利を考えながら調整することが必要になります。

(2) 固定費

固定費のうち、給与費はいずれの医療機関でも最大費用項目となることが多く、コスト削減できれば大きなインパクトがある一方で、削減に当たっての考え方は特殊です（図表13）。まず給与費は、医療や日々の業務に直接関わり、患者数や売上と緩やかに連動する直接人件費と、医療や日々の業務とは直接連動しない総務・経理・企画等の間接人件費に分けることができ

図表13　給与費の構造

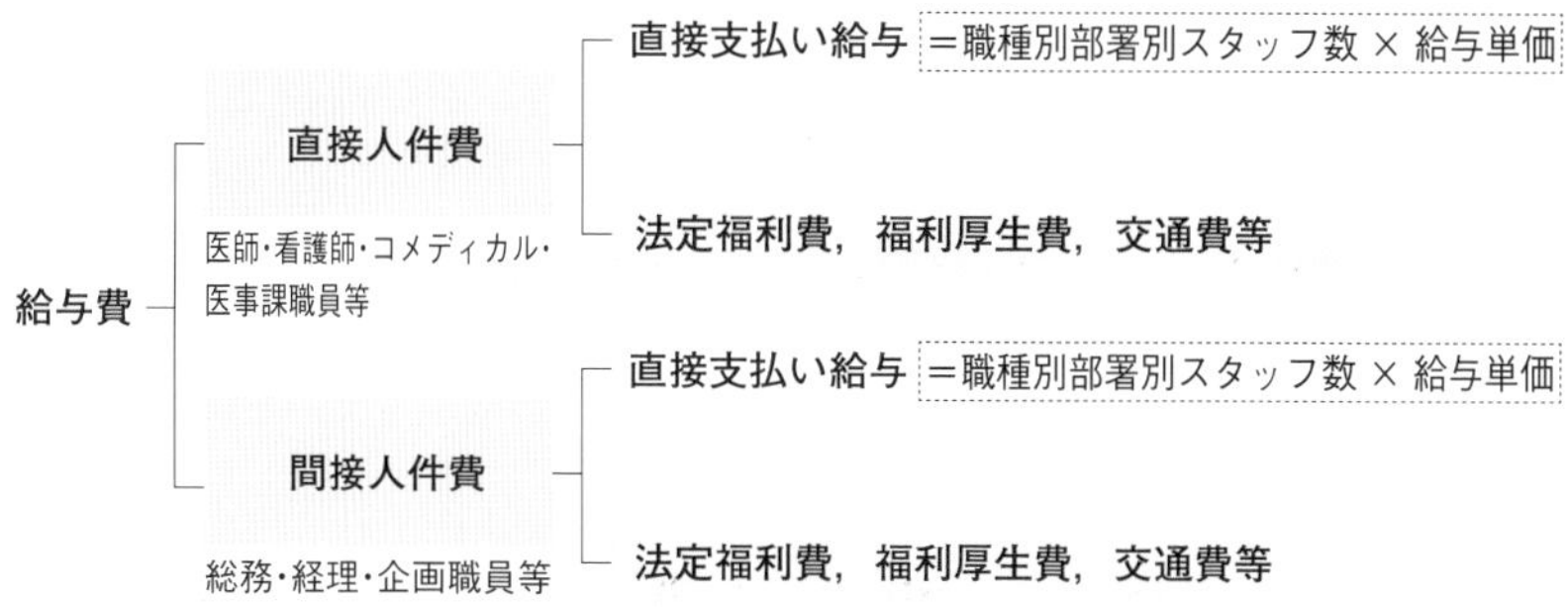

ます。そして、それぞれの人件費が、従業員に直接支払われる給与と、法定福利費や福利厚生費などの従業員の数や給料に応じて支払う諸経費に分けることができます。

《直接人件費のコスト削減》

直接人件費のコスト削減を検討する場合には、その人員と結びついている売上との関係を見ながら検討しなくてはなりません。医師一人が手術を担当し、病棟主治医も兼ねている場合には、その医師が単純に減ると売上も一定程度減ることが見込まれますし、また看護師は入院基本料等の施設基準に直結しています。そこでこうした直接人件費の削減を考える場合には、労働生産性という考え方をもち込む必要があります。つまり、従業員１人当たりの患者数や売上、より細かくはセラピスト１人当たりのリハビリ単位数や放射線技師１人当たりの放射線検査件数を見て、その向上を図る方法です。

つまり、直接人件費のコスト削減を検討する場合は、単純にコスト削減（リストラや給与カット）を考えても答えは出ないことがほとんどで、１人当たりの生産性を向上して、１人当たりの業務密度の向上や売上増、または同じ患者数を診るためのチームとしての人員数の削減によって、結果として人件費率を下げるということを考える必要があります。

《間接人件費のコスト削減》

間接人件費については、直接人件費のように人員とその効果（患者数や売上）が結びついておらず、よりコスト削減の考え方は複雑になります。それでも総務や経理ならば従業員当たり間接人員数というような労働生産性指標によって、効率性を把握し、検討することが可能です。一方で、企画職や一定以上の管理職については、こうした考え方もむずかしいため、個別にその付加価値と給料の見合いを検討していくこととなります。

《設備関係費のコスト削減》

次に固定費のうち設備関係費について整理します（図表14）。設備関係費は、大きくは減価償却費、リース料、家賃・賃借料、保守料等に分けることができます。

このうち減価償却費は、直接的にはコスト削減はできません。なぜならば減価償却費は、定額法・定率法の違いはありますが、あくまで過去の設備投資を一定のルールで分割し、毎年、費用として計上しているに過ぎず、また費用と言いつつも現金は支出されないからです。つまり減価償却費を減らそうと思ったら、今後の設備投資を計画的に抑制し、長期的な視点で取り組む必要があるのです。

リース料についても同様です。リース料は、費用計上とともに現金の支出もある点は減価償却費と異なりますが、過去の設備投資に一定のリース料率をかけて、契約期間にわたって支払い義務が生じる仕組みであるため、その契約を見直すことによるリース料の削減は現実的ではありません。リース料削減のためには長期的な設備投資の抑制が必要になります。

一方で、家賃・賃借料や保守料は、コスト削減を検討する余地がある場合が多いです。家賃が発生するのは多くの場合、病院として借りている駐車場や社員寮であるため、その活用方法を見極めながら大家さんと減額交渉を行っていきます。

図表14　設備関係費の構造

設備関係費
- 減価償却費
  - （定額法）＝（設備投資額－残存価値）÷ 法定耐用年数
  - （定率法）＝未償却残高 × 定率法の償却率
- リース料 ＝設備投資額 × リース料率
- 家賃・賃借料
- 保守料等

保守料は、医療機器を維持・メンテナンスする意味では必要な費用ですが、保守契約は多様で、定期検査と修理部品代を包括した契約から、かかった金額で支払う契約まで様々なパターンがあります。そのため、故障が多い機器（内視鏡、エコー、ＣＴ等）は包括的な契約で進めつつ、故障が少ない機器（単純Ｘ線、心電計等）は最低限の契約とするなどのコスト削減策が検討可能です。

《その他固定費のコスト削減》

その他固定費としての委託費（事務委託費、清掃委託費等）、研究研修費、水道光熱費、各種手数料、固定資産税等については、個別にコスト削減の可能性を色分けすることとなります。筆者の経験では、事務委託費やコピー機使用料、水道光熱費あたりにコスト削減の可能性が隠れていることが多いです。

2　コスト削減における成功と失敗

コスト削減のポイントを整理してきました。ここからは筆者が見てきた成功・失敗の事例をご紹介したいと思います。

事例①　人員削減による売上・利益減少

《150床のケアミックス病院》

経営不振が顕在化し、取引銀行の紹介で異業種の方が事務長に就任しました。この事務長は、人件費率が70％と非常に高いことに着目し、人件費削減に乗り出しました。具体的には、非常勤医師を削減して病棟の配置人数を限界まで絞り、事務やコメディカルを自然減にあわせて減少させる施策でした。

結果として人件費は減ったのですが、この人員削減において院内でのコミュニケーションが十分でなかったことから、優秀な人員から辞めてしまい、残ったスタッフのモチベーションも下がってしまったことで、人件費削減以上に売上が減り、さらに経営が悪化してしまいました。途中でこの事態に気がついた理事長が事務長と話し合い、人員削減施策はいったん取りやめました。改めてスタッフとのコミュニケーションを取りながら売上向上に向けた施策を進めたところ、徐々に病床稼働が復活して事なきを得ることができました。

事例② 給食委託業者変更による品質劣化

《お産中心の産婦人科有床診療所》

人件費増に伴う給食委託業者からの値上げ要求を不服とした経営陣が、委託業者の変更に取り組み、最も委託費の低い業者に変更しました。ところが、この新しい委託業者は管理責任者が頼りなくて人員が安定せず、結果として提供される食事がまずくなるなどの品質の劣化を招いてしまいました。

経営陣は慌てて、再度委託業者の変更に取り組み、費用は上がるものの管理責任者がしっかりしていて食事もおいしいところに変えることができました。ただ、妊婦さんにとって大きな楽しみであった食事が一時でもまずくなってしまったことは、大きな痛手となりました。

事例③ 後発品への医薬品変更による粗利減少

《地方の中規模ケアミックス病院、外来も院内薬局》

厚生労働省が後押しする後発品採用への流れを受けて、当院でも薬局主導で後発品への切り替えを進めていきました。ところが、薬局と医局のコミュニケーション不足によって、療養型病棟で使用している薬剤の切替えだけでなく、外来医薬品もどんどん後発品に切替えを進めていきました。その結果、外来処方における薬価差益が減ってしまうこととなりました。ただし、結果的には患者さんの自己負担も減って喜ばれた面もあるため、今後は差益もみながら慎重に進めるということで、微調整をすることとなりました。

事例④ 保守料削減と故障のタイミング

《診療所》

内視鏡の保守料が高いということで、保守内容の大幅な見直しを図ることとしました。具体的には、定期検査から故障まで包括されている契約を、定期検査のみにして故障は出来高にするというかたちです。しかし、まさに契約を変更するその直前に内視鏡が故障し、それまでの包括契約によって費用をかけることなく修理することができました。もしも契約変更後だと大きな費用増となってしまっていたため、ぎりぎりセーフだったと言えます。

事例⑤ コピー機契約変更による大幅コストダウン

《健診センター。年間２万人以上に健康診断実施》

健診の場合は、事前送付資料や各種説明資料、また結果報告等大量の印刷物があり、それを大型複合機２台で賄っていました。しかし、この複合機の契約が、固定費よりも印刷枚数当たり費用が大きくかかる契約であったため契約を見直したところ、月20万円ものコストダウンにつながりました。

＊　＊　＊

以上が、コスト削減における成功・失敗の事例となります。コスト削減は、うまくいけば売上に影響することなく利益を積み上げることができるため、経営施策としては常に検討してほしい施策です。しかし、多くの費用にはその費用がかかる意味があり、売上や患者数とつながっていることが多いものです。そのあたりの構造を理解しないと、コスト削減が進んだものの売上も利益も減少してしまった――という事態を招きますから、注意が必要です。

3　コスト削減の施策

では、当社の経験に基づいて、コスト削減の具体的な施策を列挙したいと思います。ただし、各施策には売上との連動などの負の側面もあるため、実際に取り組む際には多面的な検討が必要になります。

《医療原価（医薬品，医療材料費）削減施策》

①業者交渉による仕入れ単価の削減

②入院基本料・特定入院料包括費用の削減

後発品採用，処方薬の減薬，ガーゼやディスポ製品の変更等

《給与費削減施策改め，労働生産性向上施策》

①部門別重要指標のモニタリングと目標設定

ⅰ　医師当たり売上，医師当たり患者数（病棟主治医件数，外来患者数）

ⅱ　救急担当スタッフ当たり救急患者数

ⅲ　放射線や臨床検査部門の人員当たり検査件数

ⅳ　リハビリ部門の人員当たり単位数

ⅴ　事務スタッフ当たりレセプト件数　等

②職種部門別生産性の測定と改善策検討

③医師へのインセンティブ供与

《委託費削減施策》

①業者との交渉による委託費削減

②委託業務内容の見直しと直接雇用への切替え

《設備関係費削減施策》

①計画的設備投資の実施

②保守料の見直し

③家賃交渉

《その他経費削減施策》

①保険料の見直し

補償内容と保険料のバランス調整

②水道光熱費の見直し

③手数料の見直し

ⅰ　紹介手数料削減施策（退職者減少対策，直接応募者確保対策）

ⅱ　各種顧問契約の見直し

④消耗品削減対策

ⅰ　仕入価格交渉

ⅱ　物品管理定数の削減

ⅲ　コピー機契約の見直し

以上が，主なコスト削減施策の一覧です。これ以外にも細かいコスト削減施策は多数ありますが，前述したように，出来高や施設基準など何らかの対価と連動している費用の場合は，費用削減だけでなく売上や粗利を確認しながら調整し，単純にコストとして検討できる項目は量・単価の両面で検討を進めることが重要です。

第1章「戦略・ビジョン」編

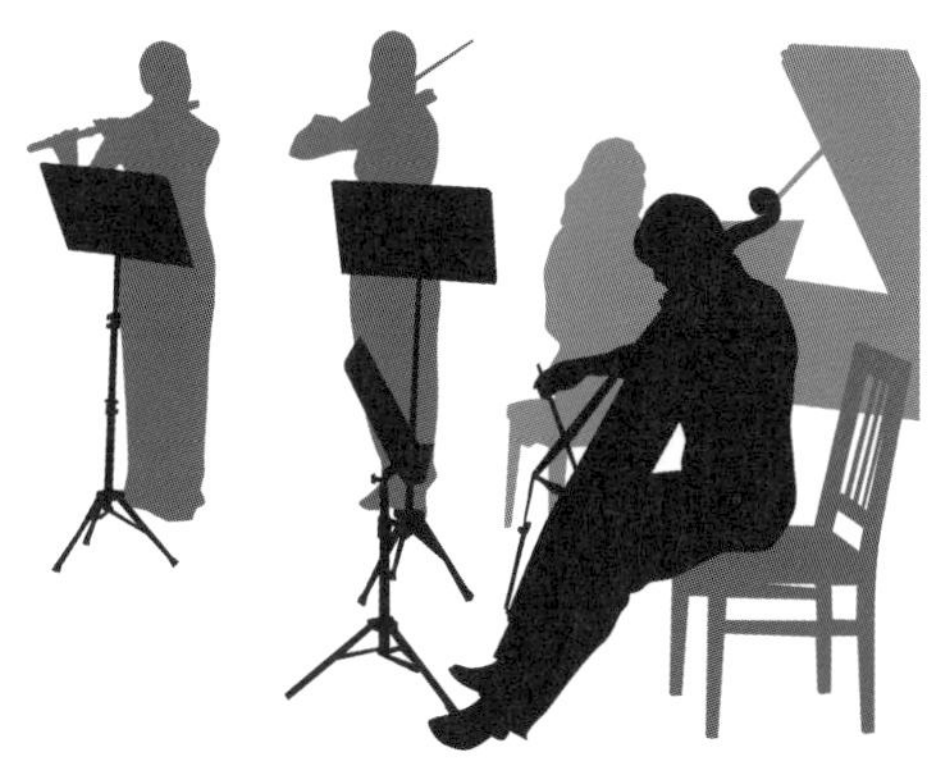

Method 1

医療機関における経営戦略とその考え方

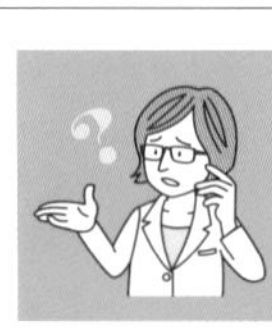

Q

当院は、首都圏の郊外にある１００床の中小病院です。来年、息子が病院を継ぐことになり、今後の病院のあり方について考えを巡らせています。一般的な会社では、経営戦略というものがありますが、医療機関にも当てはまるものでしょうか。

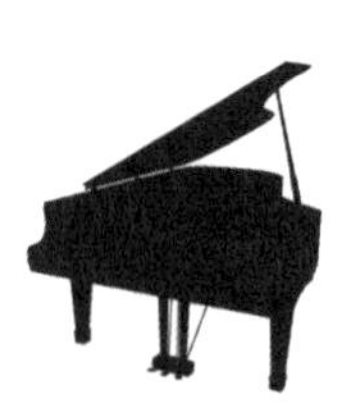

１　医療機関にとっての経営戦略

医療機関にとっても、経営戦略は重要なテーマとなりつつあります。かつて国民医療費が右肩上がりに伸び、その財源について心配することのなかった時代は、個別の医療機関の戦略というよりも厚生労働省が示している制度や診療報酬の流れに乗れば、一定の安定経営を実現できました。しかしながら、ここ10年以上、国民医療費の伸びは大幅に鈍化しており、特に診療報酬については医療費の財源の問題から、総額の削減や選択と集中によるメリハリある改定が目立ってきています。個別の医療機関にとって、制度や診療報酬の追随だけではない、経営戦略を検討する必要が出てきていると考えています。

まず、経営戦略の定義ですが、様々な定義がされています。「持続的競争優位を達成するためのポジショニングを構築すること」（De Kluyver and Pearce, 2002）、「企業が考えた競争に成功するためのセオリー」（Barney, 1996）などです。筆者はこれらを総じて、医療機関にとっての経営戦略とは、「病医院が継続して生き残るための、基本的な考え方・方針」と考えています。

しかし、これでは漠然としていて、戦略がどんなものかというイメージが湧きにくいと思います。そこで、経営の古典的な教科書であるM.E.ポーターの『競争の戦略』から、基本的な戦略類型について、医療機関に当てはめるかたちで考察してみたいと思います。

M.E.ポーターは基本的な戦略として、大きく３つの戦略類型を提示しています（図表１－１）。①差別化戦略、②コストリーダーシップ戦略、③集中戦略です。これは、大きな２軸のセグメントから分けられており、一つが戦略ターゲット（顧客）の幅は広いか狭いか、そしてもう一つが競争優位のタイプ（強み）は特異性か低コストか、という視点です。

さらに詳しく見てみると（図表１－２）、①差別化戦略とは、戦略の幅が広く競争優位のタイプが特異的な場合に当てはまる戦略となります。この場合、その事業主体は市場〝全体〟に対して商品・サービスを提供することを前提に、その商品・サービスの品質を高め、品揃えを多くし、在庫切れなどのない流通改革を進めることで、競争に勝ち残っていくことを示しています。これを医療機関に当てはめると、４００床以上の急性期型の総合病院と考えるとわかりやすいと思います。近隣の４００床以上の急性期病院との間で競争を進めながら、幅広い診療科目の標榜、個別の手術や検査における品質の差、そして救急対応や外来の接遇などのサービスの差により差別化を図っていきます。

また診療所でも、最も一般的で数が多く、患者層も幅広いプライマリケアの内科診療所が当てはまります。プライマリケアの内科診療所の戦略としては、同じ内科でも消化器内科、呼吸器内科、循環器内科といった診療科目ご

図表 1-1　一般的な 3 つの基本戦略

1. **差別化戦略**（差別化で競争相手より優位に立つ戦略）
2. **コスト・リーダーシップ戦略**（コスト競争で勝っていく戦略）
3. **集中戦略**（特定の分野に的を絞って経営資源を集中する戦略）

競争優位のタイプ

戦略ターゲットの幅		特異性	低コスト
	広い	1. 差別化戦略 品質，品揃え，流通チャネルなどの他の企業がもたない特徴を活かし，特異な地位を占める戦略	2. コストリーダーシップ戦略 業界全体を対象にして，他社のどこよりも低いコストで評判を取る戦略
	狭い	3. 集中戦略 特定の市場に的を絞り，人・物・金の経営資源を集中的に投入する戦略 1，差別化型集中戦略 2．コストリーダーシップ型集中戦略	

出典：『競争の戦略』M.E. ポーター（著）

図表 1-2　一般的な 3 つの基本戦略─医療機関における 3 つの基本戦略─

1．**差別化戦略（差別化で競争相手より優位に立つ戦略）**
- ■定義：400 床程度以上の規模の総合病院。治療成績・接遇・緊急対応等で差別化を図り，差額ベッド代や自由診療も設定
- ■事例：地域中核の総合病院

2．**コスト・リーダーシップ戦略（コスト競争で勝っていく戦略）**
- ■定義：300 床程度以上の精神病院。施設・機器・人的費用等のコスト削減に注力し，保険診療のみで対応する病院
- ■事例：大規模療養型病院，精神病院

3．**集中戦略（特定の分野に的を絞って経営資源を集中する戦略）**
- ■定義：小規模な病院。特定の診療科目・分野に注力し，地域における機能分担を実現
- ■事例：産婦人科特化病院，眼科特化病院，胃腸科特化病院

注）診療所の場合，差別化戦略と集中戦略のみ。後述のマーケティング戦略が重要

との違いを示したり、内視鏡やエコー等の検査で差をつけたり、それぞれの手技や治療、接遇における品質の差を追い求めたりします。これは、医療機関にとって王道の戦略でありますが、その分、競争が激しくなる傾向があり、勝ち抜くのはなかなか大変なことが多いです。

次の②コストリーダーシップ戦略は、事業主体が仕入れ価格や人件費の徹底的なコストダウンを進め、それを価格に転嫁して、価格競争力をつける戦略です。この戦略は診療報酬制度があるため、一見すると医療機関には当てはまらないように思われますが、実際には当てはまるケースが増えつつあります。

患者さんの視点で見た場合、医療費のうち保険診療の自己負担分は1～3割ですが、それに加えて保険外

の支払いが発生するため、自己負担から見た価格競争が生まれているのです。それが特に顕著なのが、病院の入院費における差額ベッド代やおむつ代などの価格設定です。診療報酬が抑制されているため、医療機関にとって差額ベッド代やおむつ代は貴重な収入源です。医療機関によっては、利益のほとんどはこれら保険外が出しているといってよい医療機関もあると思います。

また、保険診療における入院単価は平均で2万円台半ばですので、例えば１割程度の２５００円を保険外で頂戴してもいいのではないかと思いがちです。しかし、これを患者さんの自己負担という観点で見ると、まったく違う絵になります。患者さんにとって保険診療は、高くなったとはいっても一部負担で済みます。高齢者ならば１割負担が原則ですから、２万５０００円の入院費ならば２５００円の自己負担になります。ここに保険外で２５００円掛かるとなると、自己負担は５０００円、２倍になります。さらにこれを1カ月分で考えると、５０００円×30日＝15万円もの負担となり、保険外分だけで考えると７万５０００円の負担増となります。もしも保険外がまったくない医療機関を想定すると、自己負担は７万５０００円で済む計算です。今や年収４００万円代が一般家庭の平均収入ですから、月にして30万円強の給料しかありません。そのうち医療費が７万５０００円も増えるとなると、どれだけ支払いが苦しいかはご想像いただけると思います。事実、当社の支援先でも、施設の老朽化等の理由はあるにせよ、差額ベッド代をすべて０円としている医療機関があり、その医療機関は周辺の医療機関よりも明らかに集患に成功しています。当然ですが、そういった集患により来院する患者さんは、低所得の方が多い傾向があり、それ自体は医療機関にとって別な意味での重荷となることもあります。しかし、少なくとも集患という観点では、このコストリーダーシップ戦略も検討に値する戦略です。

最後は③集中戦略です。これは特定の領域に絞って商品やサービスを提供する、場合によっては規模も絞って投資効果を高める戦略になります。医療機関にとってもわかりやすい戦略の一つであり、特定の診療科や特定の手術・手技に特化して成功している医療機関は数多くあります。筆者が見てきただけでも、整形外科とその手術に特化した医療機関、消化器と内視鏡検査・手術に特化した医療機関、眼科に特化して白内障等の日帰り手術で成功した医療機関、分娩を実施し産科領域で成功した医療機関——というように多種多様な医療機関が存在します。

2 二次医療圏内での機能分化戦略

前述の戦略構築は、本当に医療機関にとって経営的に意味のある結果を生むのでしょうか。

ここからは、一つの事例をご紹介したいと思います。図表1－3は、DPCの医療機関のデータを筆者が加工したものです。DPC対象医療機関を二次医療圏ごとに区分けし、その二次医療圏ごとに医療機関のMDC分類についての平均値との差分二乗を行って、数値の大きい順に並べ替えました。これは二次医療圏ごとに、圏内の医療機関の受入患者の科別のばらつきを示す代替指標となっています。つまり、差分二乗平均が大きい二次医療圏ほど、その圏内にある医療機関がそれぞれの特異性を明確にもっていることを指します。

実際、図表1－3で比較している二次医療圏AとDは、それぞれ圏内総病院数が115件と116件、DPC対応病院数が18件と22件という似たような規模の二次医療圏となっています。しかしながら、それぞれの医療機関のMDC分類を見てみると、まったく異なる様相を呈しています。二次医療圏Aは、医療機関ごとに特定の疾患領域の強みが明確となっている一方で、二次医療圏Dは、ほぼすべての医療機関が全国平均並の疾患分布となっており、特徴がわかりにくい状況になっています。そして図表1－4では、このばらつきの順にA、B、C、Dの4つの二次医療圏で、都道府県等の情報閲覧でわかる範囲で、二次医療圏内の病院の経営状況を整理しました。結果、サンプル数が少なく統計的には十分ではありませんが、傾向として二次医療圏Aの医療機関は利益率も高く、借入金も少ない傾向があります。

考察としては、地域内でそれぞれの得意分野を分けた結果、各医療機関は投資する設備や育成する人材の方向性

図表 1-3 競争の激しい市場と機能分担の明確な市場

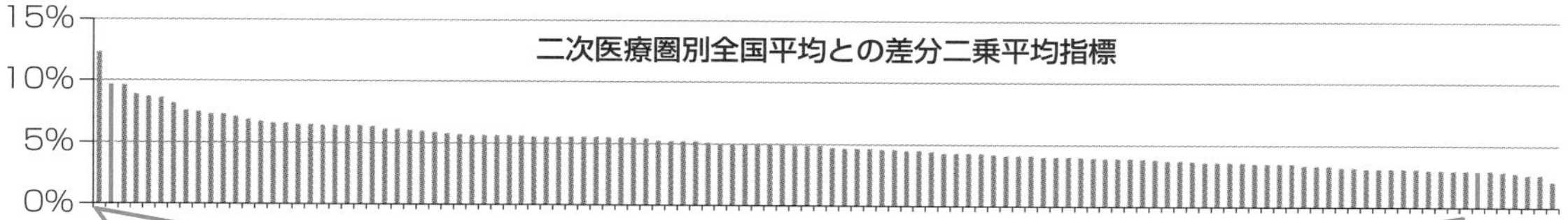

二次医療圏A
・圏内病院総数（2011年）：115件
・ＤＰＣ対応病院（2010年）：18件

医療機関	MDC01 神経系	MDC04 呼吸器系	MDC05 循環器系	MDC06 消化器系	MDC07 筋骨格系	全体
医師会病院 a	64%	3%	3%	1%	1%	100%
医療法人 c	84%	1%	1%	0%	5%	100%
生協病院 i	3%	25%	10%	24%	2%	100%
医療法人 h	3%	14%	50%	14%	2%	100%
独立行政法人 j	9%	3%	44%	10%	0%	100%
医療法人 b	0%	5%	0%	92%	0%	100%
厚生連病院 e	1%	17%	4%	57%	0%	100%
社団法人 p	5%	12%	3%	53%	11%	100%
財団法人 n	0%	4%	3%	51%	1%	100%
大学病院 q	5%	9%	8%	18%	9%	100%
自治体病院 j	7%	8%	10%	15%	3%	100%
財団法人 m	6%	16%	2%	13%	7%	100%
（参考）全国	7%	12%	10%	22%	5%	100%

二次医療圏D
・圏内病院総数（2011年）：116件
・ＤＰＣ対応病院（2010年）：22件

医療機関	MDC01 神経系	MDC04 呼吸器系	MDC05 循環器系	MDC06 消化器系	MDC07 筋骨格系	全体
社会福祉法人 R	2%	23%	11%	27%	4%	100%
医療法人 K	9%	21%	6%	12%	14%	100%
医療法人 S	6%	11%	28%	21%	3%	100%
企業立病院 E	1%	7%	26%	27%	4%	100%
医療法人 M	3%	10%	24%	16%	8%	100%
社会福祉法人 B	3%	8%	9%	33%	5%	100%
医療法人 F	15%	9%	11%	28%	6%	100%
赤十字病院 Q	8%	10%	12%	27%	4%	100%
医療法人 A	9%	14%	8%	22%	4%	100%
自治体病院 D	5%	15%	8%	23%	5%	100%
社会福祉法人 G	7%	13%	6%	22%	2%	100%
独立行政法人 N	5%	10%	10%	22%	4%	100%
大学病院 V	6%	6%	8%	21%	9%	100%
医療法人 T	8%	15%	12%	21%	3%	100%
自治体病院 C	10%	9%	13%	21%	3%	100%
大学病院 U	9%	10%	10%	16%	6%	100%
（参考）全国	7%	12%	10%	22%	5%	100%

※MDC をすべて掲示していないため，合計は 100%とならない。
※2011 年度第 9 回診療報酬調査専門組織・DPC 評価分科会「施設別 MDC 比率」より株式会社メディヴァ独自分析

図表 1-4　医療圏の比較

■医療圏の比較をすると，医療圏内の機能分化が進んでいるほうが経営が良い傾向がある
■特に，借入金が売り上げの 50%となる健全財務医療機関の割合は多い

		A	B	C	D
基本情報	人口	688,887 人	1,329,308 人	1,349,960 人	1,419,083 人
	DPC 病院数	18 件	11 件	15 件	24 件
	全病院数	113 件	84 件	50 件	116 件
収支	利益率の平均値	3.0%	2.9%	1.4%	2.2%
	黒字病院比率	79%	89%	57%	79%
財務	借入金比率の平均値（対売上）	40.6%	39.7%	30.2%	67.5%
	借入金が売上の 50%以下の病院割合	64%	67%	71%	23%

が明確になり、また患者さんもお互いに融通して紹介しやすくなるものと考えられます。そして、特定の疾患の患者さんが集中することは、その医療機関にとっての人材の育成が進み、専門設備の投資改修も進めやすくなることを指します。そうすると好循環が生まれ、またさらに専門的な施設や設備に投資をすることが可能となると考えられます。

3　STP－4P

最後に、医療機関が戦略を考える際のフレームワークを一つ提示したいと思います。それは、マーケティング戦略のフレームワーク「STP－4P」になります（図表1－5）。これは、S（セグメンテーション）、T（ターゲティング）、P（ポジショニング）の頭文字と、製品（プロダクト）、価格（プライス）、流通（プレイス）、プロモーションの頭文字をとったものです。

セグメンテーションとは、市場を細分化することを指します。これまで論じてきたように、診療科目で分けるのが一番わかりやすいと思いますが、医療機関の場合には、急性期・亜急性期・慢性期、診療圏、対象患者の経済水準なども切り口になります。どの切り口が一番良いということはなく、医療機関ごとに自院の特徴をよく表すことができて、競争環境を明確にできる切り口を定義します。

次のターゲティングで、自院が対象とする市場を選択します。例えば、

図表 1-5　STP-4P の考え方

■ 医療は，サービス内容や価格での差別化が困難である
■ そのため，大きな方向性としての経営戦略ではなく，マーケティング戦略が重要となる
■ マーケティング戦略を構築する基本プロセスが，STP-4Pの概念である

S **市場細分化（セグメンテーション）**
市場を診療科目や，患者の経済水準，各種ニーズに切り分け，細分化する

T **ターゲティング**
細分化した市場のうち，自院が主に狙いを定める市場を特定する

P **ポジショニング**
狙いを定めた市場において，患者から見る自院と競合との位置づけを区別する

4P **製品（product），価格（price），流通（place），プロモーション（promotion）**
上記，4つの要素をそれぞれ設計し，マーケティングの目標を達成するためのマーケティング企画を立案する

「急性期の消化器科領域で，地元エリアが対象」，「急性期からリハビリの循環器領域で，経済水準高め，全国エリア対象」といった考え方です。そのうえで，競合との関係から自院のポジショニングを設定します。消化器科領域でも特に肝臓領域に強い，泌尿器で最先端のロボット手術まで対応する――などの設定です。当然，ここで前述のコストリーダーシップ戦略や集中戦略を取ることもありえます。例えば，精神科で差額ベッド代を０円とするなどの戦略が可能です。

そしてこれらの基本方針を決めたら，４Ｐにそって個別の戦略を決定していきます。例えば，図表１－６で病院における戦略の事例を示しています。Ａ総合病院は５００床の病院で，急性期・回復期・慢性期および経済水準を切り口とし，急性期の経済水準高めの患者層をターゲットにしています。そして，医療面でのレベルアップを図りつつ，患者ケアや接遇に力を入れることでポジショニングを確立しています。製品は急性期医療全般，価格としての差額ベッド代は高めに設定し，その代わり都心の一等地で利便性の高いアクセスを確保しています。

Ｂ精神病院はコストリーダーシップ戦略を取り，差額ベッド代を取らずにあらゆる患者層を受け入れる方向を目指しています。そのため，施設・設備投資も最低限にとどめるなどの費用の工夫を行っています。

図表 1-6　STP-4P の考え方（病院編）

		A 総合病院（500 床）	B 精神病院（400 床）	C 一般病院（100 床）
基本戦略		差別化戦略	コストリーダーシップ戦略	集中戦略（差別化）
セグメンテーション		急性期・回復期・慢性期 患者経済水準	精神科疾患 患者経済水準	疾患 地域
ターゲティング		急性期医療 経済レベルの高い患者	統合失調症と認知症 低所得者	回復期リハビリ 地元密着
ポジショニング		患者ケアを第一にした接遇の重視，サービス重視	差額ベッド０円，適切なおむつ代・家族負担	地域密着，リハビリ患者のシェア確保
4P	製品→疾患・機器	急性期医療全般 高度急性期医療	統合失調症と認知症 （うつ病棟や個室はゼロ）	リハビリ，神経内科
4P	価格→自己負担	自己負担を高く	地域最低限の自己負担	地域標準（富裕層は都心へ）
4P	流通→立地	都内一等地 利便性高い	首都圏のはずれ 利便性低いが田舎ではない	首都圏のはずれ 地元利便性は高い
4P	プロモーション	理事長の理念を発信 各種メディア協力	広域エリアの福祉事務所や急性期病院への直接営業	地域密着の看板，ちらし，院内宣伝

また、Ｃ一般病院は、病床規模が１００床と小ぶりのため、集中戦略を取って、リハビリテーションに特化しました。回復期リハビリ病棟を備え、ＰＴ／ＯＴは50人以上を採用し、３６５日認知症や合併症対応も可能な質の高いリハビリを実施しています。そのリハビリの品質が地域の評判となり、地域で発生しているほとんどの患者層を受け入れるまでになりました。

＊　　＊　　＊

以上が、医療機関における戦略の考え方とその事例となります。このように見ると、今や医療機関にとっても経営戦略の考え方が当てはまり、その戦略次第で経営が変わってくることが理解できるのではないかと思います。自院の特性と市場の状況をよく見極め、正しい戦略を選択して、経営の発展を実現してほしいと思います。

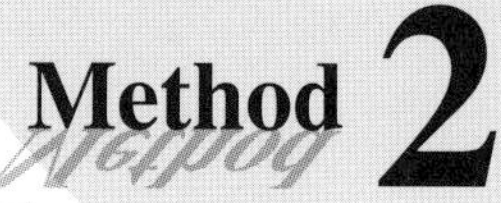

病院経営戦略における機能分化の考え方とは

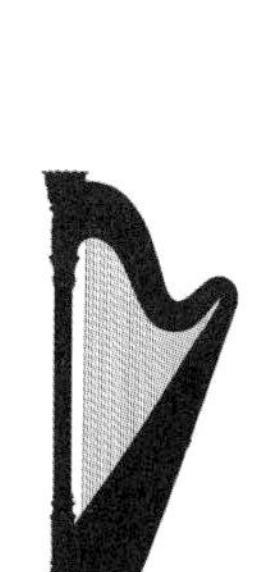

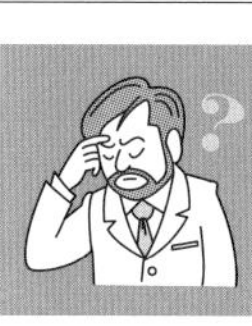

Q

地方の中核都市にある150床の総合病院です。一般病床のみで、内科・外科を中心に総合診療を掲げてきましたが、最近は、国の方向性でも「病院の機能分化」という言葉がよく見られます。今後の病院経営において、機能分化が果たす意味や各病院の取組み方法など、考え方の基礎を教えてもらえませんか。

1　得意分野の追求による効率化と質の担保

病院は戦後70年間、国民皆保険制度とともに、日本の全国民にあまねく広く医療を提供すべく施設整備が進められました。その過程では個々の病院の専門性よりも、内科・外科を始めとした基礎的で総合的な医療をまずは行き渡らせることが目的となり、規模の大小を問わず、全国に総合病院が整備されることとなりました。

しかしながら、新薬の開発、各種検査機器の発明、手術等の医療技術の高度化が進み、すべての病院がすべての医療を提供することは不可能となってきています。また、医療における注力分野が、救急や急性期における疾患そのものの治療から、徐々にその後のリハビリテーションや療養、そして在宅復帰・在宅医療へと広がっているため、この観点で見ても病院単独での全医療機能の提供は困難になっている状況です。

病院における機能分化と垂直・水平連携は、こうした病院ごとの提供医療の限界と、経営効率を追求する側面から生まれたコンセプトです。あらゆる病院があらゆる医療を提供するのではなく、それぞれの病院がそれぞれの得意分野を追求することで、特定の領域や疾病に特化した設備や人材を揃えて、効率化と医療の質の担保を目指すということです。そうすることで、特定の疾病に特化した設備を備えることができ、かつその疾病の患者を数多く集められれば、その設備の活用頻度・活用効率が上がり、設備償却も早めることができます。また、それによって最新機器を導入することが可能となります。

また、同一症例の患者さんを数多く診て治療することで、スタッフのスキルも向上するというメリットもあります。さらに患者さんから見ても、地域での専門病院が明らかであれば、いろいろな病院を回るよりも、最初から専門病院に通うことで疾患の早期発見・早期治療が可能となるメリットもあります。

当然、デメリットもあります。それは、専門に特化すればするほど全人的な医療を提供することがむずかしくなってしまい、特定の疾患を治療することはできても、ほかの疾患を十分に治療できない施設ができてしまうことです。行き過ぎた機能分化は、結果として、患者さんがより多くの病院に通院・入院しなくてはならない非効率を生むという側面もあります。

しかしながら、前述したように、すべての病院、特に４００床未満の中小規模病院にとっては、すべての医療行為を提供することは財務的にも人材的にもすでに不可能な状況です。そのため、一定の範囲で機能分化を進め、医療の質向上や経営効率を実現する必要があります。

図表 1-7　４つの医療機能

高度急性期機能	急性期の患者に対し，状態の早期安定化に向けて，診療密度が特に高い医療を提供する機能 （目安）医療資源投入量１人１日当たり 3,000 点以上
急性期機能	急性期の患者に対し，状態の早期安定化に向けて，医療を提供する機能 （目安）医療資源投入量１人１日当たり 600 点以上 3,000 点未満
回復期機能	・急性期を経過した患者への在宅復帰に向けた医療やリハビリテーションを提供する機能 ・特に，急性期を経過した脳血管疾患や大腿骨頚部骨折等の患者に対し，ADL の向上や在宅復帰を目的としたリハビリテーションを集中的に提供する機能（回復期リハビリテーション機能） （目安）医療資源投入量１人１日当たり 175 点以上 600 点未満
慢性期機能	・長期にわたり療養が必要な患者を入院させる機能 ・長期にわたり療養が必要な重度の障害者（重度の意識障害者を含む），筋ジストロフィー患者又は難病患者等を入院させる機能

2　地域医療構想と医療計画による垂直の機能分化

この機能分化の流れを国主導で進めようとしている取組みがあります。それが「地域医療構想」です。厚生労働省は、地域医療構想を以下のように説明しています。

都道府県は、地域の医療需要の将来推計や報告された情報等を活用して、二次医療圏等ごとの各医療機能の将来の必要量を含め、その地域にふさわしいバランスのとれた医療機能の分化と連携を適切に推進するための地域医療のビジョンを策定し、医療計画に新たに盛り込み、さらなる機能分化を推進。

つまり、地域における医療機能の配分を、都道府県の自治体が中心となって定め、誘導していくことで機能分化を推し進める仕組みです。この制度では、医療機関を大きく４つの機能に分類し、地域ごとの需要に応じて医療計画上の適正な病床数を策定することとなっています（図表１－７、１－８）。４つの機能を見ていくと、「高度急性期」では急性期の患者に対して診療密度が高い医療を提供し、「急性期」では高度急性期ほどではない急性期の患者に早期医療を提供し、それらの急性期後の患者のリハビリや在宅復帰を「回復期」、さらに長期療養が必要な場合は「慢性期」

図表1-8　病床機能報告制度での申告像と国の目指すかたちは大きく乖離

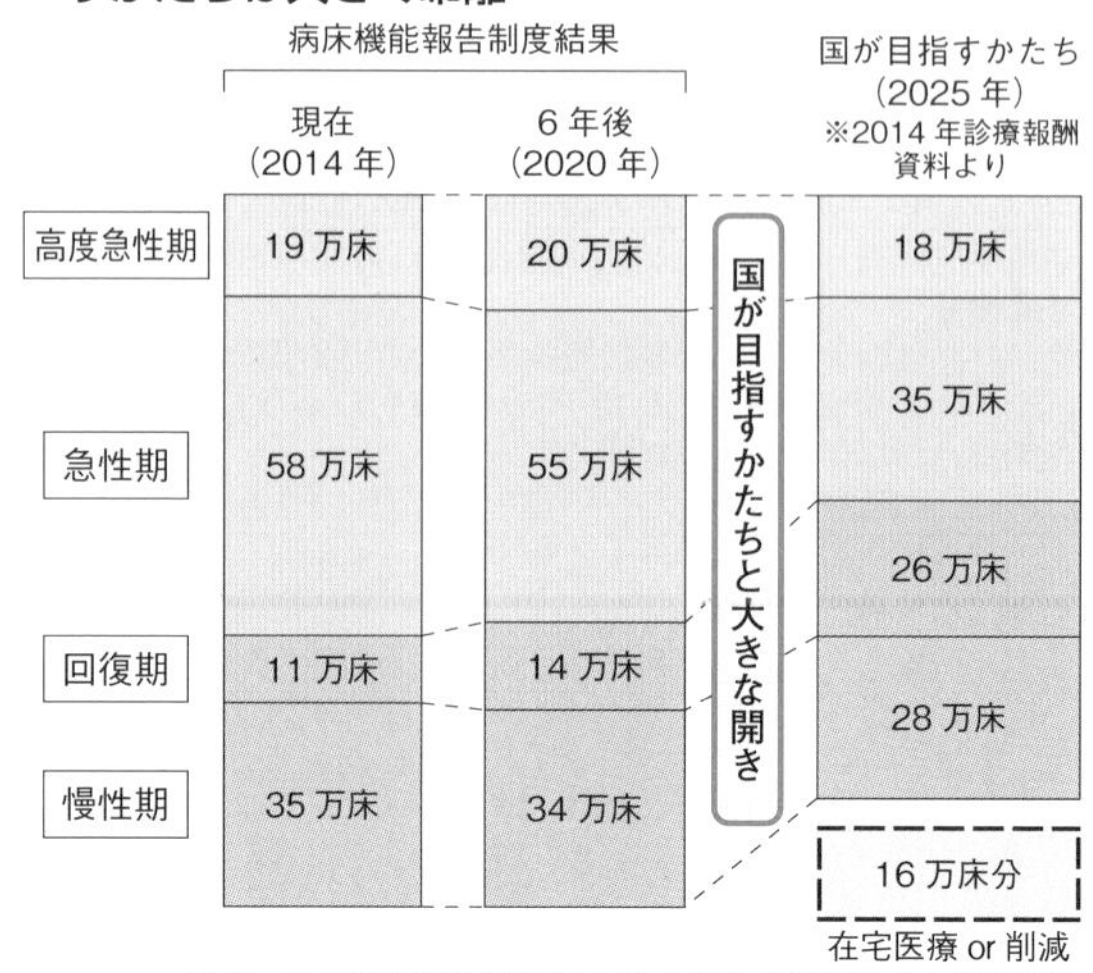

出典：病床機能報告制度における病床の機能区分の報告状況【速報値（第3報）】, 2014年診療報酬資料

としています。

こうして高度急性期―急性期―回復期―慢性期というように、患者の症状の経過に合わせて機能分化することを「垂直の機能分化」と呼びます。垂直の機能分化では、各医療機関は慢性期→回復期→急性期になるほど、看護基準や設備のスペックを引き上げ、また専門医を多く採用して高度で緊急性の高い医療に備えることになります。逆に言えば、回復期→慢性期となるにつれて、看護基準は下がり、設備も最低限のもので対応し、専門医よりも全身管理が可能な医師が必要とされます。

その一方で、回復期リハビリテーションについては、リハビリテーションのアウトカム評価が始まっており、365日のリハビリ対応なども当然の流れになりつつあるため、質・量の両面でセラピストの確保が必須になります。また慢性期の場合、看護師の行う業務は急性期と異なっており、患者さんの気持ちを捉えることができ、認知症等への対応もできるようなスタッフを集める必要があります。また、運営上でも、終末期の患者が増えるため、家族へのコミュニケーションや看取りに伴う対応等の強化が必要です。つまり、機能分化したあとは、それぞれの機能に応じた人や施設、運営方法の整備を進める必要があり、それこそが機能分化の意義になります。

垂直の機能分化をしたあとは、医療機関同士の地域連携が次の重要なテーマになります。機能分化をした以上、前方・後方のそれぞれにおいて地域連携先ができますし、その関係がうまくいかないと、急性期病院なのに早期退院ができず平均在院日数が伸びてしまったり、回復期や慢性期で十分な患者を確保できないという問題が発生する可能性があります。

3 水平型の機能分化

前項で示した地域医療構想による機能分化は、病院の機能分化という観点に立つと、垂直型の機能分化という一側面しか示していません。つまり、予防→発症→治療→リハビリ・回復→療養→在宅という、患者の病態の変化に合わせて、医療機関がどのような医療を提供するべきかという機能分化の観点です。この観点は、病床数が増えすぎたとされている現状で、病床数を適正化すべく、急性期や慢性期を絞りつつ回復期を増やす政策においては有効です。

しかしながら、機能分化には垂直だけでなく水平型機能分化もあります（図表１－９）。水平型機能分化とは、病院が個々の専門性に基づいて、診療科目や手術方式等の注力分野を定め、その領域を中心として経営・運営を進める考え方です。内科系や外科系の病院という大きな機能分化もあれば、より専門性の高い整形外科特化、眼科特化、心臓血管外科特化という診療科目による棲み分けもあります。さらに同じ診療科目であっても、整形外科における外傷・骨折と脊椎・腰椎・関節系といったように、緊急性があるか、手術が予定で対応可能かといった切り分けもあります。

この方法による機能分化は、専門分化が進んでいる医療の発展において、より専門性を高め、その分野での技術

図表 1-9　機能分化と連携のあり方

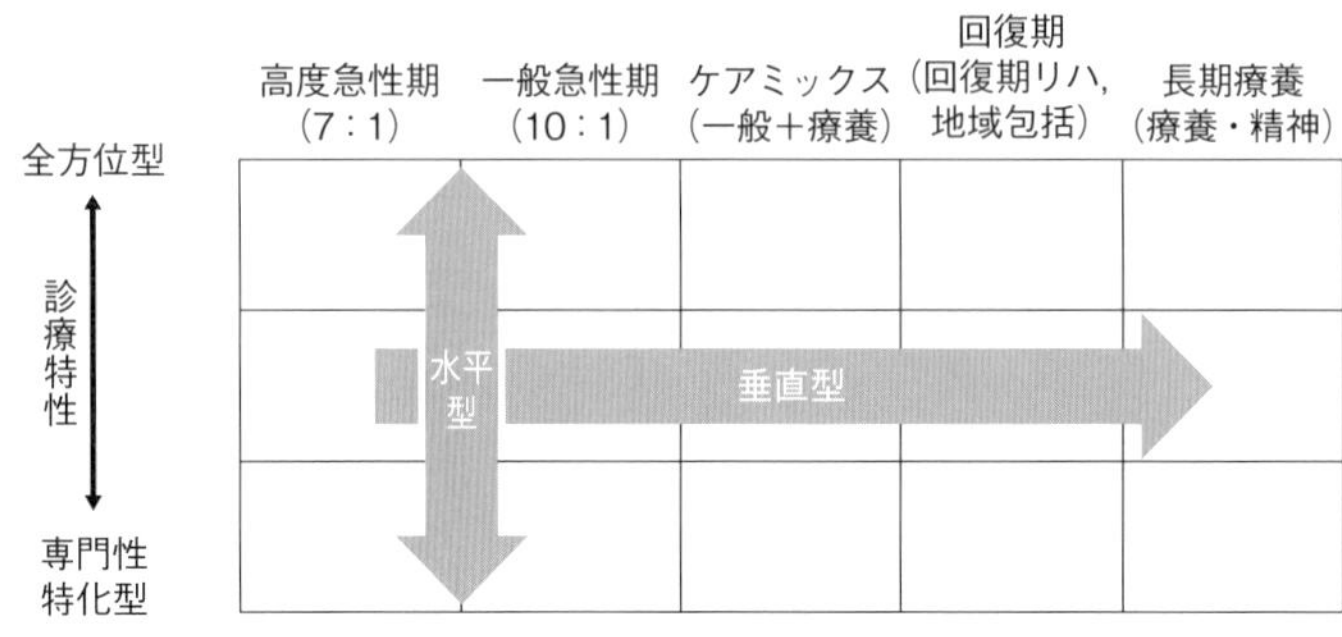

的発展や人材育成を行うという意味で重要な考え方になります。また、前述した機能分化のうち、緊急性を要する疾患に対応する場合と予定手術中心に対応する場合では、夜間を含めた救急対応の違いや人員配置、設備投資等が大きく異なります。

機器や人材の選択と集中を進めることで、経営効率を向上するという経営戦略の意味においても、垂直型機能分化と同等に重要な考え方です。

4　機能分化を用いた経営戦略

では、こうした垂直・水平の機能分化を使った経営戦略について考察してみます。

最初は地域を知ることから始めます。図表1－10は、貴院（E病院）の診療圏における医療機関のポジショニングマップです。縦軸に診療科目の構成（数が多いか少ないか）、横軸に急性期→回復期→慢性期のという病棟構成を示しており、各医療機関の○の大きさが医療機関の病床数を示しています。こうして整理してみると、この地域は大学病院と大規模な民間病院が高度急性期を担う一方で、回復期や療養型病院は十分でないように見えます。また、少ないながらも中小の急性期病院が頑張っており、それぞれ整形外科と消化器を専門にして機能を分担しています。

このなかで貴院（E病院）は、10対1で規模もあまり大きくないなかで、一

図表1-10　ポジショニングマップ

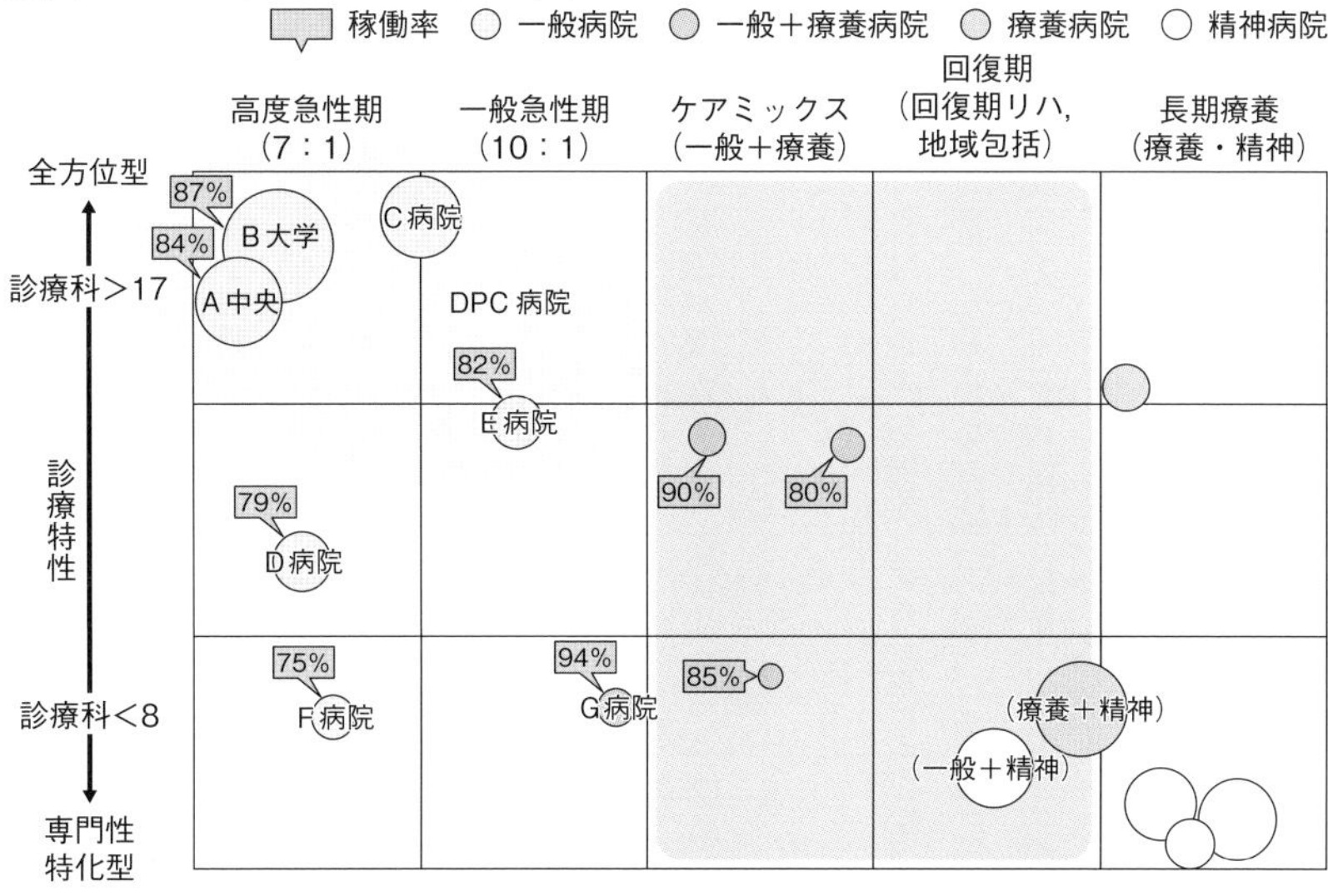

般急性期を行っています。ほかに一般急性期が少ないため、現在はそれなりのポジションを獲得していると考えられますが、今後、7対1の急性期病院が徐々に一般急性期を手がけてくる可能性は十分にあります。今後の貴院の戦略としては、D病院やF病院のような専門機能の強化も視野に入れつつも、むしろ回復期や療養等の機能強化を図ることをイメージしておくとよいでしょう。診療報酬改定や地域の各病院の戦略にもよりますが、現在と将来のポジショニングのイメージをもって、戦略的に対応してほしいと思います。

5　機能分化戦略を具体化する

最後に、機能分化による戦略を決めたあと、どのように具体的に進めていくべきかを整理します。

垂直機能の機能分化で回復期リハビリテーションを始める場合は、セラピストの確保からスタートします。回復期リハの施設基準を取っていなくても、一般病床でのリハビリは可能ですので、セラピストの人数が集まって体制が整うまでは、一般病床のリハビリに充てていきます。その一方で、回復期としては患者確保も鍵になるため、連携先候補となる地域の急性期病院と話をして、回復期リハを掲げた場合の連携可能性などを探ります。セラピストと患者、両方の見通しが立ったところで、施設基準を取得し、徐々に基準の向上を目指していきます。

また、水平機能の機能分化で何らかの診療科を立ち上げたい場合は、医師の確保が最優先になります。仮に地域で泌尿器科や産婦人科等が不足している場合、それは地域に専門の医師がいないことを示していますので、地域外から医師を連れてくる必要があります。そのため、特定の専門科に限定せず、いくつかの可能性を視野に入れながら医師のリクルーティングに力を入れ、採用候補となった医師を見てから最終的に専門分野を決めていくのが現実的です。

機能分化は、施設・機器を用意し、人を採用・育成し、患者を集めるというステップを踏む必要があるため、非常に時間がかかる戦略です。そのため、途中経過も含む計画の作成が重要です。施設基準やスタッフが十分でなくても一定の採算性が取れるようなステップを踏みながら、3～5年掛けて最終目標に到達するような計画をお薦めします。

＊　＊　＊

医療機関における垂直型機能分化と水平型機能分化の考え方を整理しました。医療そのものの専門分化が進み、医療機器や人材、スキルなどについて、診療科ごと、治療方法ごとに異なるものを求められるようになりつつあり、一つの病院ですべての医療行為を提供するのが現実的ではないことは明らかです。そのため、貴院においても、地域の患者ニーズ・ほかの医療機関の動向・自院の強み弱みを整理しながら、機能分化に向けた戦略の構築を行うことが重要ではないかと考えます。

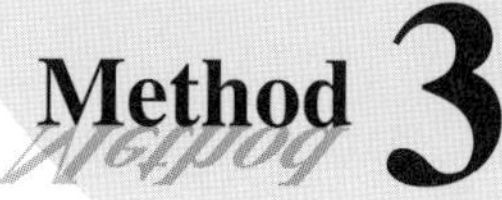

診療所における経営戦略

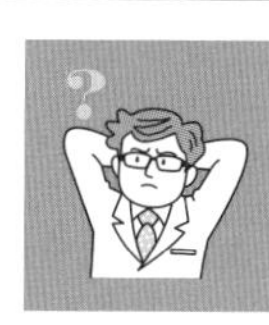

Q

当院は、院長の私が25年前に開業し、以後、地域密着で経営してきた一般内科の診療所です。最近は、40歳を目前にした息子（医師）と当院の今後についていろいろと検討しており、同じ医療法人の傘下で息子が分院を新規開業するか、それとも当院を継ぐ前提で発展的な展開を検討するか――などと相談しています。診療所の経営を考える場合、どういう選択肢があるか教えてもらえませんか。

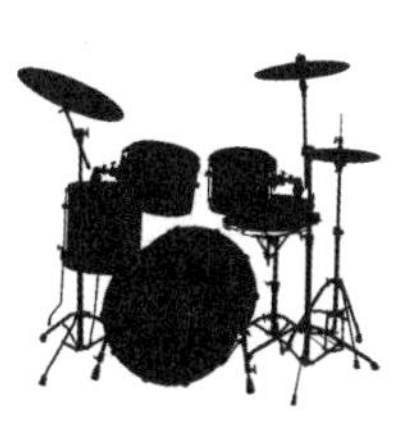

1　経営戦略とは

診療所の経営戦略についてですが、一言で戦略と言っても、立地を含めて自由度の高い新規開業時の経営戦略と、すでに一定の投資を終えて地盤もあるがゆえに制限がある開業後の経営戦略は、分けて考える必要があります。また、そもそも医療機関の経営者にとっては、経営戦略という言葉自体、まだ聞き慣れないものではないかと思います。

経営戦略とは、診療所が生き残り、継続して発展し続けるために考える事業のあり方（診療内容、設備投資、立地、人材戦略等）を指します。仮に戦略がないまま新規に内科診療所を開業してしまった場合、図表１－11のよう

図表 1-11　戦略のない“型どおり”のクリニック開業

・駅前，テナント　・30～40 坪
・医療機器：X 線，心電計，身長体重，（エコー）
・院長＋看護師２名，事務員２名
・患者はプライマリケア（風邪），患者単価 5000 円　・1 日 40 人が目標
・初期投資 5000 万円（内装家具 2000 万円，運転資金 1500 万円，その他）
・HP はテンプレート　・ロゴは業者任せ　・内科＋α　・売りは……

な施設ができあがります。30～40坪の面積で、X線・心電計等を揃え、患者単価5000円、1日40人を目指すという平均的な施設です。これ自体が悪いということではありませんが、ここからは先生の意志や診療所としての方針が見えてきません。つまり、戦略を十分に検討していないため、取捨選択をして選び取った要素がなく、また重点領域も見えにくくなっているのです。

2　新規開業時の経営戦略

そこで、まずは診療所における経営戦略の選択肢の基礎を示したいと思います。図表1－12は、診療所の新規開業時における戦略の選択肢の例です。最初に検討すべきは提供する医療内容です。患者も診療所数も一番多いプライマリケアを目指すか、それとも整形外科や耳鼻咽喉科、小児科、消化器内科、循環器内科といった専門外来を打ち立てるか、在宅医療に力を入れるか、自由診療を中心に据えるか――という選択肢の区分けが可能です。選んだ診療内容に合わせて、立地や施設、検査・処置内容や診療時間等を検討していきます。

例えば、プライマリケアを選択する場合は、診療所数も一番多い領域だけに、残念ながら医療そのものでの差別化はむずかしいと言えます。そのため競合施設が多いエリアに開業すると、集患に苦戦する可能性が高くなります。過疎地や、院長の高齢化問題が噂される診療所の周辺といった立地で工夫をするか、それとも昼休み・夜間・土日診療等の時間で差をつけるか、あるいは、あらかじめ近隣病院に勤務して患者を確保したうえで円満退

図表 1-12 新規開業時の経営戦略

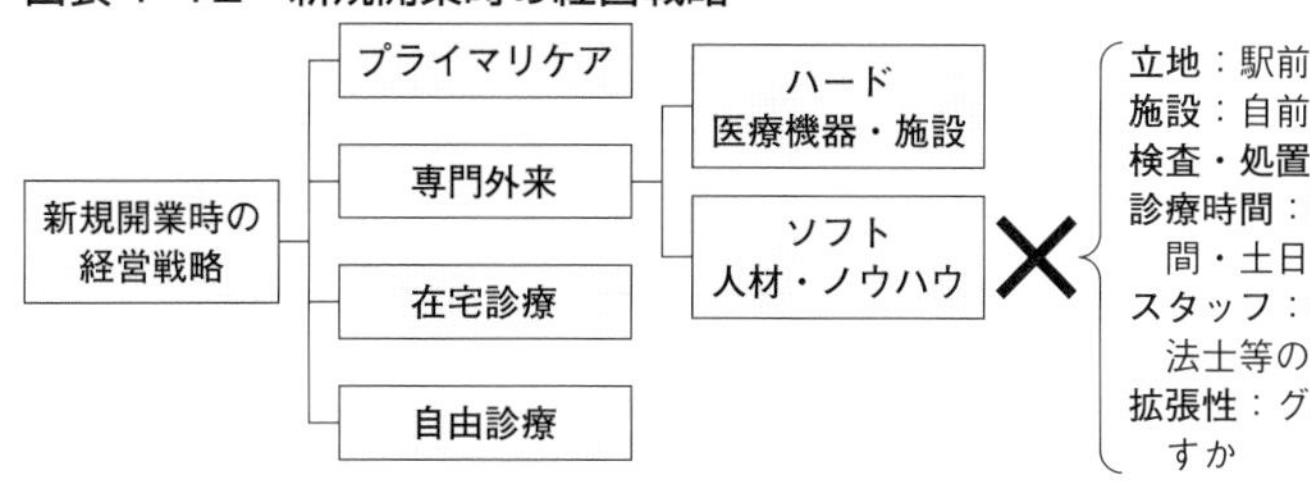

職して開業するか――といった工夫が必要になります。

専門外来の場合は〝専門〟を選んだ分、プライマリケアより考え方がシンプルになります。類似医療を提供する診療所が少ない立地を選ぶのは大前提ですが、そのあとは、専門性に合わせつつ、ハード重視にするかソフト重視にするかを判断します。

ハード重視の場合は、脳神経外科＋ＭＲＩ、消化器外科＋日帰り手術といった診療内容を想定し、それに対応できる施設・設備を揃えて最大限活用することに注力します。経営的にも、投資した施設・設備の回転を上げることで、早期に投資回収を図り、また次の新規施設・機器に投資を行っていくこととなります。

ソフト重視にする場合は、小児科＋病児保育、精神科＋カウンセリング、皮膚科＋エステといったように、中心となる専門医療を決めて、それに合わせたコメディカル等の確保・教育が重要になります。コメディカル等の専門スタッフが活躍し始めると、それだけで経営の柱となる可能性があるため、人材採用・育成に力を入れる必要があります。

ハード投資でもソフト投資でも、専門外来を選んだ場合は、他の医療機関との地域連携が重要な戦略となります。自院が専門分野に注力する分、それ以外の患者は連携施設に紹介し、逆に連携施設から自院の専門分野の患者を紹介してもらうことになるからです。

在宅医療は、現在、非常に必要とされている領域です。24時間３６５日対応が求められるなど先生方の負荷は高いですが、設備投資は最低限で済み、先生方の身一つで立ち上げられる事業ではあります。また、２０１６年度の診療報酬改定で在宅専門診療所の施設基準が設定されるなど、診療報酬の枠組みも決まりつつあります。

ただし、在宅専門診療所の施設基準を確認すると、同じ在宅診療所でも一軒一軒の居宅訪問を中心とするか、それとも高齢者住宅や有料老人ホーム等のまとまった訪問を中心とするかで、考えるべきことが異なります。後者の場合は、施設基準との兼ね合いで患者1人当たりの単価が大きく減ってしまうおそれがありますので、注意して戦略を組み立ててほしいと思います。

最後に自由診療領域です。この分野は、健康診断やある程度評価が確定しつつある美容系医療（イオン導入、ピーリング等）と、先生によって評価が分かれる医療（がん免疫療法、代替療法等）に分かれます。前者は、保険診療等との相性も良く、通常の診療所開業の延長で検討できますが、後者を実施する場合は、先生自身でよくエビデンス等を整理する必要があります。

また、自由診療を選ぶ際の大きな検討項目は価格です。保険診療では提供医療の価格は統一されていますが、自由診療では各医療機関が自由に設定可能です。その分、競合医療機関等と比較しつつ、初回割引きやセット料金等の戦略的な判断をする必要があります。

3　開業後の経営戦略

次に開業後の経営戦略を整理します（図表1－13）。

まず、移転や大規模施設改修等の施設・設備投資を検討するかどうかで大きく方向性が分かれます。大規模な投資を検討する場合は、新規開業と同程度の自由度があるので、一から戦略を検討してもらいたいと思います。

大規模な投資を前提としない、既存施設での戦略の場合は、立地・施設・主な機器やスタッフ等の存在が前提となるので、それを踏まえた戦略の検討が必要です。検討範囲としては、本業強化・診療科の拡充・新規事業（医

図表 1-13　開業後の経営戦略

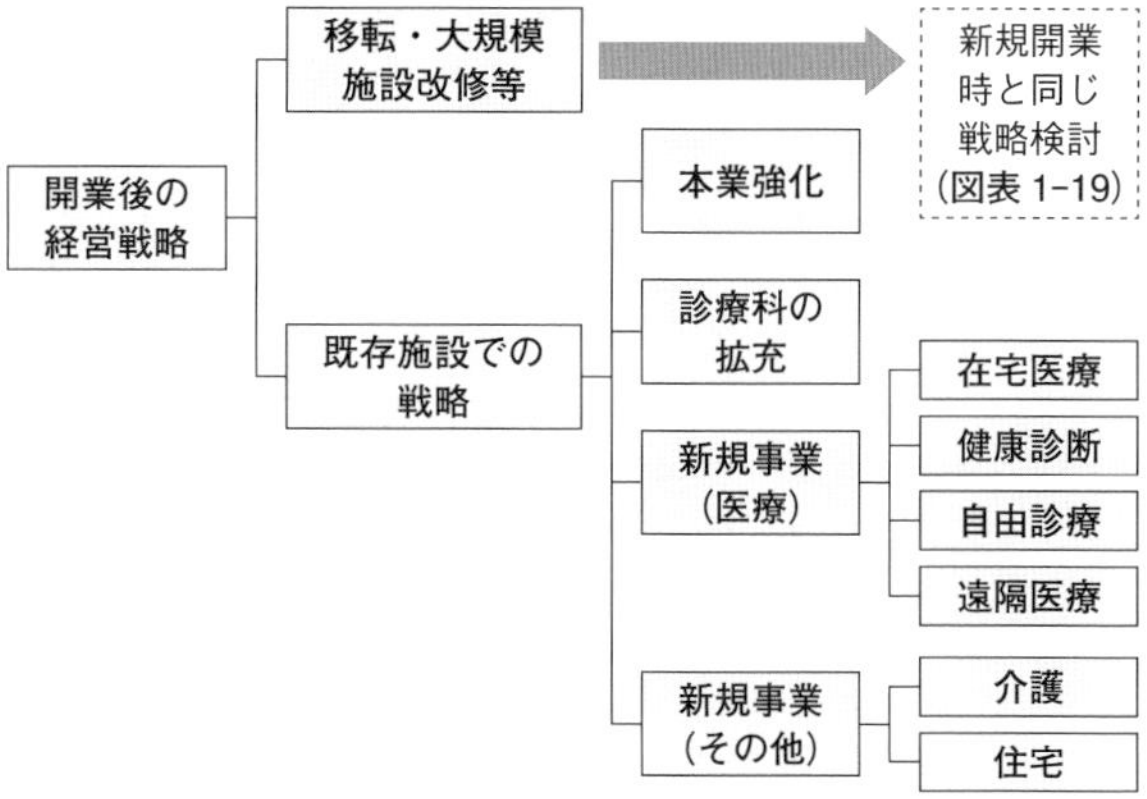

- 開業後の経営戦略
  - 移転・大規模施設改修等 → 新規開業時と同じ戦略検討（図表 1-19）
  - 既存施設での戦略
    - 本業強化
    - 診療科の拡充
    - 新規事業（医療）
      - 在宅医療
      - 健康診断
      - 自由診療
      - 遠隔医療
    - 新規事業（その他）
      - 介護
      - 住宅

療）・新規事業（その他）となります。

本業強化は、今の自院の強み・弱みを理解し、強みをより強くすることを中心に検討します。例えば、「消化器内科の診療所が内視鏡室を増設して非常勤医を採用する」、「ＭＲＩを所有する脳神経外科の診療所が、よりハイスペックなＭＲＩを導入する」といった考え方です。この場合の利点は、本業を通して地域ニーズや満たされていない（お待たせしている）ニーズがわかるため、投資回収の目処が立てやすい点にあります。ただし、院長の時間が患者受入のボトルネックとなることもあり、過度な投資をしても使い切れない結果に陥るおそれもありますので、注意が必要です。

診療科の拡充は、地域医療を通じて理解した、地域で満たされていないニーズ（アンメットニーズ）に投資する方法です。医師を採用し、診察室を増やして、拡充する診療科に合わせた機器を揃えることなどを検討します。この場合、診療科を拡充したことで院長頼みから脱却し、もう一つの経営の柱ができる可能性があるという利点がありますが、一方で採用した医師頼みとなってしまう怖さもあります。また、採用した医師が思ったような成果をあげられない場合や、成果はあげていても院長と折り合いが悪くなった場合などでは、投資が無駄になってしまうおそれがあります。採用する医師次第であることを肝に銘じて、戦略を進めてほしいと思います。

新規事業（医療）は、診療科の拡充以上に新しい医療の領域へ踏み出すことを指します。例えば、外来専門だった先生が在宅医療を始める、保険診療中心だった先生が健康診断の設備を整える、自由診療を始める――といったことです。この場合は、診療科の拡充以上に投資が必要になりますし、また、通常は医師だけでなく医師以外のスタッフも確保して、院長とは別に動くチームを作る必要があります。そのため、地域ニーズの見極めはもちろんのこと、組織作りや院長からの権限委譲といったマネジメントについても、検討が必要となります。残念ですが、先生方のなかには組織等のマネジメントが苦手な方がいらっしゃいますので、その場合はこうした戦略を選択しないほうがよいかもしれません。

最後は新規事業（その他）です。これは介護（老人保健施設、グループホーム、訪問看護等）や住宅（有料老人ホーム、サービス付き高齢者向け住宅等）の事業を手がける戦略です。医療から外れているため、新規事業以上に院長のマネジメント能力が問われます。普通、診療所の先生がこうした介護や住宅事業を始めた場合、お金と医療面についてはある程度口出しできても、組織作りや日々の業務は施設のトップにお任せとなってしまうケースが多く見られます。そのため慎重な事業計画が必要ですし、トップとなる施設長の選定には慎重に慎重を重ねてほしいと思います。介護関係の施設も経営は非常にきびしくなっており、安易に手を出すと本業である診療所経営が傾くほどのインパクトがあることを理解したうえで、選択していただきたいと思います。

＊　＊　＊

以上が、診療所の新規開業時ならびに開業後における経営戦略の全体像になります。これ以外にも戦略としての切り口はいろいろありますので、先生方の考えに合わせて、選択肢の区分を見きわめたうえで、取捨選択による戦略構築を進めていただきたいと思います。

図表 1-14 STP-4P の考え方（診療所編）

		過疎地の内科診療所 A	首都圏の内科診療所 B	首都圏の児童精神科診療所 C
セグメンテーション（S）		エリア （都心部から過疎地）	診療科目 エリア	疾患
ターゲティング（T）		過疎地	内科全般 オフィス街の会社員	精神病の児童と家族専門
ポジショニング（P）		地域唯一の診療所	昼休みなし，利便性高い プライマリケア	精神科のなかでも児童に特化（主に発達障害）
4P	製品→疾患・機器	プライマリケア全般	プライマリケア全般 生活習慣病管理・リハビリ	発達障害，ADHD，自閉症，不登校
	価格→自己負担	・保険診療 ・自己負担を抑えた医療	・保険診療 ・健康診断各種	・保険診療＋予約料 ・自費のカウンセリング
	流通→立地	・地域内どこでも ・基本，車来院	・地下鉄駅直結	・アクセスのよい郊外駅前
	プロモーション	・なし	・事前に近隣病院で勤務して集患 ・インターネット	・インターネット ・口コミ

4 STP－4P

最後に、自分なりの戦略を構築する際に有用なツールとして、ＳＴＰと４Ｐという２つの戦略フレームワークを示します（図表１－５、37頁）。

ＳＴＰはセグメンテーション・ターゲティング・ポジショニングを意味します。まず、事業の対象としている市場（患者、疾病）を細分化して、そのなかで戦略的に１つの領域を選び、その領域のなかで差別化を図るというように考えを整理していきます。例えば、「エリアを細分化してあえて過疎地を選び、〝地域唯一〟というポジショニングを取る」、「診療科目を細分化して児童精神科というニッチ領域を選び、主として発達障害を専門とする」といった考え方です（図表１－14）。

もう一つの４Ｐは、プロダクト（サービス内容）・プライス（価格）・プレイス（立地）・プロモーション（広告広報）のことで、どちらかというとマーケティングの視点から入る戦略です。まず、①医療としてのサービス内容（診療科目、検査・処置機器、スタッフ）を選び、②そのうえで価格（保険診療か自由診療か）を選び、③それらに適した立地を選んだうえで、④適切なプロモーションを行うことを指します。

過疎地を選んだ場合は、そこで専門診療をしても地域ニーズを満たせないことが多く、プライマリケアが求められることが多くなります。また、都心でＳＴＰの考え方を採用しても差別化がむずかしい場合は、４Ｐのプロモーションに着目して、近隣病院で患者集めをしてから開業するという手もあります（勤務先との調整は必要ですが）。

こうしたフレームワークをうまく使えると、戦略を考え、さらに深めるための手助けとなることがあります。ただし、常に各フレームワークが機能するわけではありませんので、一つひとつ試しながら、考えにあったフレームワークを選択して戦略を構築していただきたいと思います。

＊　＊　＊

診療所の新規開業は、先生方にとって一世一代の投資になりますので、様々な観点から戦略を整理して判断してもらいたいと思います。また、既存診療所でも安易に大規模な投資を進めると、思ったように投資回収が進まないリスクがつきまといます。対象となる患者像をよく考えて、提供できる医療やサービスとの整合性を検討しながら、適切な投資判断を行っていただきたいと思います。

Method 4 地域密着・逆張りの経営戦略

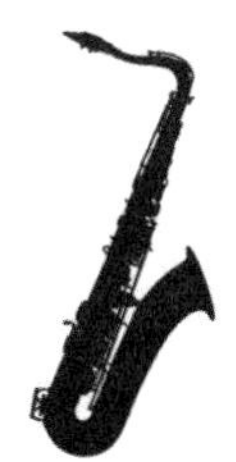

Q

首都圏にある70床の一般内科・外科の病院理事長です。息子2人がそれぞれ消化器内科と産婦人科（主に産科）の専門医で、嬉しいことに2人とも当院を継ぎたいと言ってくれています。借入金もほとんどないので、これを機に病院の方向性を見直したいと思っています。ただ、医療費抑制と少子化という環境変化のなかで、本当に経営を継続できるのか不安です。どのように考えたらよいですか。

1　地域密着戦略

息子さんが消化器内科と産婦人科の専門医で、２人への事業承継を念頭に病院のあり方を検討したいということですね。医療費が抑制されるなかでの一般病床を中心とする消化器内科の将来性や、少子化が進行するなかでの産婦人科（主に産科）の将来性を懸念されているということだと推察いたします。

病院の戦略を考える場合、まず重要な点は、医療が地域密着であるということです。具体的には、専門性がきわめて高い医療やへき地等の医療を除いて、一般的な診療圏（患者の住所所在地）は、入院で半径10～15㎞、外来で半径２～５㎞であるということです。多くの医療機関では、この診療圏から来院される患者が全体の７～８割を占

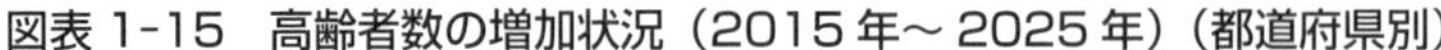
図表 1-15　高齢者数の増加状況（2015 年～ 2025 年）（都道府県別）

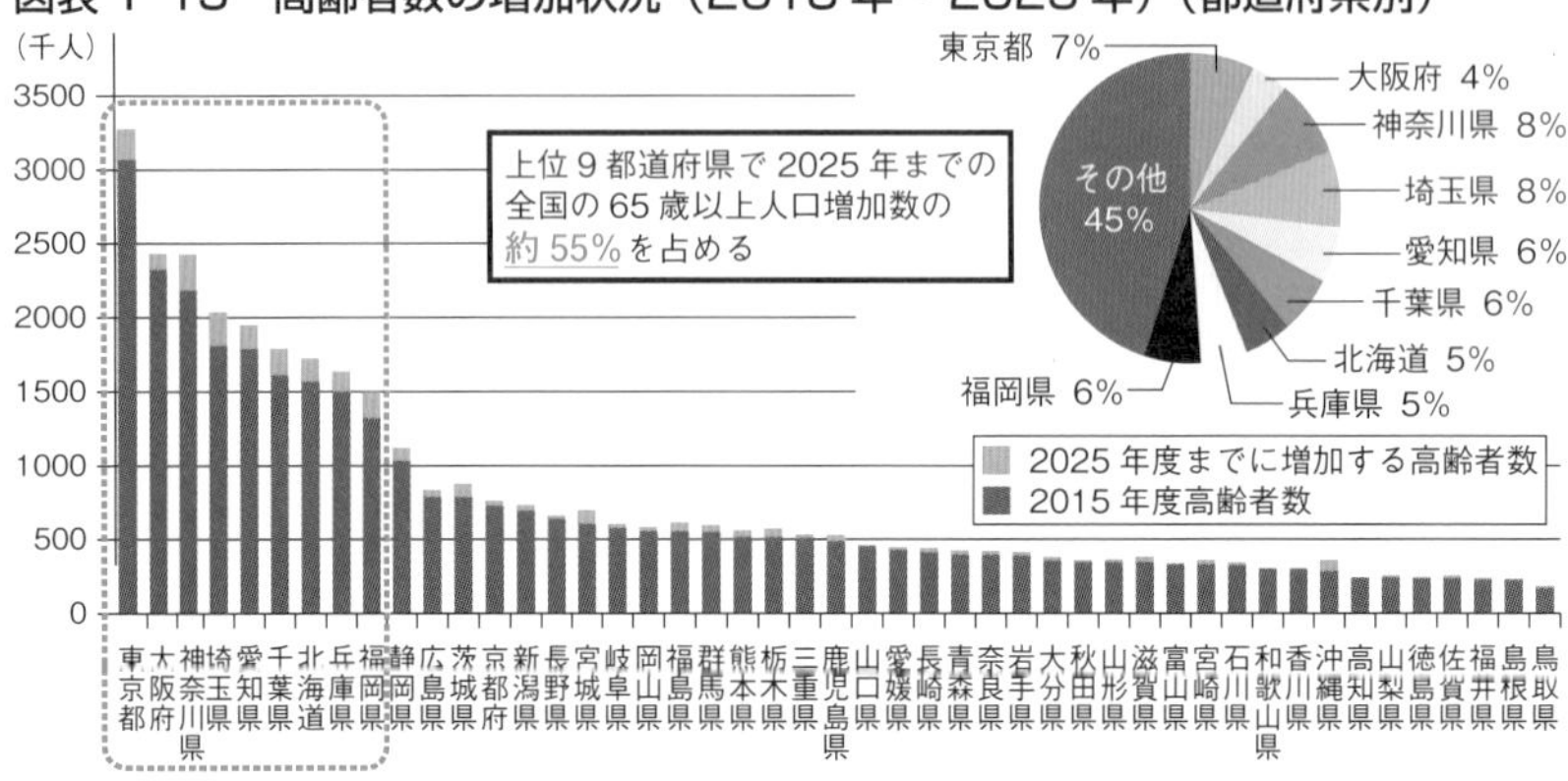

出典：国立社会保障人口問題研究所「日本の地域別将来推計人口（2018 年 3 月推計）」

めていますので、この範囲での環境変化をよく見極めることが重要です。

例えば、都道府県という少し大きい医療圏別の差を見てみたいと思います。図表1－15は、現在の高齢者（65歳以上）人口と2025年に予測される高齢者人口を都道府県別に比較したものです。これによると、高齢者の絶対数は地域によって伸びに大きな差があり、今後、高齢化により医療・介護等の資源が必要になるのは、主に都市圏（東京都、神奈川県、埼玉県、大阪府、千葉県、愛知県と続く）であることがわかります。一方で、元々高齢者人口が少ない島根県、高知県、鳥取県あたりは、高齢者の伸びも限定的であることがわかります。つまり、今のベッド数や医師数から見ると、都市圏ではベッド不足・医師不足が顕在化する一方で、一部の地方ではそうした問題が発生しにくいことがわかります。貴院は首都圏ということですので、ある程度は今後も高齢者＝一般内科に関する需要の増加が見込める可能性が高いということになります。

次に、別のデータを示したいと思います。図表1－16は、地域医療構想の前段階として厚生労働省の専門分科会が提示した都道府県別の既存病床と必要病床の病床種類ごとの差になります。これによると、前述の高齢者の伸びと類似して、今後も首都圏（東京都、神奈川県、千葉県、埼玉県）や大阪府では病床が不足することが見込まれていま

図表１-16　必要病床数推計

■東京都を中心とした首都圏と，大阪府，沖縄県は病床不足地域となっている。

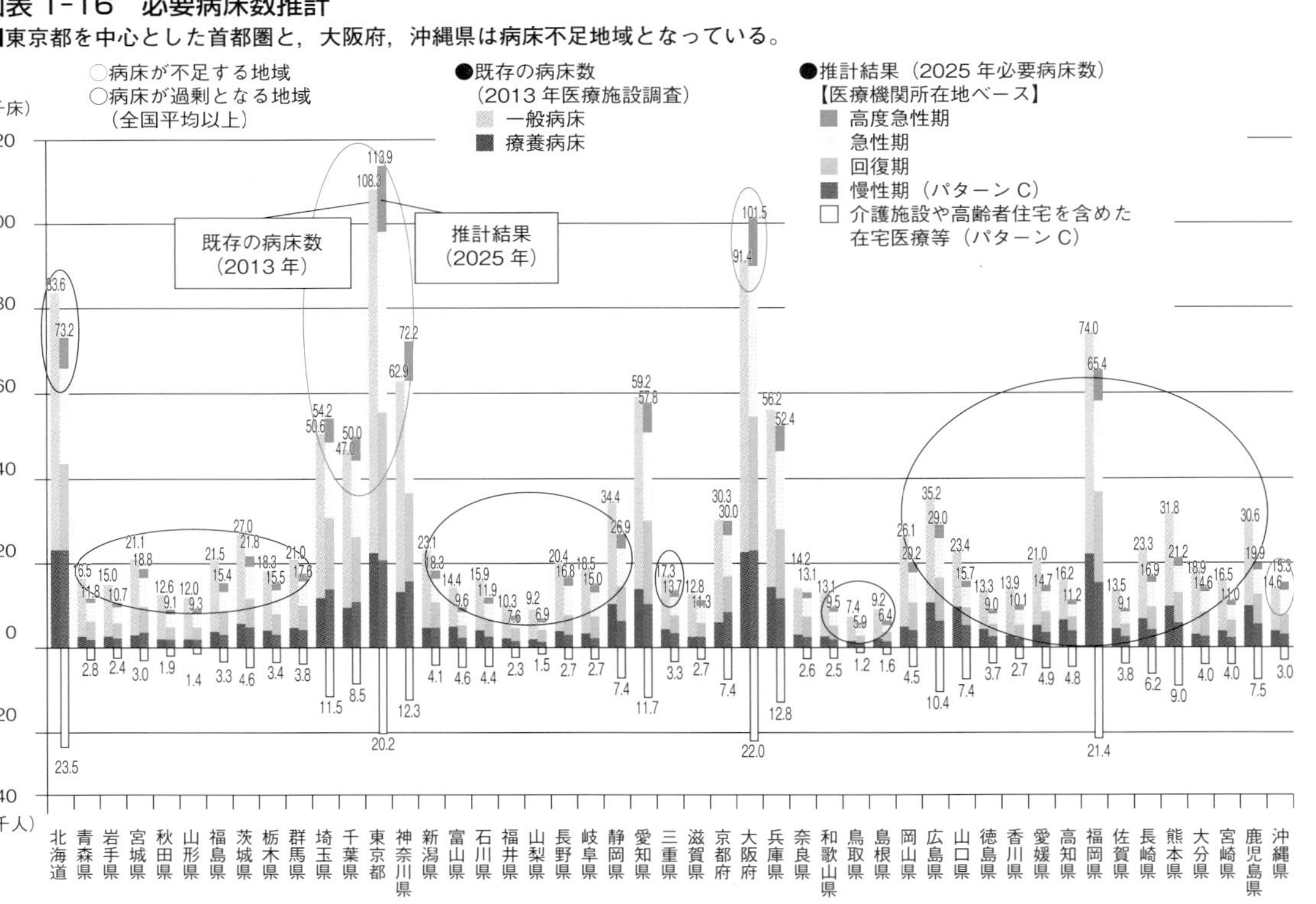

出典：第５回医療・介護情報の活用による改革の推進に関する専門調査会資料（2015年６月15日）

す。

さらに、病床種類別の人口当たりの整備状況を見ると、まず一般病床7対1では、人口当たりの病床数について首都圏で多い・少ないという傾向は見られないものの、沖縄県が突出して多く、岩手県・山形県・奈良県・和歌山県・愛媛県・高知県が少ないことがわかります。一方、一般病床10対1では、岩手県・山形県・奈良県・和歌山県・愛媛県・高知県と北海道などが多いことがわかります。これらは、おそらくは看護師を始めとした人材の需給による面が大きいと考えられます。看護師が確保できない地域では、本来7対1を標榜して急性期医療をするべき医療機関が、10対1で耐えている可能性がありそうです。

地域包括ケア病棟・病床と回復期リハビリテーション病棟では、人口当たり整備状況の地域差がさらに広がります。地域包括ケア病床では秋田県・島根県・高知県・福岡県・熊本県が多く、埼玉県・千葉県・東京都・神奈川県と沖縄県が極端に少ないことがわかります。また回復期リハビリテーション病棟では、高知県が突出して多く、以下、沖縄県・鹿児島県・山梨県・鳥取県と続きます。また、福島県、茨城県、秋田県などが少ないことや、九州・四国・中国地方では比較的多く、東北・関東エリアでは少ないことがわかります。

療養型病床の整備状況は、回復期リハビリテーションと似つつも、さらに地域差が広がっていることがわかります。療養病床が多いのは高知県・山口県・佐賀県・鹿児島県であり、少ないのは宮城県・秋田県・山形県・長野県となっており、ここでも西高東低の傾向があることがわかります。

以上のような地域別の病棟整備状況は、二次医療圏や個別の医療機関の診療圏ごとに見ると、さらに差が出ることが多いです。その意味では、貴院における消化器内科を中心とした一般病棟の将来性を知るためには、貴院を中心とした診療圏における人口動態や患者の動向をよく見極めていただきたいと思います。

図表1-17 出生数と死亡数の年次推移・予測

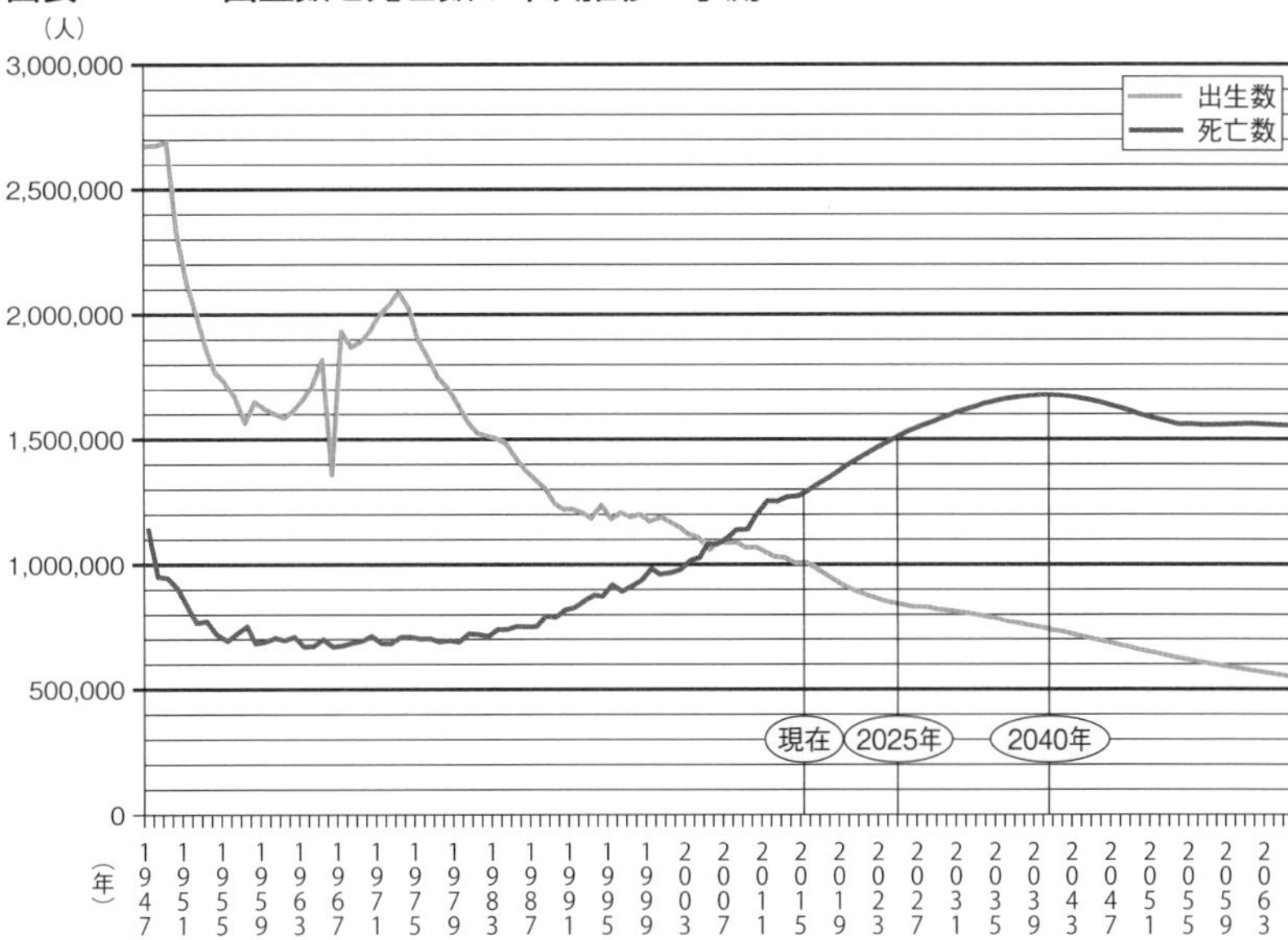

出典：厚生労働省「人口動態推計」，国立社会保障・人口問題研究所「日本の将来推計人口（2012年推計）出生中位死亡中位推計」

2 逆張りの戦略

次に、少子化で将来性が危惧される産婦人科（産科）について整理したいと思います。図表1-17は、国立社会保障・人口問題研究所が試算している、日本全体の出生数と死亡数の推移と将来予測になります。これを見ると、一目瞭然で少子化の実態と将来は大変きびしいことがわかります。1970年代に200万人前後だった出生数はどんどん減っており、現在は120～130万人ほどまで、そして2040年には60～70万人ほどまで減ってしまうことが予想されています。

これだけを見る限り、産科領域の将来性はきびしいと言わざるを得ません。ところが、必ずしもそうとは言い切れないデータもあります。図表1-18は、出産を手がける病院・診療所の数と、これらの1医療機関当たりの出生数を示しています。少子化等の流れのなかで、出産を手がける病院・診療所は減少の一途を辿っていますが、実はその減少スピードは少子化のペースを追い抜いて

図表 1-18　分娩実施施設数と施設当たり出生件数

■少子化だが，実は１産婦人科施設あたり出生数は増加傾向
■産婦人科を標榜する医療機関の減少が早い

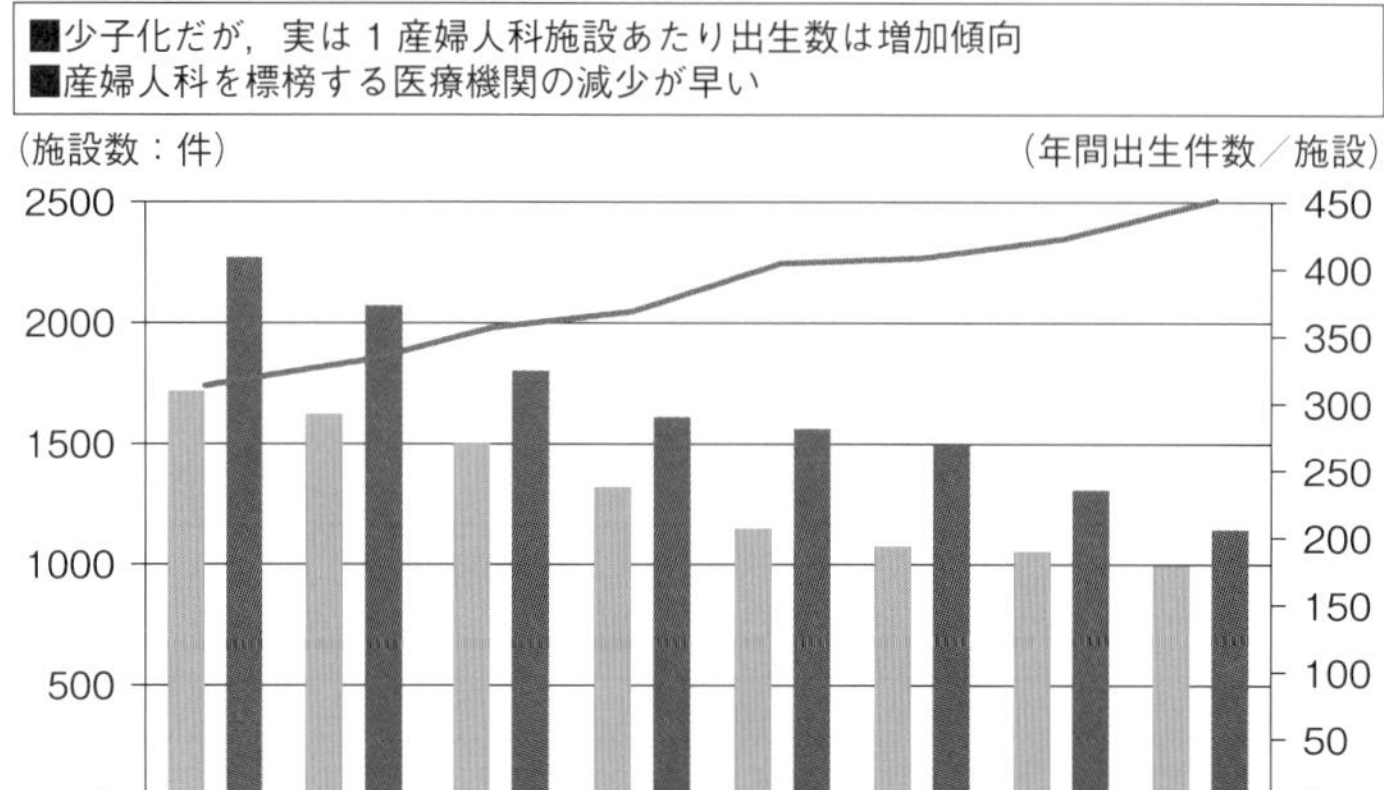

出典：厚生労働省「施設調査」，総務省「人口動態調査」

図表 1-19　救急告示病院数と施設当たり救急搬送人数

■救急告示病院数は減少傾向だが，施設当たりの救急搬送人数は増加傾向
■救急機能の強い医療機関への集約化が進んでいる

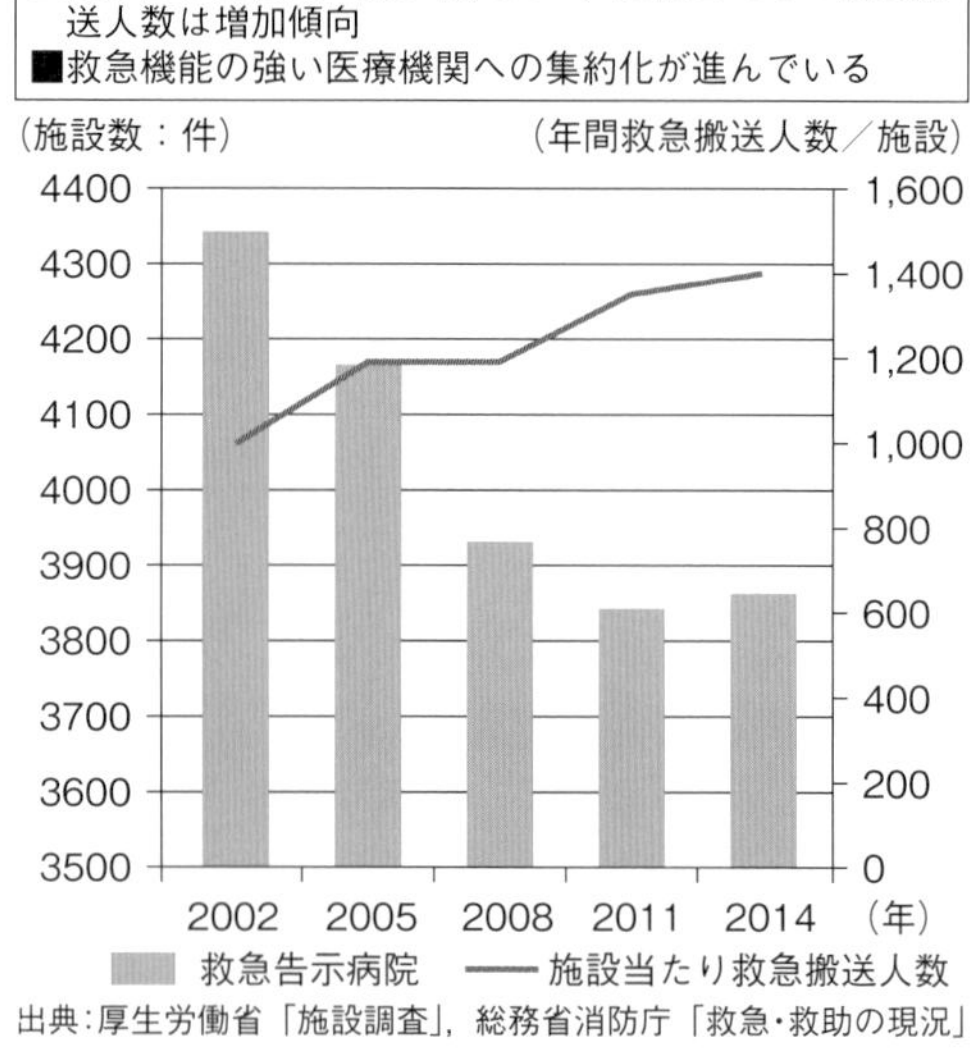

出典：厚生労働省「施設調査」，総務省消防庁「救急・救助の現況」

しまっているため、１医療機関当たりの出生数は増え続けていて、１９９６年から２０１４年で４割増となっています。

つまり産科・分娩については、市場全体が縮小傾向なのは間違いないのですが、競合の減りが激しいことから、結

果として1施設当たりの市場は広がっていて、必ずしもきびしい業界とは言えない状況になってきています。事実、筆者の支援先でも、産科に力を入れている医療機関を見ると、比較的経営が好調なところが増えてきています。これを逆張りの戦略と言います。

また図表1－19は、類似した事例として、救急告示医療機関と救急告示医療機関当たりの救急搬送件数を示しています。この場合は救急搬送件数も増えているので完全な逆張りではありませんが、それでも救急告示を取り下げる医療機関が増えているなか、施設当たりのニーズは増えて続けていることがわかります。

＊　＊　＊

地域ごとの市場差に基づく地域密着戦略、また日本全体の市場動向とは異なる逆張り戦略の重要性について概略を説明しました。繰り返しになりますが、医療機関にとっては、診療圏はかなり限られた範囲となっていますので、よくよく地域の動向を見据えて、戦略構築を図っていただきたいと思っています。

3　戦略構築のプロセス

では、いかに地域密着または逆張りの戦略を構築するか、典型的な企画のプロセスをお示しします。

（1）自院の診療圏を知る（入院、外来、その他別）
（2）診療圏内の年齢・性別人口動向と予測を知る
（3）年齢・性別人口動向を元に、医療の需要を試算する
（4）診療圏内における他の医療機関等の動向を整理する
（5）診療圏内需要予測と他院動向をあわせて、自院の戦略策定に活かす

（1）自院の診療圏を知る（入院、外来、その他別）

自院の診療圏を知るためには、まず入院、外来、その他別に患者住所を抽出する必要があります。これについてはレセコンや電子カルテに登録されていることが多いため、そこからデータを抽出するのが早いでしょう。ただし、レセコンや電子カルテのデータには患者氏名や誕生日等の個人情報も入っていますので、いらない情報は削除しておくことをお薦めします。そのうえで、住所地データを入院、外来、その他別に地図上にプロットします。紙の地図にプロットする手もありますが、グーグルマップ等の無料ツールでも使い方次第で対応が可能です。

そうしてプロットしたうえで、患者の7～8割をカバーする診療圏を見極めます。これについては、有料の地図ソフトがあれば簡単ですが、そうでなくてもプロットした図を見ていけば、概ね理解できます。また、この場合、入院、外来、その他（健診や在宅等）では診療圏が大きく異なることが多いため、分けたほうがよいでしょう。

（2）診療圏内の年齢・性別人口動向と予測を知る

上記で診療圏が設定できたら、次は診療圏内の需要予測を行うため、年齢・性別人口動向とその予測を調べます。過去のデータは住所地をもとに国勢調査や住民基本台帳等で調べることができます。また将来予測は、国立社会保障・人口問題研究所が都道府県、市区町村別に推計していますので、まずはそれを活用します。さらに詳細な推計人口は、地図ソフトの会社が取り扱っていますので、個別に相談してほしいと思います。

（3）年齢・性別人口動向を元に、医療の需要を試算する

診療圏内の、年齢・性別人口動向が整理できたら、次は医療の需要の試算を行います。様々な試算方法がありますが、基本的には過去のデータにおける年齢・性別人口当たり医療需要を元に、将来の年齢・性別人口を掛け合わせることになります。筆者の場合は、まずは厚生労働省の「患者調査」を活用することが多いです。主たる疾患別に年齢・性別の患者数を出していますので、それを元に自院の主たる疾患別の需要予測を出すことも可能です。

（4）診療圏内における他の医療機関等の動向を整理する

診療圏の需要予測がわかったら、次は地域の医療機関の動向を整理します。まずは各医療機関の特徴を掴むべく、ホームページ等での患者数情報や、ＤＰＣ／ＰＤＰＳにおけるＭＤＣ別患者数、また厚生局のホームページ等で各種施設基準や加算の動向を整理します。

それに加えて、医療計画に基づく病床の再配分の動向や、地域内での事務長交流会等で得られた定性的な話も重要です。各医療機関が、いくつの病床数・病床稼働となっているのか、また病床区分別の配分はどうなっているのか、エースとなる医師の確保（退職）動向はどうなっているのかといった点を整理することで、各医療機関の方向性は概ね理解できると思います。特に、最近はＤＰＣ／ＰＤＰＳにおける情報開示が進んでいますので、急性期病院でなくても連携先動向としてＤＰＣ／ＰＤＰＳの情報確認は必須です。

（５）診療圏内需要予測と他院動向をあわせて、自院の戦略策定に活かす

最後に、前述した２つの調査結果、診療圏内需要予測と他院動向を合わせて、自院の戦略策定に活かします。具体的には、まず自院に関連する範囲で、需要が伸びる領域・縮む領域を理解します。伸びる領域は将来性がありますし、縮む領域は徐々にダウンサイジングを検討する必要があります。

ただし、逆張り戦略で説明したように、他院動向によっては縮む需要が領域でもチャンスがある可能性もありますし、逆に伸びる領域でも過当競争となって市場性が見込めない場合があります。過去の例では、産婦人科・小児科系にあえて力をいれたことで需要を獲得できたケースや、回復期リハビリテーションや高齢者住宅に参入したところ競合が一気に増えて苦戦を強いられたケースがあります。

＊　＊　＊

以上が、医療機関における地域密着・逆張り戦略の考え方と構築プロセスになります。貴院が悩まれている、消化器内科を中心とした一般病床と産科領域については、診療圏内における市場性の見極めが大変重要です。ぜひ、地域の情報を整理・分析して、将来伸びる可能性の高い戦略を構築してほしいと思います。

Method 5

病院附属健診センターの経営改善

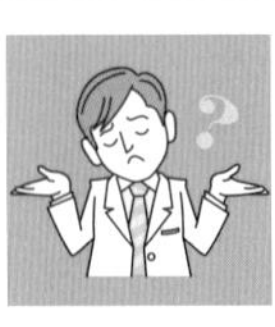

Q 当院は、地方都市の中心街にある200床の急性期病院です。病院と併設して、人間ドックや生活習慣病健診、特定健診等に幅広く対応している附属健診センターを運営しているのですが、思ったほどの利益が出ず悩んでいます。健診センターの経営改善を考える際の視点や方法論があれば教えてください。

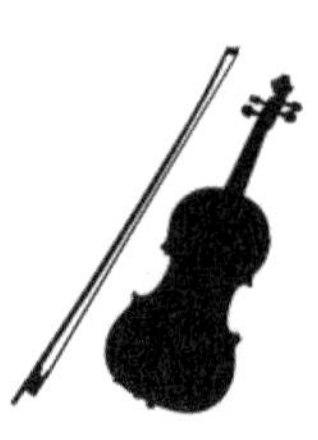

病院附属健診センターの経営改善ですね。急性期病院の経営をしていると、なかなか健診センターまでは手が回らず、経営的にどこから手を付けてよいのかわからない——ということかと思います。

1　売上げ増・労働生産性向上がポイント

健診センターとはいえ、基本的な収支構造やその解決に向けた視点は、一般的な病院経営と同じです。つまり、売上を上げて費用を下げればよいのです。売上を上げるには受診者数を増やすか受診単価を上げる努力をし、費用を下げるには材料費や薬などの原価や委託費を下げるか、労働生産性を向上して人件費を抑制する必要があります。

しかしその一方で、健診センターならではの経営的視点もあります。まず売上については、価格や商品構成が自由である点です。協会けんぽの生活習慣病健診や事業所別の定期健康診断、人間ドックなどありますが、健診センター側で任意に健診メニューやオプション、その価格を決めることができます。つまり、施設設備やアメニティにコストをかけて高付加価値・高価格の会員制人間ドックにすることもできれば、住民健診や生活習慣病健診に注力して単価は低めでも数で稼ぐ施設にすることも可能です。ただし、これは新規開設や大規模改装時における検討事項で、貴院ではすでに幅広い健診に対応していることから、一般的で間口の広い健診センターの運営を行っている前提で話を進めます。

次に費用ですが、健診センターはその提供しているサービス内容ゆえに、材料費や薬剤費といった原価は低く、人件費と検査委託費、減価償却費やリース料などの設備関係費が高い傾向があります。ただし減価償却費やリース料は、過去に購入・契約した設備の分割払いの性質を有していますので、今すぐに削減するのはむずかしく、中期的な視点から、設備・機器更新時に購入価格低減やスペックダウンを検討することになります。

つまり費用削減のポイントは、人件費と検査委託費などとなります。このうち検査委託費については、検査数を抑えるわけにはいかないので、外注と内製との費用比較、外注先との定期的な交渉によって削減を図ります。

人件費については、健診センターの特徴の一つとして、いわゆる病棟のような施設基準がないため、極端なことを言えば業務が回るギリギリまで人員を減らすことが可能です。

つまり、健診センターの経営状況を左右する大きな2つのポイントは、自院の戦略・特性にあった売上をいかにして上げるか（受診者を増やし、オプション等の単価を増やすか）と、労働生産性を向上して人件費率を抑えるか――にあるということになります。

2 商品別売上構成の分析と季節変動の抑制

では次に、大きな2つの視点のうち、売上について、いくつかの代表的な分析手法をご紹介します。

一つ目は、自院の商品別売上構成についての分析です。図表1－20は、3つの施設について、人間ドック、生活習慣病健診、定期健診等の商品別売上を比較したものです。

これだけ見ても、貴院（A病院附属健診センター）は、人間ドックが商品の中心となっていることがわかり、B病院は全体的に幅広く、C健診クリニックは生活習慣病健診と人間ドックが柱となっていることがわかります。

こうして商品構成を理解しつつ、商品別の特性を理解していきます。具体的には、商品別の契約主体の特性（健保、企業、個人）や、そのなかでも主たる契約主体はどこかという点、商品別の単価、商品別の市場などを見ていきます。主たる契約主体がわかったら、顧客の経年変化を確認します。数年前まで重要な顧客だったのに受診者が減っている顧客、逆に増えている顧客、まったく受診者が来なくなった顧客、新規に受診者が来始めた顧客――等を整理して、それぞれの背景と次の対策を検討することが大事です。

また、健康診断の大きな特性の一つに季節変動がありま す。図表1－21は、ある施設における主たる3商品（人間

図表 1-20　施設別商品構成

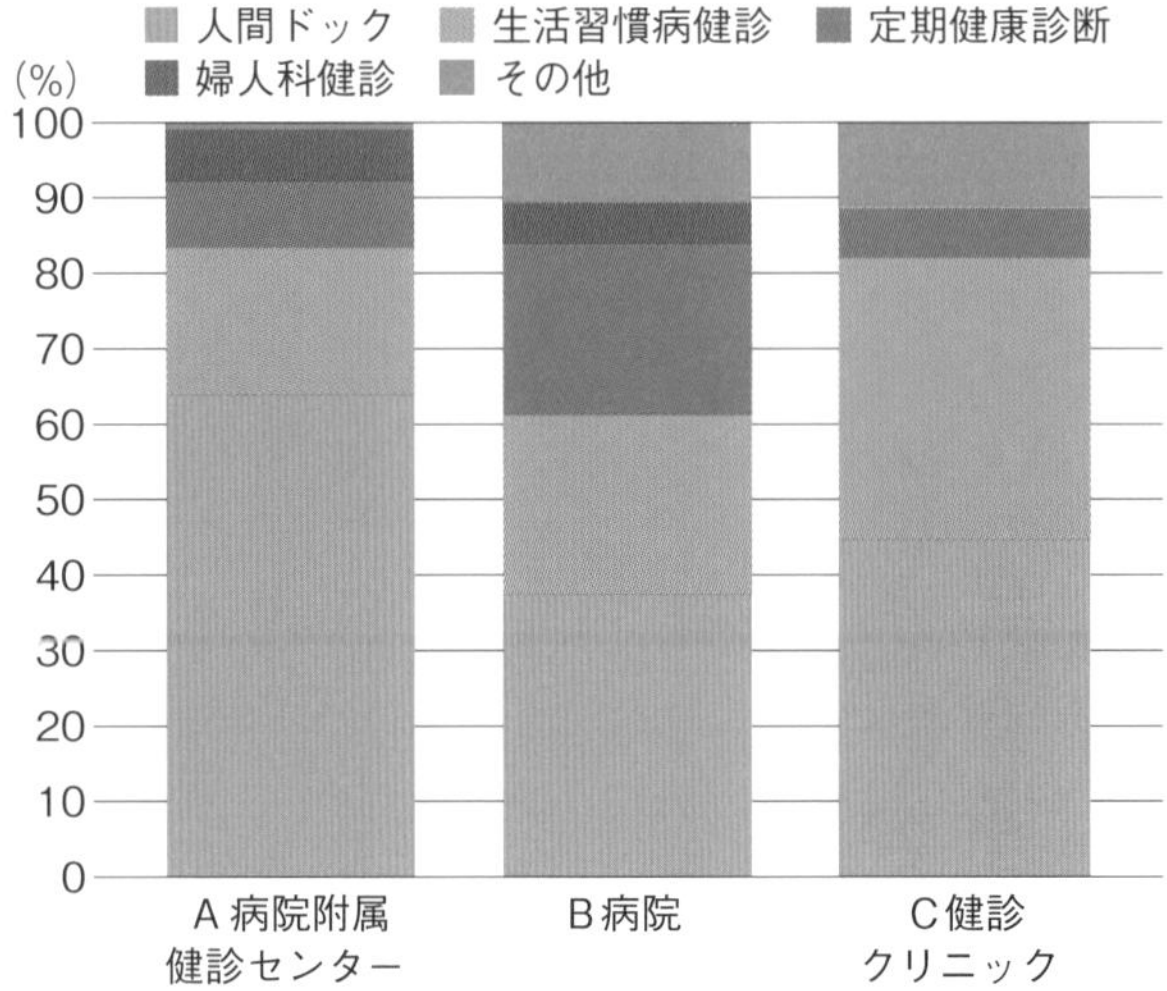

人間ドック　生活習慣病健診　定期健康診断
婦人科健診　その他
(%)
100
90
80
70
60
50
40
30
20
10
0
A病院附属健診センター　B病院　C健診クリニック

図表 1-21 商品別季節変動事例

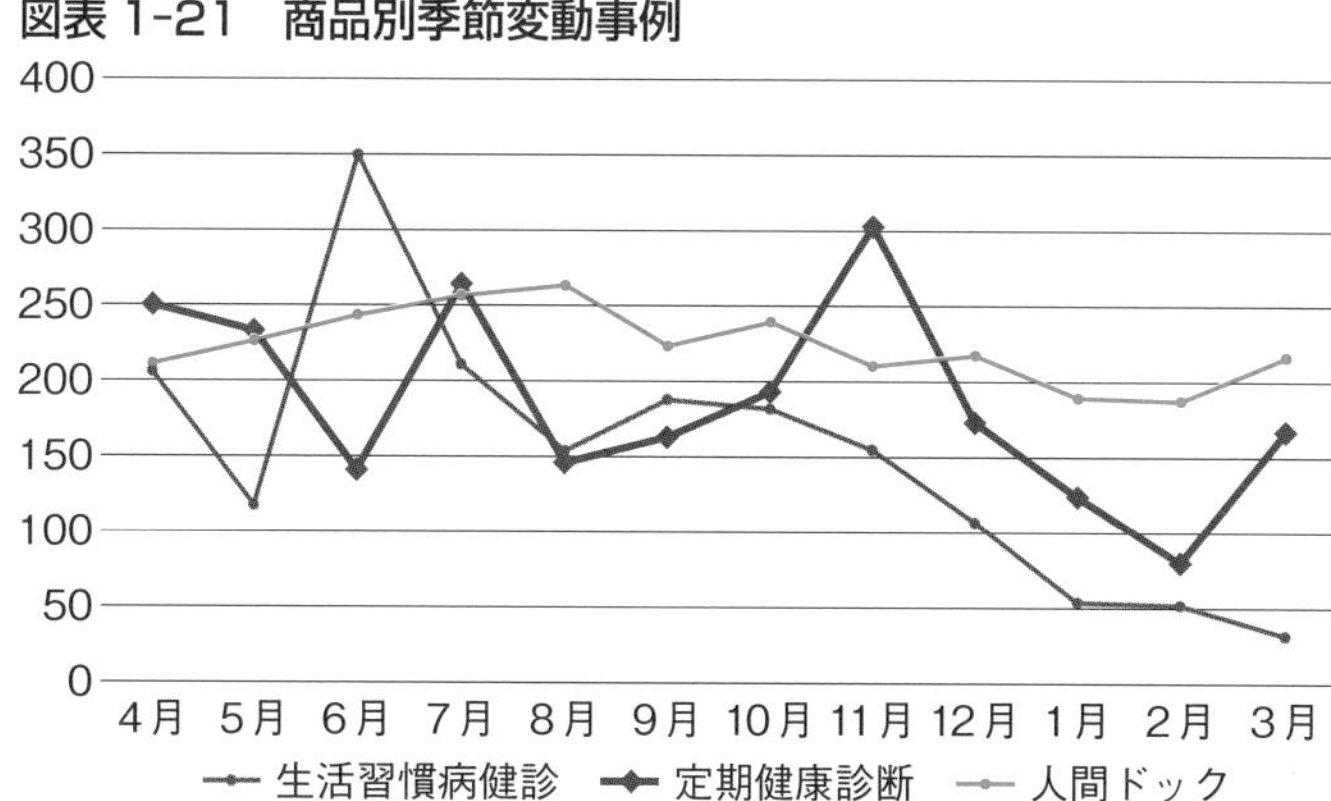

ドック、生活習慣病健診、定期健康診断）の月別受診者数の直近3年間の平均値になります。これを見ると一目瞭然ですが、生活習慣病健診が6月をピークにして徐々に減っていき、1～3月は閑散期となっています。定期健康診断は4、5月、7月、11月にピークがある一方で、1、2月が閑散期となり、人間ドックは比較的季節変動が少ないことがわかります。

背景にあるのは、この地域における生活習慣病健診が、協会けんぽの事務的な準備が整ってから案内が始まり、始まると同時に予算が多く消化され、あとは徐々に減っていくことや、定期健康診断については新年度の入職時健診のピーク、企業側の事務が整う7月のピーク、そして年間の受診率向上に向けて活動する秋のピークに分かれていることが要因となっています。また人間ドックについては、この施設の場合は個人が中心であることから、コンスタントに来院があることがわかります。

この季節変動は、人や施設などの固定費が大きい健診事業においては、売上のみならず利益を左右する大きな要因となります。つまり、閑散期があることで、その期間は人も施設も余力が生じる分、赤字が見込まれるからです。逆にいえば、季節変動の少ない運営ができるようになると、年間を通して安定的に利益を上げられるようになります。

図表1－21の施設の場合、生活習慣病健診と定期健康診断は相手が事業所等のためにどうしても相手の事情に引きずられがちですが、それで

も個別の営業のなかで、季節をずらしてもらうお願いやキャンペーンの提案は可能です。また、人間ドックは個人中心のようですので、過去の受診者に対して、閑散期における割引キャンペーンを提案することもできます。こうして季節変動を少なくすることは、全体の稼働率を引き上げ、収益と利益拡大に貢献するようになります。

3 労働生産性を分析する

次に労働生産性の分析と対策について整理します。

まずは類似施設との比較において、職種別生産性ベンチマークができると、生産性の状況のイメージが湧きやすくなります。

図表1－22は、医師・看護師・放射線技師・臨床検査技師・クラーク・事務ごとに、それぞれの対象業務量を常勤換算人数で除したものを比較した分析です。対象業務量は、医師、看護師、クラーク、事務の場合は全受診者数、放射線技師と臨床検査技師の場合は、それぞれが関わっている検査件数としています。

こうして見てみると、他の施設と比べ、放射線技師は労働生産性が平均的である一方で、医師、看護師、臨床検査技師、事務は労働生産性が低いことがわかります。またクラークは、一見、労働生産性が高く見えるのですが、この施設はクラークが極端に少なく、看護師が代替していることが多いため、看護師＋クラークで見ると労働生産性は平均的であると理解できます。

こうして労働生産性について、いくつかの職種で課題があることが見えてきたら、次は受診者フロー分析をすると、問題の所在がよくわかります。

図表1－23と図表1－24は、ある日における受診者の検査別対応時間と検査間の待ち時間を測定し、受診者別と検査別に並べ変えたものです。こうして見てみると、人間ドック受診者の4、5人目や、人間ドック＋乳腺・子宮

図表 1-22　職種別生産性ベンチマーク

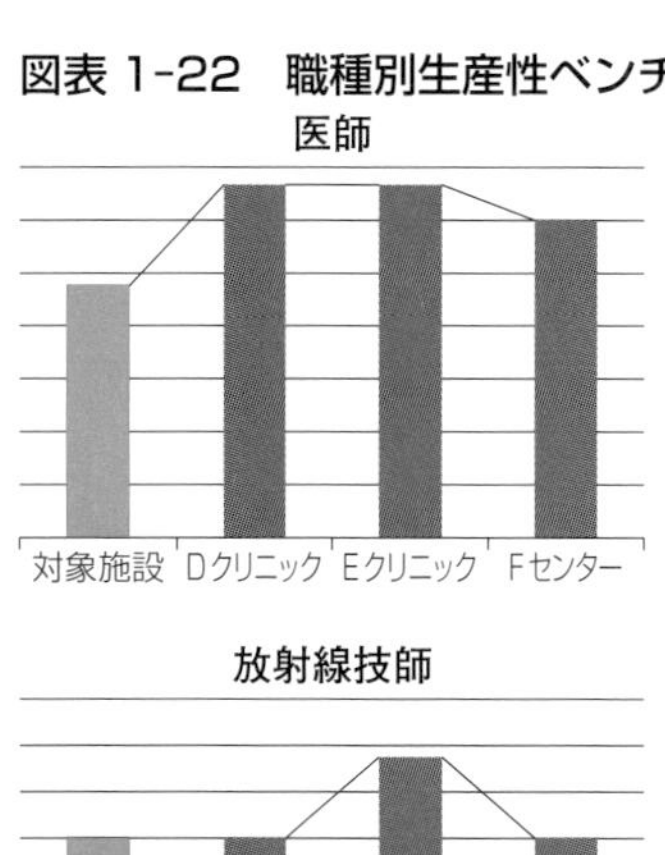

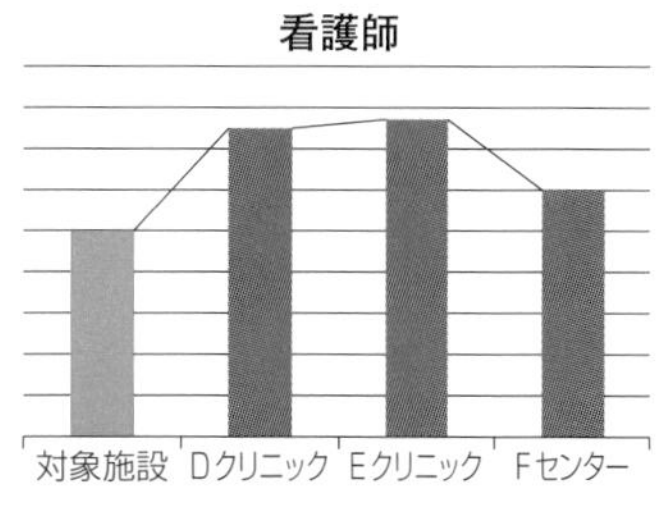

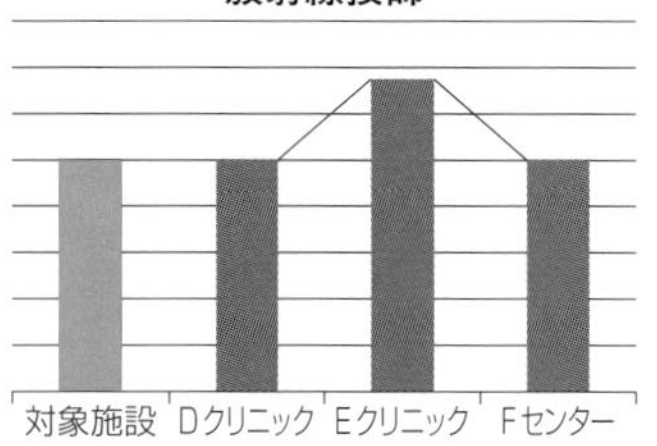

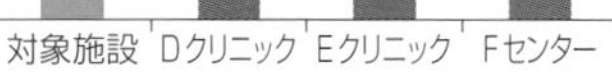

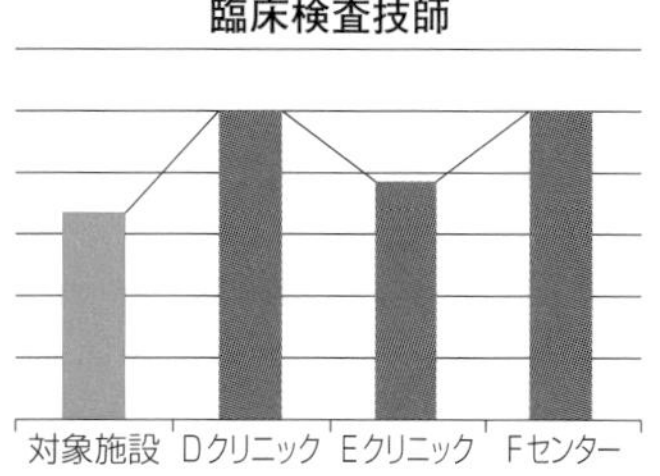

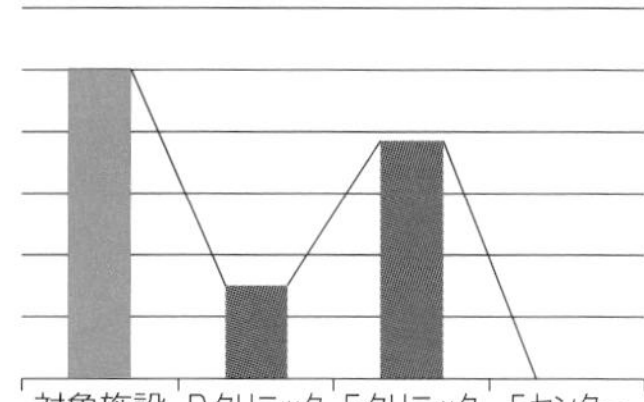

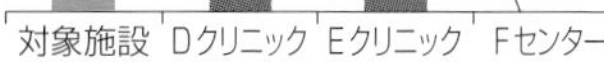

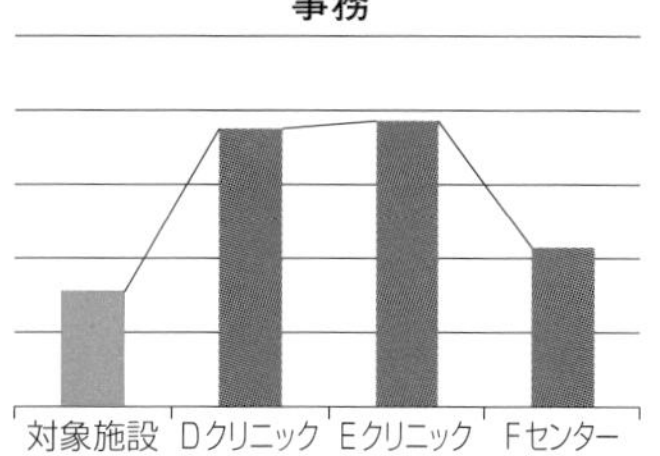

検査のオプション受診者において、検査間の待ち時間が多いことがわかります。また検査別に並べ変えてみると、内科、身体所見の空き時間が少ない一方で、婦人科（内診）や胃内視鏡で検査側の待機時間が目立つことがわかります。

　このデータをさらに分析していくと、個々の検査における標準的な検査時間を分析することが可能となり、またその検査時間を医師や技師間で比較することで、生産性の高い医師・技師とそうでない医師・技師の差がわかります。また、前述した検査側の待機時間のうち、特に内視鏡や腹部エコー、婦人科（内診）は部屋や機器だけでなく、スタッフも待機しているため、生産性低下の要因となっていることが少なくありません。さらに、最も過密で待機時間

図表 1-23　受診者別受診フロー分析（抜粋）

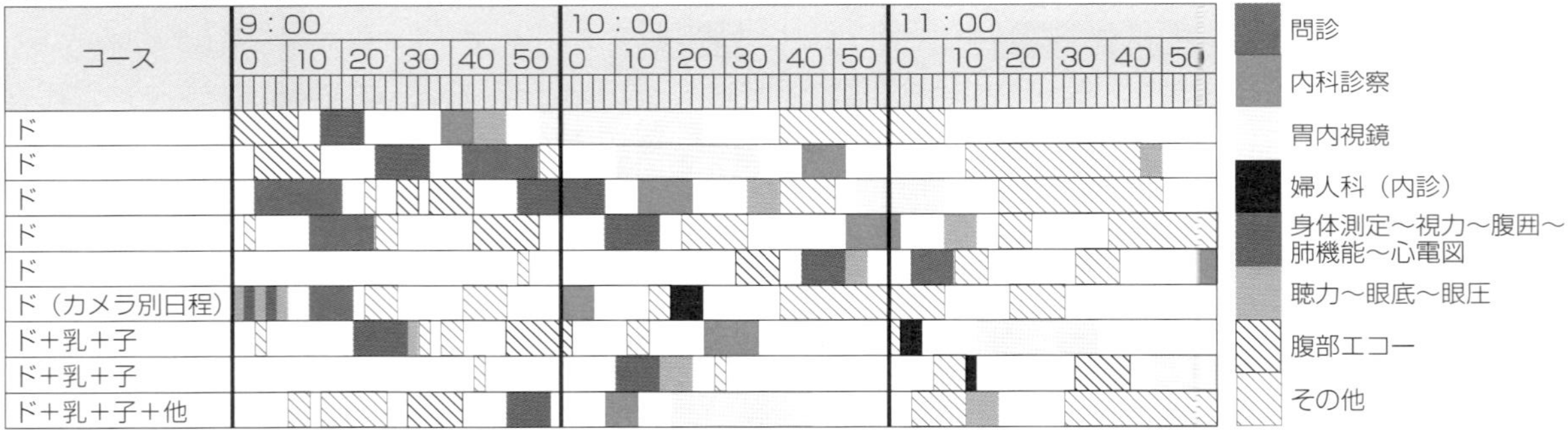

コース
9：00
0 10 20 30 40 50
10：00
0 10 20 30 40 50
11：00
0 10 20 30 40 50
ド
ド
ド
ド
ド
ド（カメラ別日程）
ド＋乳＋子
ド＋乳＋子
ド＋乳＋子＋他

問診
内科診察
胃内視鏡
婦人科（内診）
身体測定〜視力〜腹囲〜肺機能〜心電図
聴力〜眼底〜眼圧
腹部エコー
その他

図表 1-24　検査別業務フロー分析（抜粋）

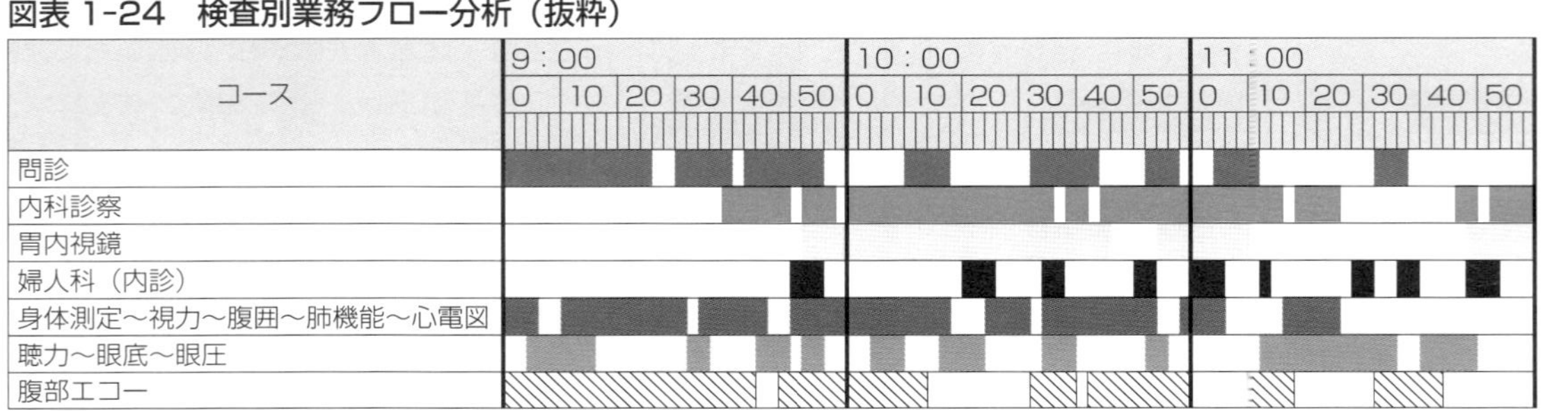

もない検査は、全体のボトルネックとなっていて、その検査のキャパシティが他の検査の待機時間を生み出している側面もあります。

４　経営改善事例

以上のような分析を通じて、健診センターの経営課題をあぶり出すことができたら、次は具体的な施策の立案と実行になります。以下に当社が支援した医療機関のうち、代表的な経営改善策をご紹介しますので、参考にしてもらえたらと思います。

①営業体制と営業手法強化

前述したように、自院の注力すべき商品や、その商品における顧客の動向を理解することからスタートします。そのうえで、新規開拓と既存深耕に対策を分けて、専任の営業スタッフによる営業を実施します。

新規開拓については、地域の事業所リストを元に端から営業するのも手ですが、既存の事業所からの紹介をお願いするほうが確度は高いと言えます。また既存深耕については、単純な挨拶回りというよりも、先方のニーズと自院の事情（特に季節変動や検査別稼働率）を頭に入れて、うまくマッチングする提案をすることが重要です。例えば、閑散期の受診を誘導する代わりに値下げを行うといった提案です。

②健診枠の管理強化

予約枠の管理について、データに基づいた厳密な管理が行われていない健診センターが多く見受けられます。今回のような業務分析を通じて、検査別の最大稼働検査数等を理解し、そのうえで、季節変動も見ながら商品別の優先順位をつけていくことが大事です。

例えば、単価が高く検査も多い人間ドックを優先して、１年前から予約を受け付ける一方で、定期健康診断については枠を少しずつ開放していくなどの工夫です。また、キャンセル等で直前に枠が空いているのがわかったら、営業と連携して、直前割引のような仕組みを取り入れるのも一手です。

③業務オペレーションの効率化

前述の業務分析は、あくまで現在の業務オペレーションを前提とした分析です。つまり、ここから効率化に向けた施策が必要となります。例えばコンシェルジェを導入して、検査順序に一定の柔軟性をもたせて待ち時間を減らし、朝の受付時間を段階的に設定して、少しずつ受診者を受け入れていくなどの施策です。

特に時間とコストがかかり、常に稼働率100％を目標としたい検査は、内視鏡や超音波、婦人科（内診）などとなるため、このあたりの稼働を優先した業務フローにすると効率性が向上します。

④個々人のレベルアップに向けた研修等

また、医師や検査技師一人ひとりのレベルアップも重要です。例えば内視鏡検査の場合は、早い医師なら午前中だけで12～16人程度対応できる一方で、遅い医師だと1日7～8名が限界ということもあります。また技師の超音波についても、丁寧さ・正確さとのバランスの問題はありますが、1検査あたり15～30分くらいの差がつきます。レベルアップは簡単ではありませんが、研修やデータ分析による相互理解等を進めて、少しでも向上すると効率性が向上します。

＊　＊　＊

以上が、健診センターにおける経営改善の視点、具体的な分析手法、そして一般的な施策です。貴院の状況に応じて必要な対応は異なるとは思いますが、できる限り客観的に理解しながら施策を立案・実行していくことが、経営改善に向けた第一歩となります。

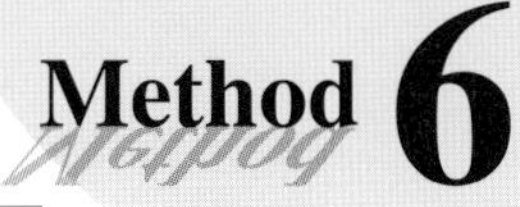

介護・住宅事業への多角化戦略

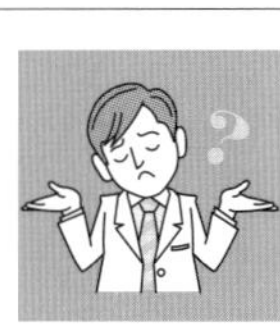

Q

当院は、地域密着の１００床の総合病院です。医療費の財源がきびしさを増すなか、より安定的な経営を実現するべく、介護や高齢者向け住宅事業への新規参入を考えています。どのような事業があって、事業の選び方はどのように考えればよいでしょうか。

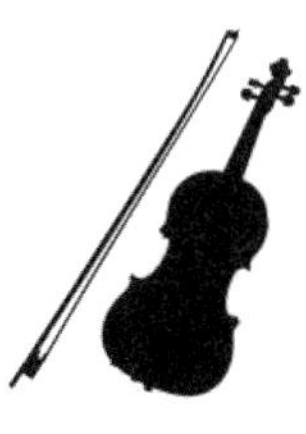

一口に介護保険事業、高齢者向け住宅事業といっても、その種類は多岐に渡ります。また、見落としがちですが、老人福祉法や障害者総合支援法に定められた社会福祉施設も、役割こそ違うものの介護や高齢者向け住宅事業と同じような機能を有しています。これらの施設の役割や制度の違いを知り、適切な事業を選ぶべきです。

1 介護・住宅事業を始める際に重視すべき点

医療機関が介護・住宅事業を始めるにあたって重視すべきポイントとして、①医療機関として目指している戦略との整合性、②提供している医療、受け入れている患者との相乗効果、③施設型（24時間対応）・通所型・訪問型等、人員体制の類似性――の3つがあります。

①医療機関として目指している戦略との整合性

戦略目標との整合性は非常に大事な観点となります。医療機関として急性期病院を目指している場合、いきなり介護を手がけても患者や人材の連携はスムーズにはいきません。一方で、回復期リハや療養型、訪問医療を中核に据えている医療機関の場合、後方連携としての介護施設や住宅施設は、医療制度における居宅扱いとなるため、患者の連携や、在宅復帰率などのいくつかの施設基準算定を後押しするといった大きな意味があります。また、診療所の展開を進めている場合、外来の維持期リハビリが介護保険に移行する流れがあるため、通所リハや機能訓練型の通所介護を手がけることは、今後の診療報酬の流れにも沿っています。また、急性期病院であっても、自院の患者の退院先確保のために高齢者住宅を整備するケースは増えており、人材確保がうまく進むならば戦略的に施設整備をする選択肢はあります。

②提供している医療、受け入れている患者との相乗効果

②は①とも関係しますが、より具体的に患者の流れを作る意味があります。わかりやすい例では、在宅復帰を指標や目標とする急性期病院、地域包括ケア、回復期リハでは、施設への退院は重要な連携ルートとなります。訪問医療を行っている医療機関ならば、その訪問先となる高齢者施設を確保する意味で、有料老人ホームやサービス付き高齢者住宅（サ高住）を手がけるのも一案です。

③施設型（24時間対応）・通所型・訪問型等、人員体制の類似性

これも見落としがちですが、重要なテーマです。昼間しか対応していない診療所が、夜間対応も必要な24時間型の施設を始める場合、スタッフを一から集める必要があるだけでなく、管理者の負担も増大します。一方で、病院が開設する介護施設や住居ならば、いざというときの夜間救急の連携も見込めますし、外来診療所が開設する通所型施設ならば、長期処方により医療機関から離れがちな患者の意識を、医療から介護までをカバーした施設全体に向けるという効果があります。

2　介護保険事業の施設・住居の種類と特徴

このような観点を念頭に置きつつ、介護施設や高齢者向け住宅について、その種類と特徴を説明していきます。まずは、介護保険の事業から説明します。

常時介護が必要な方を対象に、介護、食事、住宅を一貫して提供するのが特別養護老人ホームや介護老人保健施設、介護医療院（介護療養型病床から転換中）といった介護保険施設です。特別養護老人ホームについては社会福祉法人での開設が原則であり、介護老人保健施設と介護医療院は医療法人が主に開設しています。社会福祉法人は医療法人と異なり、財産の帰属や管轄が地方自治体のため運営的な縛りは大きいですが、その分、補助金等の支援を受けやすい傾向にあります。しかしながら、これらの施設はいずれも地方自治体が介護保険事業計画や保健医療計画によって新規設立の管理を行っており、これらの計画を理解し自治体との連絡を密にしなければ、なかなか開設はむずかしいのが実態です。

30日が限度のショートステイを原則として、施設での常時介護を提供するのが、短期入所生活介護と短期入所療養介護です。一般的には特別養護老人ホームや介護老人保健施設の一部を活用して行う付加サービスとなることが多いのですが、特別養護老人ホームや介護老人保健施設は新規開設が規制されており、また在宅医療・介護の利用者における一時的な気分転換や家族の息抜きとしてショートステイのニーズが高まっていることから、ショートステイのみをサービス提供する施設も少しずつ増えています。こうしたショートステイ特化型のサービスは、通所介護・通所リハとの相性がよく、医療機関にとっても訪問先の患者の一時預かり場所として活用することが可能です。

通所介護、通所リハという通所型サービスを提供する施設もあります。これらの通所型の場合、毎日送迎バス等で利用者を迎えに行き、半日ないしは1日を施設で過ごしてもらいます。競争があまり激しくなかった時代には、朝に利用者が来てから、何をするわけでもなく1日が終わり、食事とお風呂に入っただけというサービスもありました。しかし近年は、通所介護における機能訓練重視の流れと相次ぐ営利企業の参入で、リハビリを中心としたリハビリデイサービス、温浴施設を備えた温泉デイサービス、レストランのような食事を出すレストランデイサービスなど、それぞれに特徴を出した施設展開が進んでいます。また、診療報酬・介護報酬においても、維持期リハビリは介護保険適用にしていく流れがあり、整形外科などの診療所には、ぜひ検討してもらいたい業態です。

訪問介護・看護に代表される訪問型サービスもあります。介護保険のイメージを形作っている中核的サービスですが、一軒一軒の利用者宅を訪問する必要があり、利用者宅ごとに細かいニーズやルールがあるなど、運用が非常に大変な業態でもあります。また、そのようなきびしい状況にもかかわらず、介護報酬において低い評価がされてきており、採算を合わせるのもなかなかむずかしいのが実態です。

さらに、地域密着型サービスもあります。高齢者が住み慣れた地域でできるかぎり生活を継続できるように24時間支える体制を整備し、原則としてその市町村の住民のみが利用できるというもので、事業者は市町村が指定します。中心となるのは、小規模多機能型施設といわれる通所と宿泊の一体となった施設ですが、地域密着型訪問介護・通所介護など、他の介護保険サービスと同様、規模の小さいものも含まれます。

3　社会福祉事業の施設・住居の種類と特徴

続いては介護保険ではなく、福祉の領域の施設をご紹介します。

有料老人ホームは、65歳以上の高齢者を1人以上入居させ、食事や介護などの一定のサービス提供を行っている施設のうち、介護保険などの施設以外のものを指します。介護保険における特定施設入居者生活介護型の介護付き有料老人ホームが認められる前は、主に健康な高齢者を対象とした住宅型や健康型の有料老人ホームが出回っていました。介護保険の特定入居者生活介護型を受ければ要介護者に対する介護保険の対応が可能ですが、その分、日々の管理は非常に大変です。

軽費老人ホームは、住むところに困っている高齢者に対して、日常生活に必要な食事や住居を提供しています。A型は食事がついていますが、所得制限があります。B型は自炊を基本とし、自立できる方が対象です。いずれにしろ常時介護が必要な人は入居できず、入居者が自立できていることが大原則となります。費用は一律に決まっているわけではなく、入居者本人や家族の状況を見ながら自治体と相談して決めていきます。

軽費老人ホームのうち、医療法人が運営可能で、比較的医療や介護の必要度の高い方でも利用できるのがケアハウスです。通常は自分の世話を自分でできることが原則ですが、最近は特定施設入居者生活介護を取得し、要介護度の高い方を積極的に受け入れる施設も出てきています。これら福祉施設は、自治体との綿密な相談なしに設立することは不可能ですが、所得層の低い方が多い地方都市では検討に値する施設形態と言えます。

4　医療法人が参入しているサービス

各施設において、医療法人が果たしている役割がどのようなものかを確認しておきましょう。介護保険の各サービスを行う事業所の開設主体の分布（図表1－25）を見ると、医療法人が比較的高いシェアで行っている事業は、元々医療法人であることが原則の通所リハや短期入所療養介護に加え、医療との関係が深い訪問看護ステーションであることがわかります。さらに複合型サービスや認知症対応型共同生活介護（グループホーム）、居宅介護支援施設が続きます。これら地域密着型のサービスは、診療圏の狭い医療機関の場合は患者・利用者とエリアが合うことや、狭い地域の利用者だけをターゲットにすることで医療機関との連携を打ち出しやすいというメリットがあり

図表 1-25　介護サービスの設置主体

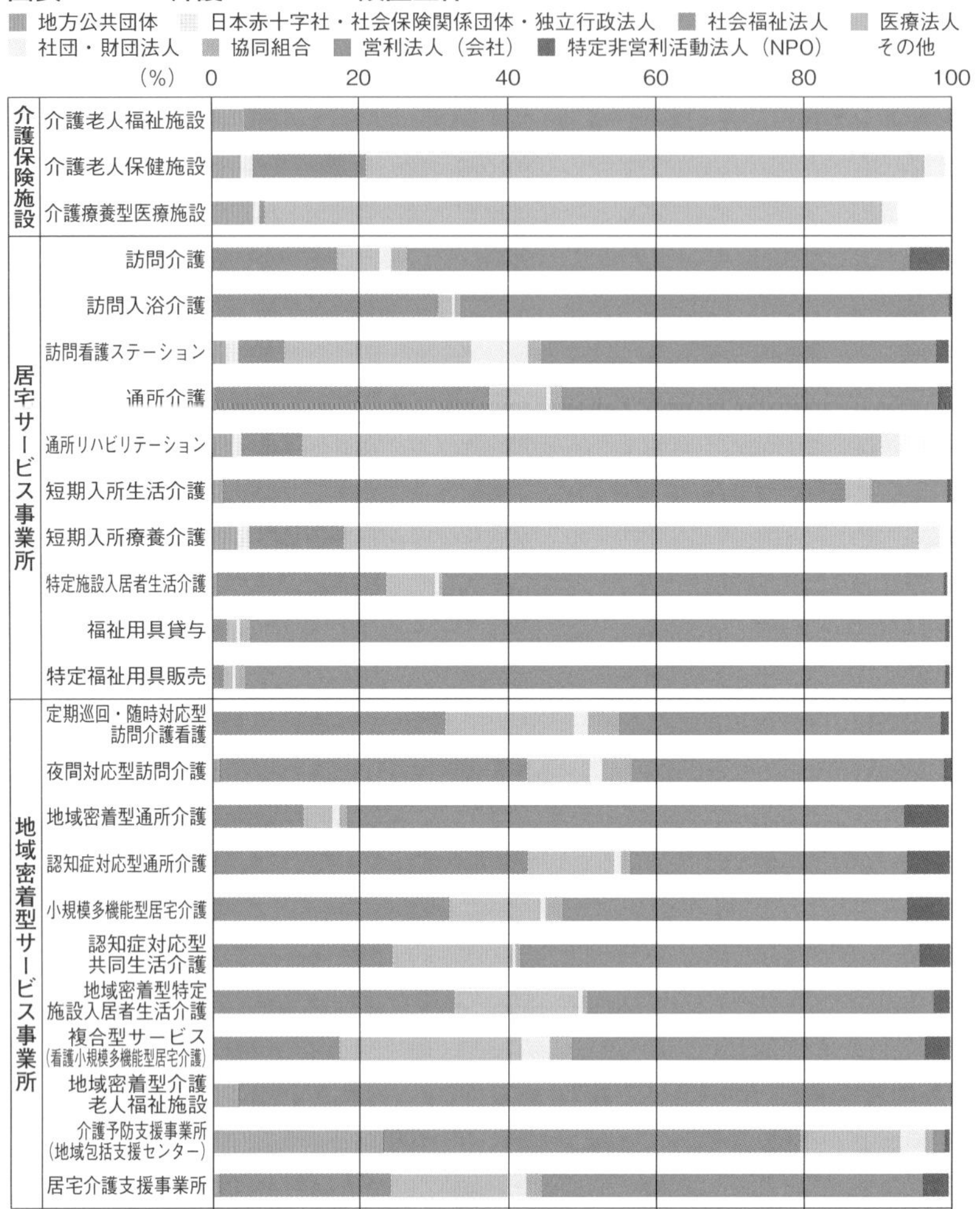

出所：厚生労働省「令和元年介護サービス施設・事業所調査の概況」

図表1-26 社会福祉サービスの設置主体

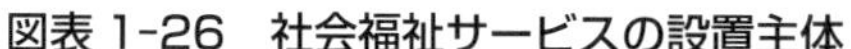

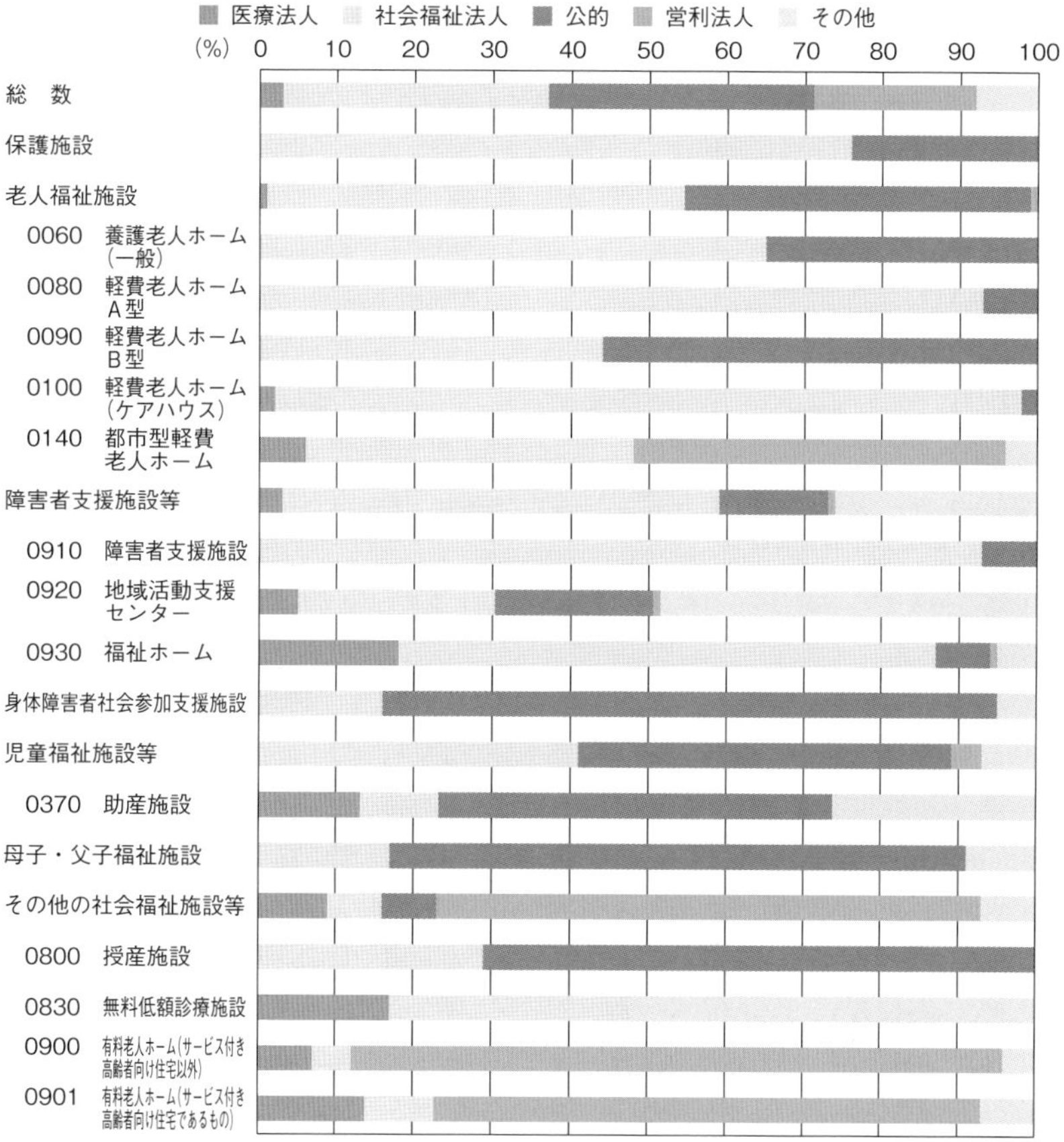

出典：厚生労働省「平成27年社会福祉施設等調査」

ます。

一方、社会福祉事業で各サービスを行う事業所の開設・経営主体の分布（図表1-26）では、有料老人ホーム（サービス付き高齢者住宅）や済生会等が手がける無料低額診療施設、産婦人科との相性が良い助産施設、障害者支援施設の一環としての福祉ホームにおいて医療法人の存在感が若干ある程度で、ほとんどが社会福祉法人と自治体などの公的機関が開設・経営主体となっています。

医療法人が比較的高いシェアを占めているサービスについては、医療機関との相性がよいという見方がある一方で、制度の関係で医療法人が

図表 1-27　サービス付き高齢者住宅の分類

サービス付き高齢者向け住宅	類型	想定入居者像	対応可能な入居者	人員配置例
自立型	自立型	自立～要支援 2（平均要介護 0.5）	介護度悪化時には退去するタイプ	日中ヘルパー常駐 夜間緊急通報システム
自立型	施設手前型	自立～要介護 3（平均要介護 0.7）	介護度悪化時には退去するタイプ	日中ヘルパー常駐 夜間緊急通報システムあるいは 24 時間ヘルパー常駐
自立型	早期住み替え継続居住型	自立～要介護 5（平均要介護 0.9）	入居時は自立～軽度だが，介護度悪化しても一定期間継続居住が可能	日中ヘルパー常駐 夜間緊急通報システムあるいは 24 時間ヘルパー常駐
施設対応型	介護型	自立～要介護 5（平均要介護 3）	特養や有料老人ホームと同じ層の入居者。終の棲家にもなり得る	ヘルパー 24 時間常駐
施設対応型	医療対応型	要介護 1 ～ 5（平均要介護 4）	医療依存度の高い入居者を対応。看取りまで行い終の棲家になる	ヘルパーか看護師 24 時間常駐

※財団法人高齢者住宅財団
「改正高齢者住まい法施行後の高齢者専用賃貸住宅におけるサービスの付帯のさせ方と事業実態の把握，及び情報提供のあり方に関する調査研究」報告書（2011 年）より株式会社メディヴァ加工

参入しやすかったという面もあります。そう考えれば、医療法人のシェアが少ない施設のなかにも、医療機関がこれから検討するべき業態もあると考えています。例えば、都市型軽費老人ホームは社会福祉法人と営利法人が多いのですが、医療機関にとっても在宅復帰先の施設としてサービス付き高齢者向け住宅と併せて検討の可能性がありそうです。また、特定施設入居者生活介護の入居者は、ほとんどが医療を必要とする方々であり、訪問診療の患者としてみた場合、1カ所に患者が集まっているなどの相乗効果が高い側面もあります。

医療法人にはぜひ、医療法人に縛られない組織運営も検討してもらいたいと思います。元々MS法人ということで関連会社を保有している医療法人も多いと思いますが、その活用も一案ですし、社会福祉法人として高齢者施設を手がけることは、病院や訪問医療の患者の次のステップを用意するという位置づけにもなります。

5　サービス付き高齢者向け住宅

最後に、近年伸びてきている事業として、サービス付き高齢者向け住宅（サ高住）をご紹介したいと思います（図表1-

27）。サービス付き高齢者向け住宅は、「高齢者の居住の安定を確保することを目的として、バリアフリー構造等を有し、介護・医療と連携し高齢者を支援するサービスを提供し、都道府県知事への登録を行う施設」です。登録基準と事業者の義務は次のとおりです。

《登録基準》

・床面積（原則25㎡以上）、便所・洗面設備等の設置、バリアフリー
・サービスを提供すること（少なくとも安否確認・生活相談サービスを提供）
・高齢者の居住の安定が図られた契約であること。前払家賃等の返還ルールおよび保全措置が講じられていること

《事業者の義務》

・入居契約に係る措置（提供するサービス等の登録事項の情報開示、入居者に対する契約前の説明）
・誇大広告の禁止

サ高住は、一言で言えばサービスを付けた高齢者専用の賃貸住宅なのですが、これまで高額な入居費用や権利金が必要だった有料老人ホームに対して、割安な費用での賃貸契約となることが多く、施設整備の補助金が設定されたこともあって一気に整備が進み、有料老人ホームの半分くらいの戸数になりました

長期入院患者の受入先として整備を進めることが、サ高住の入居者確保という点からも病院の平均在院日数削減という意味からもよい方針であると考えられるのですが、その場合の長期入院患者は、高齢で経済的に恵まれていないことを常に意識すべきです。こうした患者は、厚生年金で月10～15万円、国保年金だと5～8万円程度の収入しかないため、住居以外に食費・衣服費・医療費・介護費用などが掛かることを考えると、住居費は7万円が上限で、5万円前後がリーズナブルな線となります。つまり、住居だけで大きく収益をあげることは考えないほうがよいのです。

その一方で、住居費を抑え、かつ医療機関との連携を謳える施設は、入居者の確保には困らないとも考えられ、

医療や介護のサービスをきちんと提供することで、一つの収益源にすることも可能です。今のところ自立型と施設対応型が半々の割合で整備されていくようですが、医療機関にはぜひ、施設対応型で重度の方を診ることができる施設整備を目指してもらいたいと思います。

6 医療機関にとって相性のよい事業を選ぶこと

これらを踏まえ、ご質問者の１００床の地域密着型一般病院が行う事業について考えてみると、一つの案としては、患者の受入れ先確保として老人保健施設や特定施設入居者生活介護、ケアハウスを行うことです。またサービス付き高齢者住宅を開設して、併せて通所リハや通所介護、定期巡回・随時対応型訪問介護看護を手がけるというのも一案かと思います。ただし、この場合に気をつけなくてはいけないのは、特定施設入居者生活介護とケアハウスは入居者の入居年数が長期間になりがちで、中長期的には退院患者の受入れ先となりにくいことです。退院先を確保するイメージであれば、施設や住居整備は地域の介護会社等にお願いし、医療機関として通所介護や定期巡回・随時対応型訪問介護看護を手がけるほうが現実的かもしれません。

今回ご紹介した介護や社会福祉、高齢者向け住宅事業は、あくまで一面に過ぎません。しかしながら、高齢者が当面増え続けるなか、キャパシティが限られている医療機関にとって、介護や社会福祉、住宅の事業との連携は必要なものになりつつあります。そのため、医療機関自らが相性のよい事業を選び出して行うことは、非常に重要な戦略の一つとなると考えています。

今回の基礎情報を元に、それぞれの医療機関が、より適切な事業を選び発展していくことを願っています。

第2章「経営企画」編

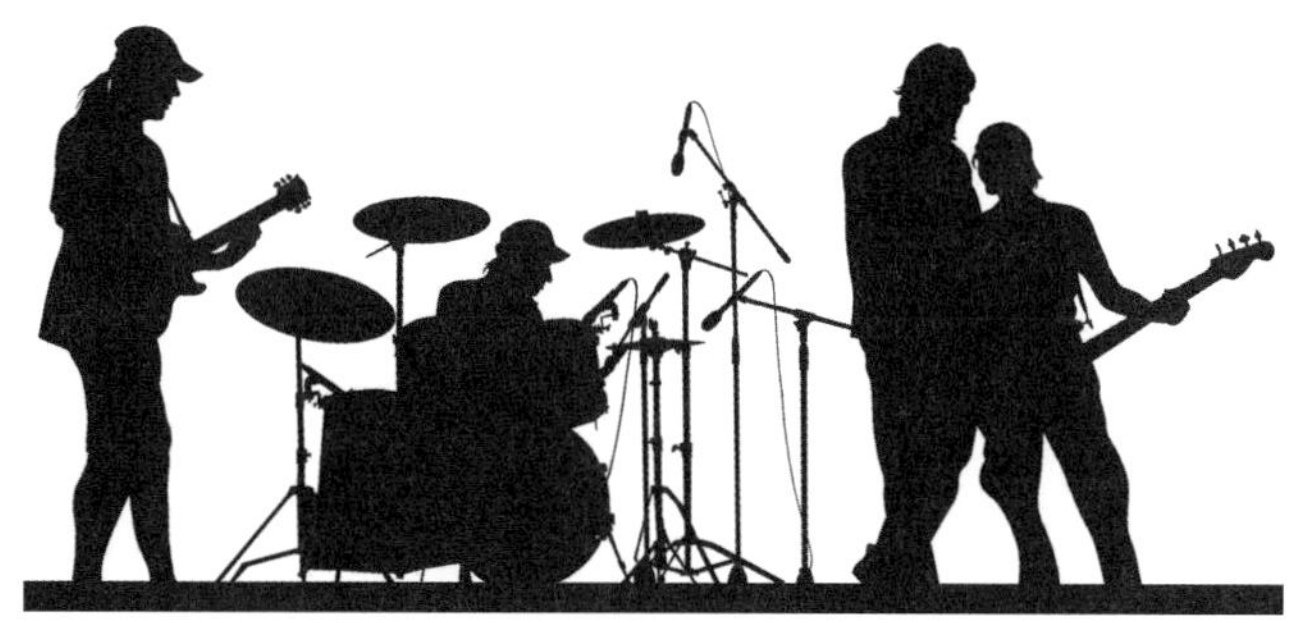

Method 7

診療報酬改定とシミュレーションに基づく戦略立案

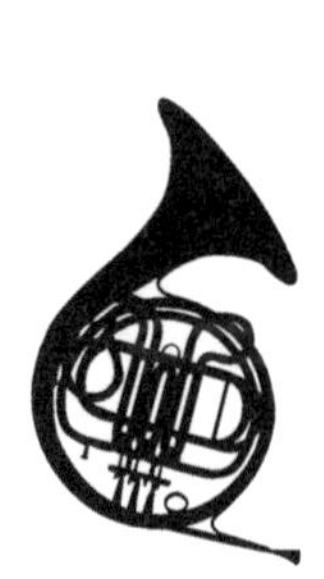

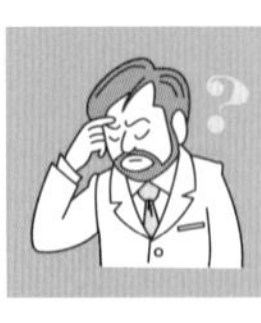

Q 当院は、首都圏にある180床の急性期+回復期の病院です。病棟構成が急性期、回復期リハ、地域包括ケア、療養病棟と多岐にわたっており、診療報酬改定のたびにその対応に追われています。今後、より診療報酬改定を戦略的に活かすための考え方について教えていただけませんか。

2年に1度実施される診療報酬改定は、医療機関にとって経営を左右する重要なタイミングであり、その内容は医療機関経営に関わるすべての方が意識しています。その診療報酬改定を戦略的に活かす方法として、私は次のような視点をもつべきであると考えています。

① 診療報酬の大きな流れと方向性の理解
② 制度改定が医療機関に与えた影響への本質的な理解
③ 毎回の改定における影響度のシミュレーション
④ ①～③を踏まえた戦略的な意思決定の実施

図表 2-1　社会保障・税一体改革関連の基本的な考え方
2014 年度診療報酬改定

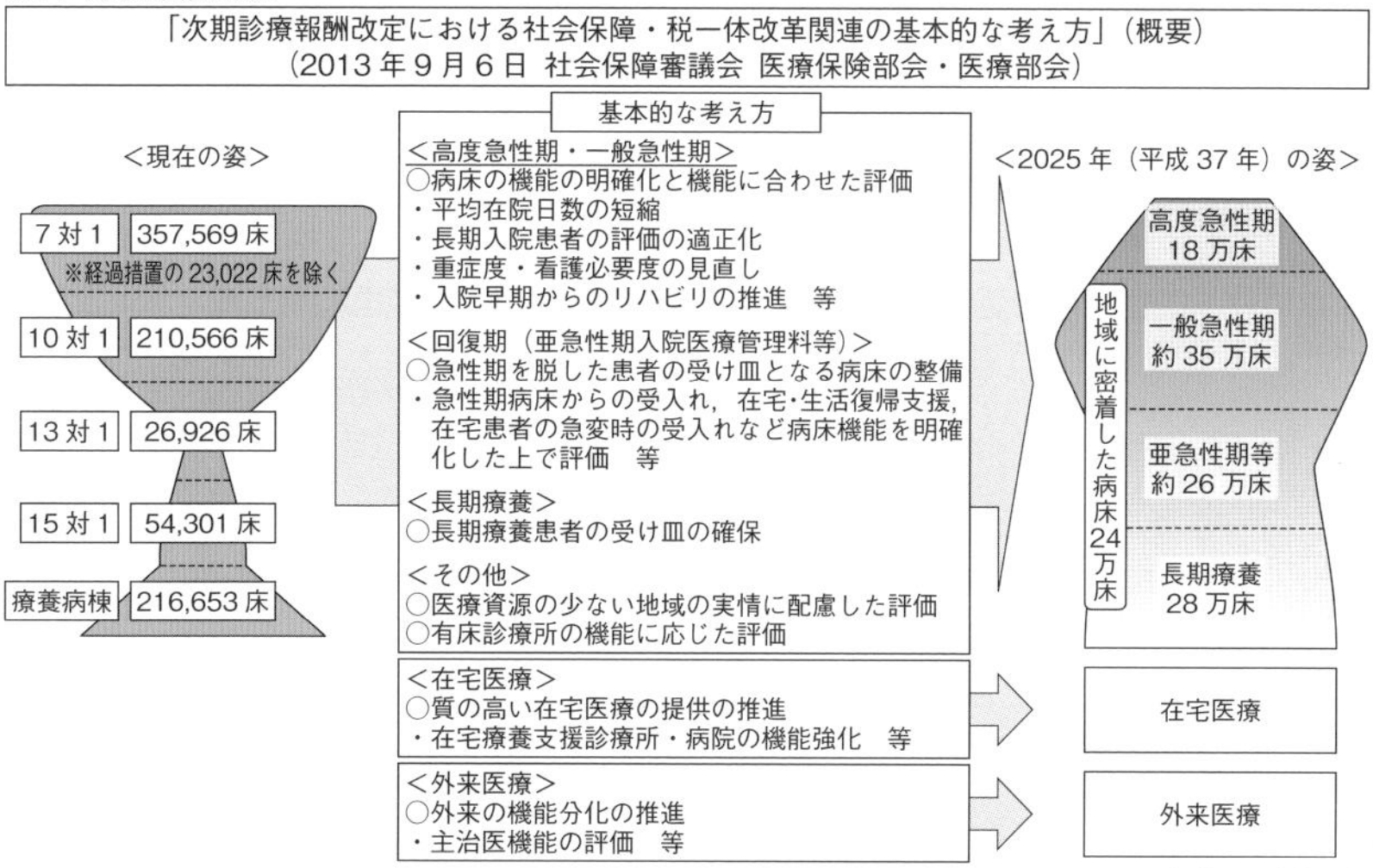

「次期診療報酬改定における社会保障・税一体改革関連の基本的な考え方」（概要）
（2013 年 9 月 6 日　社会保障審議会　医療保険部会・医療部会）

＜現在の姿＞

7 対 1	357,569 床
※経過措置の 23,022 床を除く	
10 対 1	210,566 床
13 対 1	26,926 床
15 対 1	54,301 床
療養病棟	216,653 床

基本的な考え方

＜高度急性期・一般急性期＞
○病床の機能の明確化と機能に合わせた評価
・平均在院日数の短縮
・長期入院患者の評価の適正化
・重症度・看護必要度の見直し
・入院早期からのリハビリの推進　等

＜回復期（亜急性期入院医療管理料等）＞
○急性期を脱した患者の受け皿となる病床の整備
・急性期病床からの受入れ，在宅・生活復帰支援，在宅患者の急変時の受入れなど病床機能を明確化した上で評価　等

＜長期療養＞
○長期療養患者の受け皿の確保

＜その他＞
○医療資源の少ない地域の実情に配慮した評価
○有床診療所の機能に応じた評価

＜在宅医療＞
○質の高い在宅医療の提供の推進
・在宅療養支援診療所・病院の機能強化　等

＜外来医療＞
○外来の機能分化の推進
・主治医機能の評価　等

＜2025 年（平成 37 年）の姿＞

高度急性期
18 万床

一般急性期
約 35 万床

亜急性期等
約 26 万床

長期療養
28 万床

地域に密着した病床24万床

在宅医療

外来医療

出典：厚生労働省

①　診療報酬の大きな流れと方向性の理解

まず診療報酬の大きな流れについてです。現在、国は団塊世代が75歳を迎える２０２５年を最初のターゲットとしていますが、さらに高齢化が進み、高齢者と就業者人口の割合が著しく不均衡になり、年間死亡者数予測がピークを迎える見込みの２０４０年を次のターゲットとして、様々な制度改革を進めてきています。

図表２－１は２０１４年度の診療報酬改定前に示された、病床機能を軸とした、２０２５年に向けての青写真の一つになります。これまで様々なかたちで紹介されてきました。これによると、看護基準7対1の急性期病床が過剰な一方、亜急性期（回復期）の病床が不足していることから、その不均衡を正すべく高度急性期病床を絞り込み、亜急性期（回復期）への転換を図ることが示されています。また増え続ける医療ニーズに対して、病院病床だけではなく、在宅医療と外来医療の機能強化によって下支えをしていくことが示されています。

こうした大きな方向性に向かって、2年ごとの診療報酬改定においても様々な取組みが行われてきました。図表２

図表 2-2　診療報酬改定の変遷

	2014年度	2016年度	2018年度	2020年度
急性期病棟	**重症度・医療看護必要度導入** 在宅復帰率の厳格化 短期滞在手術の包括化	重症度に意思疎通要件追加 重症度の基準厳格化 在宅復帰の基準厳格化	**急性期一般と地域一般に再編** 重症度の基準厳格化	救急体制の評価充実 重症度から認知症要件削除 **400床以上は急性期特化** 常勤配置基準緩和
回復期病棟	**地域包括ケア病棟新設** 回復期リハの体制評価	地域包括ケアで手術出来高 **回復期リハのFIM導入** 維持期リハの算定中止	**地域包括ケア病棟に在宅基準** 回復期リハのFIM厳格化	重症度から認知症要件削除 地域包括ケアの在宅実績評価 回復期リハのFIM厳格化
慢性期病棟	在宅復帰機能強化加算新設 （上記が7：1の在宅要件に）	療養病棟2に重症度区分設定	**療養病棟1に一本化** **介護医療院新設**	経過措置2の終了
精神科病棟	向精神薬の適正な処方	**地域移行機能強化病棟新設** 向精神薬の適正な処方	長期入院の地域移行強化 精神科在宅を評価	地域移行機能強化病棟延長 クロザピン導入の推奨
在宅	**同一建物への訪問大幅減算** 在宅療養後方支援病院新設 機能強化型訪看ST新設	訪問頻度・重症度で細分化 看取りの充実 在宅専門診療所の定義付け	**中小病院も在宅の担い手に** 複数診療所の連携強化	複数施設で6カ月以上対応可 訪問看護の機能強化
外来	**地域包括診療料・加算を新設** 大病院の紹介率基準引上	認知症地域包括診療料導入 **初診定額負担の導入**	**オンライン診療の新設** 外来機能強化加算新設 初診定額負担の対象拡大	オンライン診療拡充 初診定額負担の対象拡大

－2は、2014年度から2020年度にかけての診療報酬改定で、主だった改定ポイントを機能別に整理したものです。

2014年度には、急性期においてそれまでの「重症度」から「重症度、医療・看護必要度」が導入されて、より患者の状態に即した指標が示され、これ以後はこの指標を元に重症患者の定義が明確化・厳格化されてきています。また、2025年モデルを支える柱となり得る新たな病棟・病床体系として「地域包括ケア病棟・病床」が新設されたのも2014年度です。その後、地域包括ケア病棟・病床では手術・麻酔が出来高対応となり、施設基準において在宅医療の実績が問われるなど、機能強化を目指した改定が行われてきました。

また、回復期リハビリテーション病

棟では、２０１６年度にＦＩＭというリハビリテーションの実績指数が導入され、以後、改定ごとに厳格化が進められてきています。さらに療養病棟は、かねてから療養病棟２の入院患者に一定数の社会的入院が含まれてきたことへの対応として、療養病棟２にも医療区分50％以上という重症度基準が導入され、そして２０２０年度には経過措置も終了するという流れになってきています。

精神科では、長期入院患者の地域移行促進に向けた取組みが進められてきました。地域移行機能強化病棟が２０１６年度に新設され、２０２０年３月までの届出とされていましたが、２０２０年度の改定で２０２４年までの延長が決定しました。また一方で、精神科処方薬の適正使用が謳われてきており、処方薬の減薬の取組みなどが強化されてきました。

在宅医療については、２０００年以降しばらくは在宅医療の普及に向けた点数の後押しがされてきましたが、２０１４年度の改定で同一建物への訪問診療の管理料が最大４分の１になるという大幅な調整が行われました。これを機に訪問診療については制度の調整が始まり、患者の重症度にあわせた点数設定や、診療所だけではなく中小病院における訪問診療実施の後押し、在宅療養支援診療所だけではなくより幅広い医療機関が在宅医療をてがけるための制度整備が行われてきました。

外来については、診療所のかかりつけ医機能を強化すべく、夜間や24時間対応を求めた地域包括診療料・加算が設定され、それを軸に外来機能強化加算が設定されるなど、地域を支えるための機能強化が図られてきました。それと並行して、大病院を中心に外来初診時における定額負担制度が２０１６年度に導入され、改定ごとに対象が拡大されてきています。

また、２０１８年度にはオンライン診療が導入されました。２０２０年度改定時には微修正されましたが、対象範囲が限定的で、かつ運用上のルールがきびしく、大規模な普及とは至らない状況となっていました。ただし２０２０年に急速に拡大した新型コロナの影響を受けて、オンライン診療の臨時措置が導入されており、これに

図表 2-3　病床機能ごとの病床数について（病院）

○2018 年度の病床機能報告では，病院の病床数ベースで，高度急性期，急性期，回復期，慢性期の割合は，14%，45%，14%，28%であった。

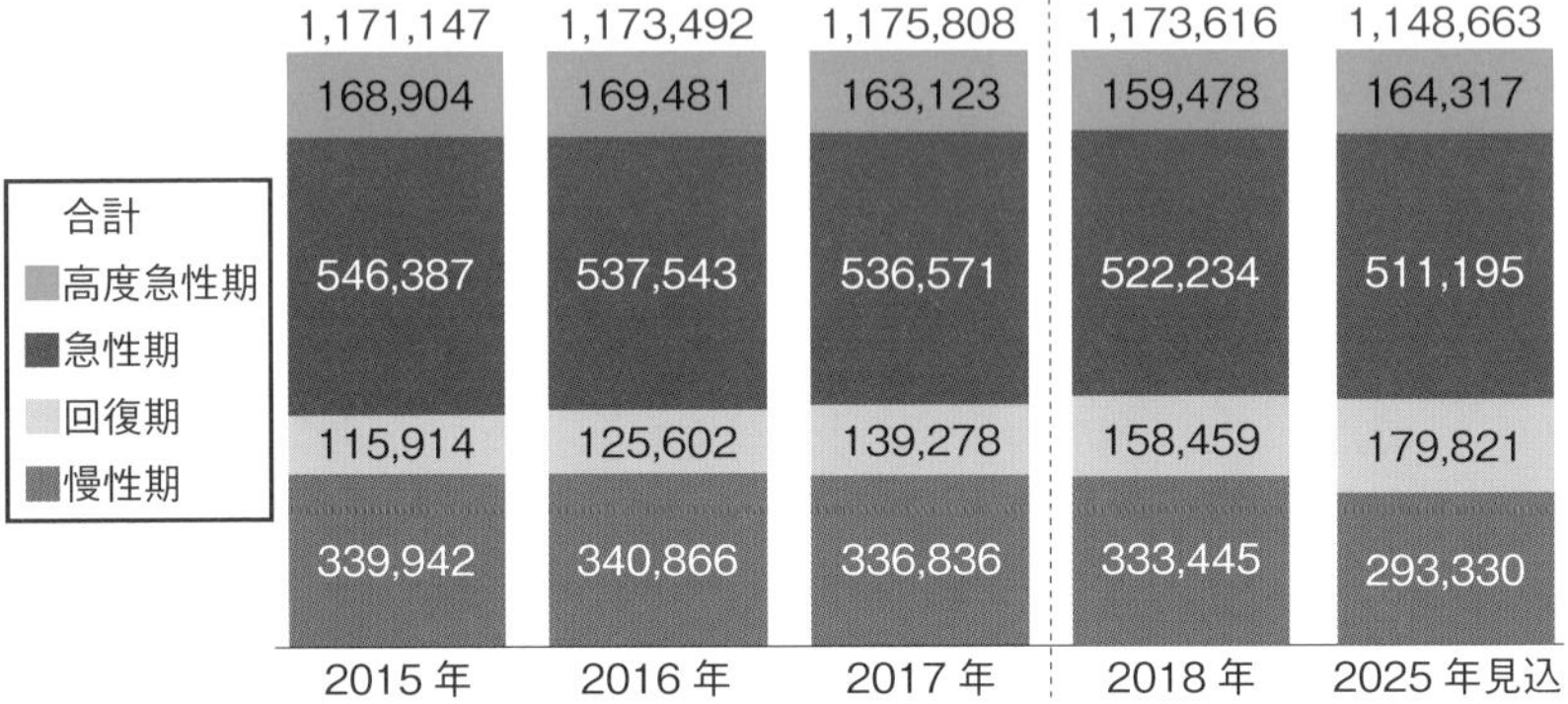

	2015 年	2016 年	2017 年	2018 年	2025 年見込
合計	1,171,147	1,173,492	1,175,808	1,173,616	1,148,663
高度急性期	168,904	169,481	163,123	159,478	164,317
急性期	546,387	537,543	536,571	522,234	511,195
回復期	115,914	125,602	139,278	158,459	179,821
慢性期	339,942	340,866	336,836	333,445	293,330

(病院)	(参考)2015 年 (※確定値)		(参考)2016 年 (※確定値)		(参考)2017 年 (※確定値)		2018 年 (※速報値)		2025 年見込 (※ 2018 年度報告速報値)	
高度急性期	168,904	14.4%	169,481	14.4%	163,123	13.9%	159,478	13.6%	164,317	14.3%
急性期	546,387	46.7%	537,543	45.8%	536,571	45.6%	522,234	44.5%	511,195	44.5%
回復期	115,914	9.9%	125,602	10.7%	139,278	11.8%	158,459	13.5%	179,821	15.7%
慢性期	339,942	29.0%	340,866	29.0%	336,836	28.6%	333,445	28.4%	293,330	25.5%
合計	1,171,147		1,173,492		1,175,808		1,173,616		1,148,663	

※ 2025 年見込に関しては 2018 年データ。報告医療機関は毎年異なっており，2015 年から 2017 年について単純に比較はできないため参考としている。

2018 年度病床機能報告　医政局地域医療計画課調べ（2019 年 5 月時点・精査中）

よって暫定的ではありますが、対象患者が拡充され、運用ルールもきわめて緩い状況となっています。

こうした診療報酬改定の大きな流れを理解しておくことは、2年ごとの改定に振り回されない、中長期的なビジョンをもった経営を実現するための助けとなると考えています。

② 制度改定が医療機関に与えた影響への本質的な理解

次に制度改定が与えた影響についても考察してみたいと思います。前述した診療報酬改定の大きな方向性と、2015年にスタートした〝地域医療構想〟によって、医療機関の機能分化が進められてきています。ただし、2018年度の統計では、その機能分化が大きく進んだとは言えず、少なくとも高度急性期・急

図表 2-4　高齢化・制度改定・国民医療費の関係性分析

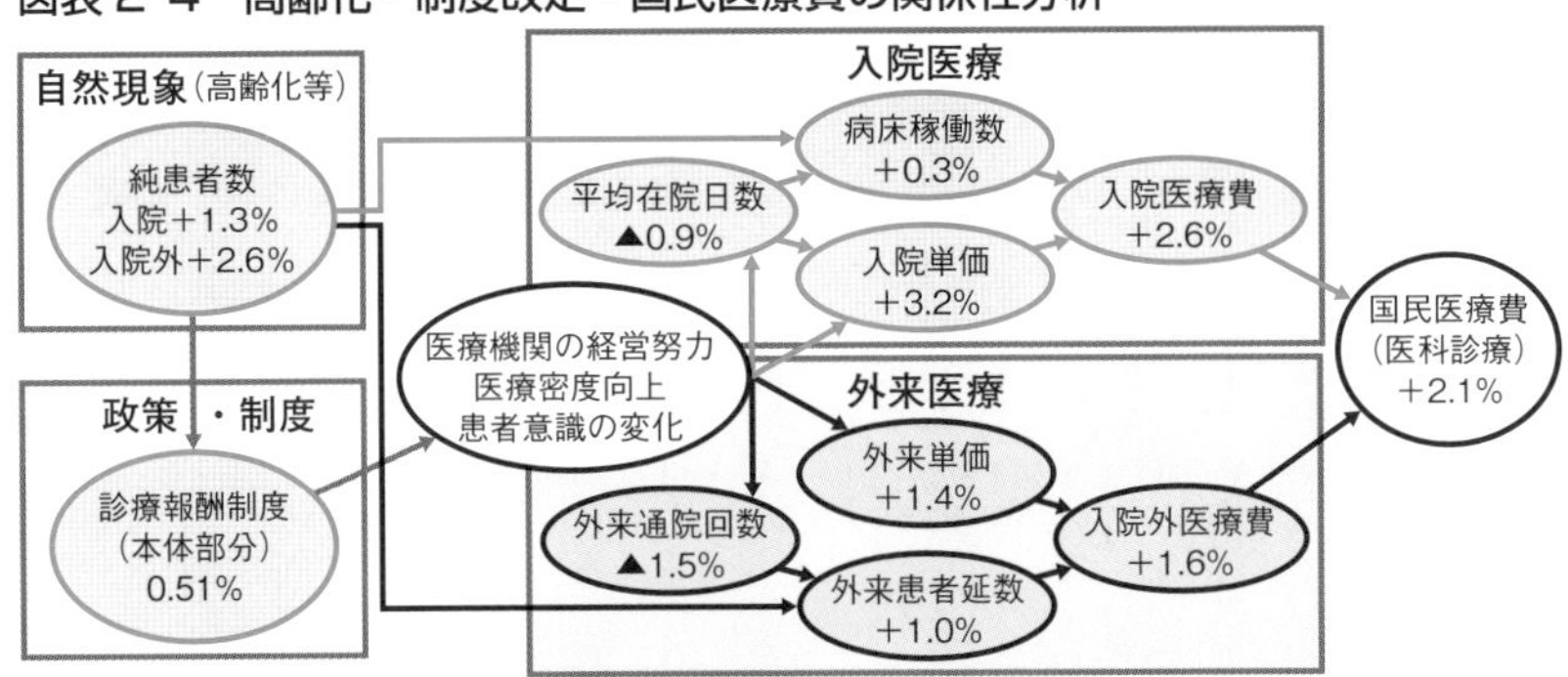

注１）各数値は，2008 年→2018 年の年平均変化率
注２）診療報酬制度の変化率＝2008 年～2018 年度の本体部分改定率の年平均
出典：厚生労働省「国民医療費」，「社会医療診療行為別調査」

性期・回復期・慢性期という区分けにおいては、２０２５年モデルにはまだ遠い状況が見て取れます（図表２－３）。

しかしながら、診療報酬改定によって大きく進んだこともあります。それは診療報酬の改定率には表れない医療費の抑制です。図表２－４は、２００８年～２０１８年度にかけて、患者数や医療費がどう変化したのかを、国民医療費や社会医療診療行為別調査等を組み合わせて要素分解したものになります。こちらによると患者の頭数である純患者数は、10年間の年平均で入院＋１・３％、入院外＋２・６％ずつ増加を続けています。そして、その間の国民医療費の増加は年平均＋２・１％となっています。なお、この間の診療報酬本体分の改定率は平均＋０・５１％です。これだけ見ると患者数増加と医療費増加は同じ水準に見えますが、その要素を分けるとかなり異なる状況であることがわかります。

まず入院については、入院医療費が年平均＋２・６％増で、その内訳として病床稼働数＋０・３％、入院単価＋３・２％となります。この病床稼働が問題で、入院の純患者数は＋１・３％増ですから、増えた患者数ほどには病床稼働が増えていないことがわかります。この背景を説明するのが、平均在院日数の▲０・９％です。

外来についても同様で、入院外医療費は年平均＋１・６％増、外来単価は＋１・４％増、外来延べ患者数は＋１・０％と、こちらも入院外純患者数の＋2・6％と比較すると抑制されている傾向があり、その背景として外来通院回数が年平均▲1・5％ずつ減っていることがわかります。

つまり、制度改定による病院の機能分化は道半ばではありますが、一方で病院・病床を増やさずに医療費を抑制するという意味において、平均在院日数と外来訪問頻度の削減が年々進んでいることがわかります。これを個別の医療機関として見れば、様々な制度改定を通じて、在院日数削減や外来患者減少への対応を迫られてきたと考えられます。例えば、DPCの機能評価係数における効率化係数を通じた在院日数削減競争、重症患者割合を維持するための治療後患者の早期退院促進、入退院支援加算による早期の退院先の確定、また回復期リハビリテーション病棟ではFIMの分母にあたる在院日数短縮の強化などです。

こうしたことが、制度改定が与えた医療機関経営への本質的な影響であると考えています。そして、これからも各医療機関はこの方向性を見据えて、経営や運営の対応をしていかなくてはなりません。

③ 毎回の改定における影響度のシミュレーション

そうした大きな流れを踏まえつつも、毎回の診療報酬改定では、その影響を早期に見極めて対応する必要もあります。その場合の対応は、次のような段取りとなると考えています。

i 改定を踏まえて各施設基準の維持が可能か
ii 施設基準が現状では取り下げ／落ちる場合の対応は考えられるか
iii 新規の加算取得は可能か
iv 既存点数の単純変更を含めて、全体でシミュレーションを実施（施設基準の維持／変更および新規加算取得可否をシナリオ化）

v　自院が選択するシナリオを確定

診療報酬改定が行われる際に、まず確認いただきたいのは自院が取得している各施設基準が維持できるかどうかです。重症度や在宅復帰率、また専従要員の配置など、診療報酬改定のたびにいくつかの重要な施設基準が変更となります。これらについて、すでに現状の実績で確保可能ならば問題はありませんが、現状では維持できない場合は別途検討が必要になります。

施設基準が維持できない場合のうち、施設基準を取り下げるまたは施設基準のランクが落ちる場合は、その点数の差分をまとめてシミュレーションします。また施設基準を維持するために対応できることと、そのためのリスクやコストをシナリオとして整理する必要があります。例えば重症度の不足が見込まれる場合、連携強化で重症患者を確保するのが一つのシナリオですが、重症患者数が変わらないままなら、軽症患者の退院促進によって重症度を維持するというのがもう一つのシナリオとなります。それぞれシナリオごとに必要となる重症患者数や退院させるべき軽症患者数などを試算することになります。

こうして施設基準についての整理に目処がたったら、次は新設加算の取得可能性の判断になります。現状のままで取得可能な場合もありますし、研修を受けたり人員配置を見直す程度で加算取得が可能となる場合もあります。これについても新設加算の取得に向けたリスクやコストを整理する必要があります。

施設基準の変更も新設加算も、いずれも国が示してきたこの先の医療のあるべき姿への方針の言い換えともなっていますので、そのあたりも加味して、一度は真剣に対応を検討してもらいたいと思います。

これらの整理が終わったら、自院で取得しているすべての診療報酬を並べて、施設基準と新設加算のシナリオ別に、診療報酬改定のシミュレーションを実施します。何もしなくても上がったり下がったりする点数もありますので、それも含めて、シナリオに応じてどれだけ収益への影響があるかを試算してください。また、この場合に気をつけてほしいのは、患者数や費用など、点数そのものとは別の影響があることを考慮する点です。単に重症度を維持するというシナリオではその先の施策に進むことができないため、重症度を維持するために連携や救急を強化する、病棟構成を変更する、また軽症患者の退院を進めるといったレベルのシナリオをつくり、それに応じて患者数が変わることを盛り込んでほしいと思います。

上記の整理を踏まえて、自院で実現可能な、または中期的に実現するべきシナリオを選択して、改定を経営に活かしていくこととなります。

④ 上記を踏まえた戦略的な意思決定に向けて

以上、診療報酬改定が経営に与える影響を、中長期・短期でいかにして整理してほしいか説明してきました。最後にこれらを踏まえた戦略的な意思決定について整理したいと思います。

まず、戦略を考える際に、各医療機関は制度だけに囚われず各医療機関独自の戦略を意識してほしいと考えています。前述したように中長期的な国の方向性は見えていますが、一方で地域ごとに医療環境は異なります。すでに機能分化に向けた前向きな話し合いが進んでいる地域もあれば、2、3の病院だけで地域を支えざるを得ず、結果として機能分化は不可能という地域もあると思います。また高齢化についても、すでに高齢者人口がピークを迎えてしまっている地域もあります。そして医療機関は、どれだけ素晴らしい医療提供を行っていても、全国的に患者さんを集められていることはほとんどなく、あくまで地域のなかの医療需要に応えているのが実態だと思います。

つまり、医療機関の戦略を考える際は、中長期の制度の方向性、短期的な診療報酬改定の影響度とあわせて、地域（他の施設や人口構成、働き手確保）の実態を加味して、現実的な戦略を構築してほしいと思います。地域医療を支えるため、あえて制度の方向性に乗らないという戦略が正しい場合もあるため、改めて地域の実態をよく見て、各医療機関の戦略を構築しましょう。

Method 8

診療所における集患対策の考え方

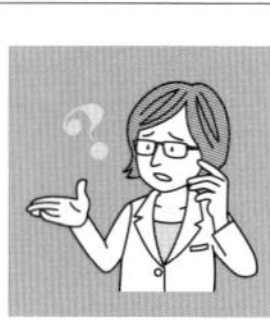

Q

当院は、一般内科の無床クリニックです。2年前の開院以来、順調に患者数を伸ばしてきましたが、ここにきて伸び悩んでいます。今後の集患対策として何か良い方法はありませんか。

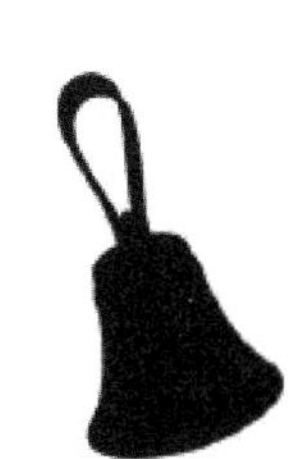

近年、医療機関をとりまく環境はきびしさを増しています。小泉政権の制度改正によって患者自己負担が最大3割まで増え、民主党政権によって診療報酬の単純な切下げは一段落したように見えたものの、安倍内閣発足後は診療報酬が2回連続でマイナス改定となるなど、受診抑制の政策は継続しています。

また、診療所の軒数も増加の一途をたどっており、2020年5月時点で10万2396軒に達するなど、競争環境もきびしくなっています。そのため、患者数に伸び悩む診療所も増えており、集患に向けたマーケティングの強化など何らかの対策を行う必要があります。

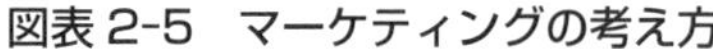
図表 2-5　マーケティングの考え方

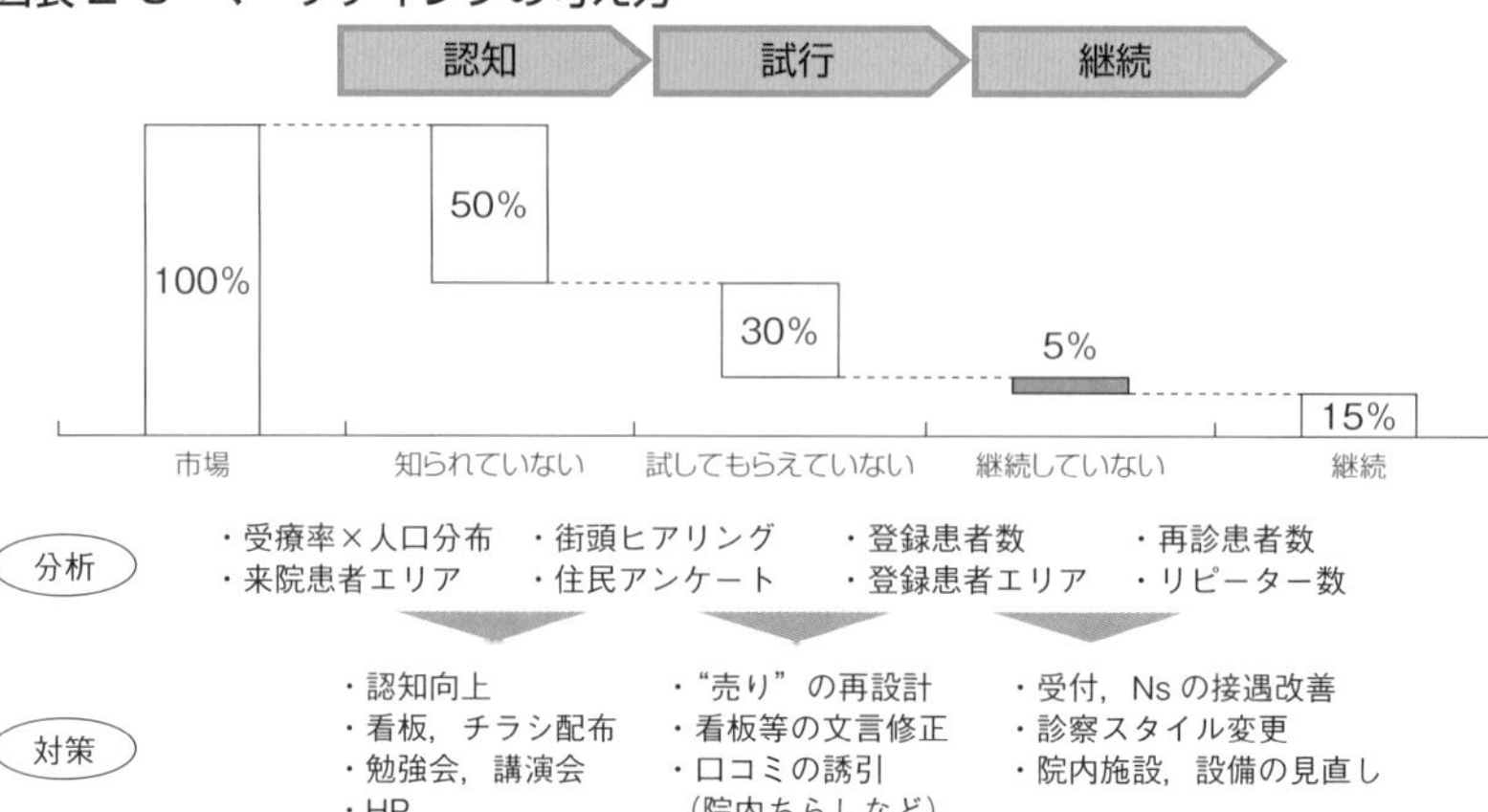

1　医療機関におけるマーケティングの考え方

医療機関経営者にとってのマーケティングとは、患者さんを集めて定着させ、目標どおりの患者数や患者層を獲得していくための手段の一つです。その基本的な考え方は図表２－５に示すとおりです。医療機関に限らずどんな業態でも同じですが、まずは対象となる患者（市場）がいて、広告やホームページ（ＨＰ）、口コミ等で〝認知〟されます。認知された医療機関は、診療科目やＨＰの内容、近所の評判などで評価され、インフルエンザ予防接種や風邪といった比較的軽めの疾患（ニーズ）で〝試行〟されます。そして、試行された医療機関について、医師の診療態度、スタッフの接遇、院内の雰囲気などを見て、その患者は〝継続〟するか否かを判断します。このうち〝継続〟してくれた患者さんこそが、最終的には医療機関の重要顧客となり、経営の基盤を作っていくこととなります。

しかし、この継続患者を確保することは容易ではありません。例えば〝認知〟については、医療機関と直接関係のない多くの人にとって、医療機関は遠い存在です。病気やけがは多くの人にとっては関係がなく、できれば避けて通りたいものです。そのため、日常的に利用する機会のある飲食店や銀行等とは異なり、医療機関は人々の印象に残っていることが大変少ないものです。そこで、常に人目に触れるような、歩行者や交通量が多い立地、目に入るような目立つ看板、インターネット検索できちんと引っかかるＨＰ等の対策によって、日常的に少しでも〝認知〟度を上げる努力が必要です。

次に考えるのは、〝試行〟を増やすための対策です。「医療機関があるなあ」ということは知られていても、何を診てもらえるのか、どういう治療が得意なのか、ということが上手く伝わらなければ、〝試行〟してもらうことはできません。看板やＨＰなど、診療所の外から見えるものをよりわかりやすく、よりインパクトがあるものにする必要があります。また、医療機関へかかることに心理的な抵抗がある人に対する対策も大事です。特にインフルエンザ予防接種、定期健康診断などのタイミングでは、健康な状態の人が医療機関に顔を出す貴重なタイミングであるため、積極的な対応をお勧めします。これらによって、新規患者（新患）や初診患者を増やすことができます。

最後に、〝継続〟を増やす必要があります。いくら看板や口コミで新患や初診患者が増えても、次に再来・再診してくれなければ患者数は増えません。繰り返し来院してくれる患者さんを増やすことが、最後の重要なテーマです。継続来院を促すには、院内の様々な努力が必要になります。受付の接遇対応、看護師の問診の仕方、医師の診察と説明、各種検査の負荷軽減など、それぞれが患者さんにとって納得できるものであり、快適であったならば、再来の確率は大きく上がります。一方で、受付が私語をしている、看護師がまったく声かけをしない、医師の診察が説明不足――といったことが重なってくると、患者さんは逃げていってしまいます。

これらのマーケティング的考え方を念頭に、以下で現状分析と対策の一部を提示します。

２　患者数の現状分析

医療機関（外来）の集患の状況を簡単に分析する方法の一つとして、図表２－６の新規患者数と新規患者率（全患者に占める新患数）があります。１年目からのそれぞれの推移を表していますが、まず確認してほしいのが、新

図表 2-6　新患患者数，新規患者率の年次推移の例

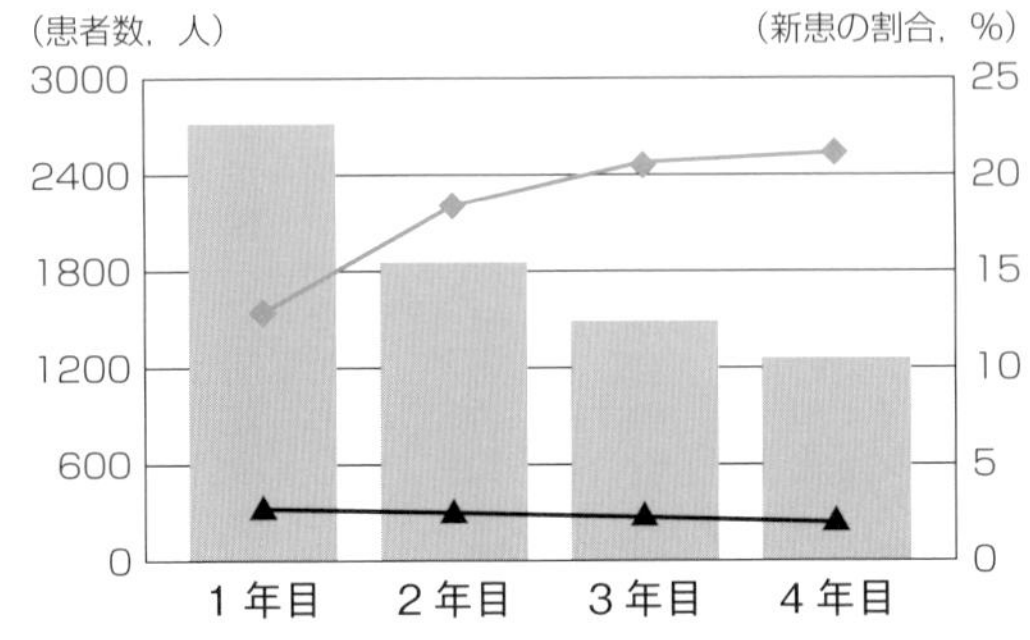

患者数は順調に増加を続けている一方で，新患の数・割合は減少している

図表 2-7　診療所における初診数と初診率

	内科	小児科	精神科	外科	整形外科	産婦人科	眼科	耳鼻いんこう科	皮膚科
1日当たり患者数	33.8	44.2	34.8	44.4	100.4	35.8	51.5	64.4	62.1
1日当たり初診数	4.1	10.8	1.3	4.4	9.3	5.4	9.3	16.9	14.9
再診数（算出）	29.7	33.3	33.5	39.9	91.1	30.4	42.2	47.5	47.2
初診率	12%	25%	4%	10%	9%	15%	18%	26%	24%

平成29年医療施設調査

規患者率が一定の値に収束しつつあるという点です。筆者の経験では、一般的な内科診療所では10％前後に落ち着く場合が多いようです。逆に言うと、新規患者数がわかればその10倍が全体の患者数になるはずだと言うこともできます。つまり、この点をベンチマークにして医療機関の状況を分析するのです。また、この分析は、初診患者数と初診患者率に代替することも可能です。図表2-7は、医療経済実態調査での診療科別初診率の平均値です。内科や整形外科が10％前後、小児科や産婦人科、耳鼻咽喉科は20〜30％程度となっていることが確認できます。

さて、患者数が伸び悩んでいるという相談者のご質問ですが、まず初診患者率（≒新規患者率）はどのようになっているでしょうか。仮に内科診療所として初診患者率が10％を大きく超えている場合、再来（再診）患者を集められていないことを意味しています。つまり、一度は来院した患者さんを取り逃がしてしまっているのです。この場合、問題が院内に隠れているケースが多くありま

す。医師の診察態度の確認も当然必要ですが、受付の接遇、看護師の対応、その他清掃の状況など院内の提供サービスを再確認し、問題点を見つけていきましょう。その場合、患者満足度調査も有効な手段となります。そのように患者さんに直接聞くことも試みてほしい手段の一つです。

初診患者率に問題がないとすれば、次の問題は新規患者数になります。新規患者数が少なければ、例えば１日40人の患者数を目指していて新規患者数が１日１～２人のような場合、これはどう頑張っても患者数は目標に達しません。新規患者数が少ないということは、基本的には認知度が足りないということです。改めて立地や看板、ＨＰなど、外から自院がどう見えるかを確認し、また地域でどの程度知られているかを近隣の知り合い等に確認してみることをお勧めします。そのうえで、次項以降に述べる対策を講じていってもらいたいと思います。

3　新患（初診）の増加対策

新患（初診）の増加対策については、いわゆる広告・広報活動が有効です。自院を知らない人にとにかく少しでも知ってもらうことが目的ですから、できるだけ幅広い対象に薄く広く訴えかけていく取組みが必要です。

この場合に気をつけてほしいのは、エリアの考え方です。通常、医療機関の外来の来院患者のエリアを示す診療圏は、都心部で半径５００ｍ～１㎞程度、郊外では３～10㎞程度となります。このエリア内の人がコアターゲットですので、そこを意識して対策を考える必要があります。このエリアをより正確に知るためには、自院の来院分布を地図に配置することが一つの方法です。

さて、実際のプロモーション活動ですが、図表２‐８に整理したように、インターネット、新聞・雑誌、看板、地域営業に大別できます。インターネットはＨＰの制作がスタートとなりますが、ただ単にＨＰを作っただけでは認知度はそれほど上がりません。まずＨＰ自体の魅力を上げることが必要であり、多くの人が有意義あるいは必要

図表 2-8　新患・初診患者向けプロモーション

項目	実施内容	評価
インターネット		
HP	施設単独の HP の作成	◎単独 HP は必須
SEO 対策	本院との相互リンク ポータルサイトへの登録 キーワードの絞り込み アクセス解析の定期ウォッチ	◎コストのかからない対策は早期に実施
HP 広告	バナー広告 キーワード広告	○特にキーワード広告は有効
メールマガジン	予約空き状況の直前配信 HP の更新情報 季節のコラム配信	○コスト無ですぐに実施可能。リピート促進にも効果あり
ブログ	スタッフブログ HP との相互リンク	△相互リンクにて SEO 上も効果が上がる
新聞と雑誌（広告と広報）		
雑誌，フリーペーパー	広告掲載	△コストが大きい
メディアリリース	ライター，出版社へのリリース	△内容は編集側に左右される
看板		
入口	電飾看板等 ※マンションの場合，看板設置不可の場合があるため要注意	◎来院の目印にもなるので，必須
駅，バス停	広告掲載	△コストが大きい
地域営業		
医療機関，オフィス，近隣商店	挨拶，割引券配布 パンフレット設置のお願い	○地域での認知度が上がる

◎必須事項と思われます。○優先的に実施されることをお勧めします。△余裕があれば検討をお勧めします。

な情報が網羅されていると思える、独自のＨＰを作り込む必要があります。自院の特徴について、は詳しく目立つところに記載すべきと考えます。

また、作成したＨＰのインターネット上での認知度を上げる必要もあり、そのためにＳＥＯ（Search Engine Optimization）対策を行う必要があります。

この対策を講じることで、インターネットの検索（yahoo、google等）において、早いタイミングで上位にリストアップされるようになります。また、同じくＨＰへの閲覧を促進するために、インターネット上でバナー・キーワード広告を掲載したり、ブログなどの更新頻度の高い仕組みを導入したり、Facebookやtwitter等である程度のＰＲをしながらＨＰに誘導するということも考えられます。

次に新聞・雑誌ですが、これらは、お金を出す広告とお金を出さない広報に区分されます。

広告は、雑誌の販売部数、広告枠の大きさやカラーか白黒かなどによって料金が大きく異なります。お金をかける以上、効果を検討する必要があり、特に医療機関の診療圏の考え方を踏まえることが非常に大切です。いくら多くの部数を発行している雑誌であっても、全国に幅広く配布されているようなものは広告としての意味は非常に低いものです。逆に、非常にマイナーな雑誌（地域広報誌やミニコミ誌等）であっても、医療機関の診療圏と重なっていれば、広告を掲載する価値は十分あります。

一方、広報については、取材対応やその後のチェックに時間を取られるものの、製作費もかからず無料ですので、ゆくゆくは院内でＰＲ用に二次利用することなども検討して、積極的に対応してほしいと思います。ただし、あたかも無料の取材を装って記事を作り、作成後にお金を要求する企画営業が時々ありますので、あらかじめ取材費用については確認しておくことが必要です。

なお、広報については、待っているだけでは取材は来ません。検査や治療方法、医師としてのスタンスなどで差別化ポイントを作り、雑誌や新聞に売り込むことで取材が始まることも多いのです。

また、看板（交通看板、駅看板、入口の看板）も重要な広告媒体になります。ただし、看板は作成費用や掲示費用がかかるため、その媒体選定には慎重になる必要があります。まず、基本的に医療機関の表看板は必要です。しかも、診療所名だけというようなシンプルなものではなく、診療科目、専門外来、院長の専門性なども掲示し、できるだけアピールすることが大事です。医療機関の存在自体が宣伝になりますので、そこに置く看板は最も大事な広告媒体になります。交通看板や駅看板については、駅看板（単独）、電柱看板、交通看板、バス内広告、バス停広告、タクシー広告など、種類だけで言えばたくさんあります。これらは医療機関の特性と立地から優先順位を付けて選んでいく必要があります。郊外の駅近くならば駅看板は必須、逆に駅から離れた車社会ならば交差点等の交通看板が必須です。

最後に、地味ですが意外と効果がある営業を説明します。地域での認知度が上がるきっかけは、意外とシンプルなものだという考え方に基づくものです。それは、医療機関にかかったことのある患者さんが、院長の人柄や医療機関の特徴などを地域の薬局、美容院、お店の軒先などで話し、それによって口コミで広がるプロセスをさらに広げるやり方です。このプロセスを意識しながら、スタッフが医療機関のパンフレットを持ち歩き、地域で世間話と医療機関の紹介をして歩くもので、この取組みも効果的です。院長自身がどこまで営業に行くかが悩みどころですが、筆者としては、比較的フットワークを軽くして地域に出ていってもよいのではないかと思っています。たしかに、院長があまり軽々しく行動するものではないという意見もありますが、軽々しくないと思われがちな院長が逆に地域にフットワーク軽く出ていくのは、それだけでもインパクトがあるからです。この方法を実行するかどうかは別にして、来院された患者さんに、口コミで広げてもらえるようなネタ（新しい治療、配布物の工夫等）を提供することも重要な方法だと考えています。

4 再来（再診）の増加対策

最後に、再来（再診）患者の増患対策について説明します。再来（再診）患者の場合、広告宣伝の前に院内のサービス強化（修正）が重要です。再来（再診）が伸び悩んでいるということは、実際に何らかのニーズをもって来院した新患（初診患者）に対して、そのニーズに応えられていないか、まったく別なところで不快な思いをさせてしまったと考えられるからです。

院内の見直しの仕方ですが、まずはハードとソフトに分けて考えるのがわかりやすいでしょう。ハードについては、院内の清掃・家具の見た目・子ども用おもちゃの状況などのアメニティ面と、医療機器（検査・治療）のスペックといった設備面が鍵になります。

ソフトについては、患者さんの来院プロセスに合わせてチェックをしていくのがわかりやすいと思います。受付→問診→診察→診察後フォロー→検査・治療→会計といった流れごとに内容を確認する方法です。しかしながら、常に診察室にいる院長にとって、受付や会計などはほぼ状況がわからない可能性はあります。その場合は、患者満

図表 2-9　再来・再診患者向けプロモーション

項目	実施内容	評価
院内施設整備（ハード）		
掃除の徹底	水回りは特に重点的に。ほこりにも気をつけて	○掃除は必須作業
家具やおもちゃの清潔維持	家具の手入れ，おもちゃの定期的な入替など	○清潔感は重要
院内業務改善（ソフト）		
業務別接遇強化	言葉遣い，相手を思いやる姿勢など	◎患者は接遇をよく見ている
次回来院を促す声かけ	検査結果説明，次回経過観察などをきちんと患者に伝える	◎声かけは患者の来院を促す
患者コミュニケーション		
ポスター	キャンペーン案内など	○自院への理解を深める
パンフレット	待合室，更衣室へのパンフレットの設置	◎口コミ誘発
SNS	LINE，Facebook の活用	○ HP（ホームページ）との関係強化
各種キャンペーン		
季節ごとのセミナー・イベント	季節ごとの流行疾患（風邪，インフルエンザ，花粉症，日焼け対策等）に絡めたセミナー・イベントの考案	○やりすぎはよくないが広報のきっかけにもなる
DM	来院が途切れた患者を対象にキャンペーン案内などの送付	△やりすぎは逆にマイナス効果だが，再来院を促すきっかけになる

◎必須事項と思われます。 ○優先的に実施されることをお勧めします。 △余裕があれば検討をお勧めします。

足度調査の際に上記フローの項目ごとに満足度を調べたり、一部の信頼できる患者さんにヒアリングをするなど、第三者の意見を客観的に集めることになります。

これらの調査で得られた課題を元に、院内で話し合いを始めることが重要です。また、何よりも院内全体が再来（再診）患者を集めることに向かう姿勢も大事です。院長が検査結果のタイミングや次の予約をきちんと患者さんに伝えること、看護師や技師、リハビリスタッフ等が患者さんのその他のニーズを引き出すこと、受付が気持ちよく対応することなど、トータルの試みが重要になります。

これらの院内の対応強化と並行して、図表２－９にあるようなプロモーションを行うことも必要です。院内でのポスター掲示やパンフレット設置、最近ではＬＩＮＥやＦａｃｅｂｏｏｋ等のＳＮＳ活用も、医療機関としての得意分野、院長の考え方、新しい治療や検査の紹介、訪問時間／体制の変更などを伝えることができ、来院を促します。また、季節ごとにセミナーを開催したり、患者会を組織してイベントを開催することなども患者さんの来院を促すきっかけとなり得ます。なお、歯科や健診、美容系といった、なかなかニーズが顕在化しない医療分野では、ＤＭ（ダイレクトメール）を出すことも有効ですが、同居人に対しての個人情報の漏洩等の問題につながることもあるため、可能ならば個人にアプローチできるメールやLINEがおすすめです。

5　継続的な増患の実現に向けて

筆者が知るいくつかの医療機関は、開院後10年ほど経っても毎年前年比5～10％の増患を実現しています。こうした医療機関に共通して言えるのは、継続的な新患の確保と、来院した患者さんに対する接遇や医療内容の継続的な向上に努めているということです。院長先生は、常に患者さんへのサービス内容の強化とそれを広めるための広告・広報を意識しており、派手ではなくても地道に続けています。逆に、一時お金だけかけて広告をして、そのとき新患は増えるものの、以後続かないという医療機関もあります。

継続的な増患を実現するためには、自院の強みや売りをよく理解し、広告・広報を一定の範囲で効率的に継続し、来院した患者さんへの医療・サービス強化の意識を常にもち続けることが大事です。時間はかかりますが、集患対策としてマーケティングの考え方を整理し、分析や戦略を組み立て、認知度向上と信頼を積み重ねることが増患にとっての最も有効な対策であると考えています。

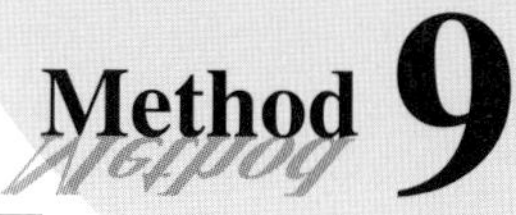

病床稼働を向上させるには？

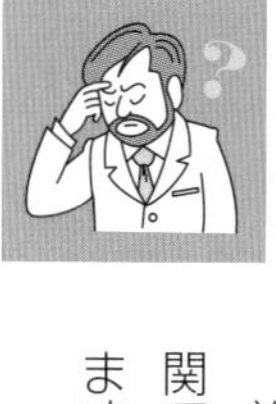

Q

首都圏郊外にある１００床の一般病院です。消化器疾患を得意とし、二次救急の指定医療機関でもあります。ここ最近、病床稼働が落ちてきており、その対応に苦慮する日々が続いています。何かよい対策はないでしょうか。

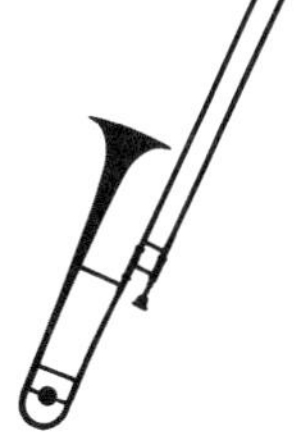

1　病床稼働率を上げるために

近年、病床稼働の低下に悩む病院からの相談が増えています。その背景には、過去の改定において、90日以上入院の除外患者の制度が廃止されたことや短期滞在手術が平均在院日数算定から外されたこと、また7対1の入院基本料で重症度、医療・看護必要度等が厳格化されたことで、病院同士による患者の獲得競争が激しくなっていることが挙げられそうです。また、介護報酬改定でも、各介護保険サービスにおいて中重度以上や認知症の要介護者への積極対応や看取り対応強化が推進されており、介護施設から病院に紹介入院されるケースも減ってきているようです。

こうした構造的な変化が背景にあるため、病床稼働の減少は、貴院だけでなくあらゆる病院にとっての課題となっており、そのためこれまでと同様の入院対応を進めるだけでは、病床稼働を引き上げることはむずかしくなっていると思われます。そこで、改めて病床稼働に影響を与える要因を分析し、一つひとつの施策を強化・転換していく必要があると考えています。

図表2-10は、最も基本的な病床稼働率の概念を整理した式です（わかりやすくするため、診療報酬上の算定式とは異なります）。病床稼働率は、新規入院患者数に在院日数を掛けて、病床数で割ることで求めることができます。つまり、病床稼働率を増やすためには、新規入院患者を増やすか平均在院日数を延ばせばよいということになります。平均在院日数は患者の容態によって変わるものですし、前述した診療報酬改定以後は施設基準上ぎりぎりの水準の病院も多く、経営的な対策が取りにくいため、必然的に新規入院患者数を増やすことが、病床稼働率を引き上げる主たる対策となります。

2　新規入院患者の3ルート＋ベッドコントロール

そこで、新規入院患者のルートを分解したものが、図表2-11です。新規入院患者のルートは、主に外来・救急・紹介の3ルートに分かれます。

図表 2-10　病床稼働率の概念

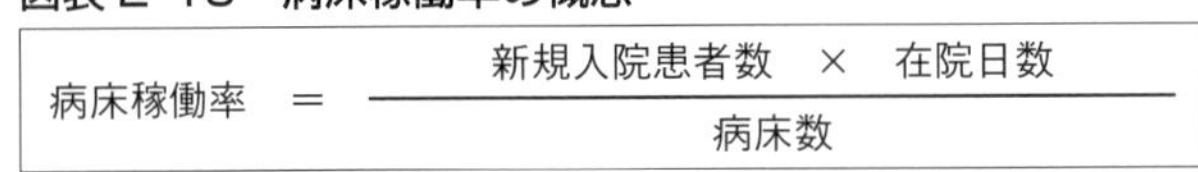

図表 2-11　新規入院患者のルート

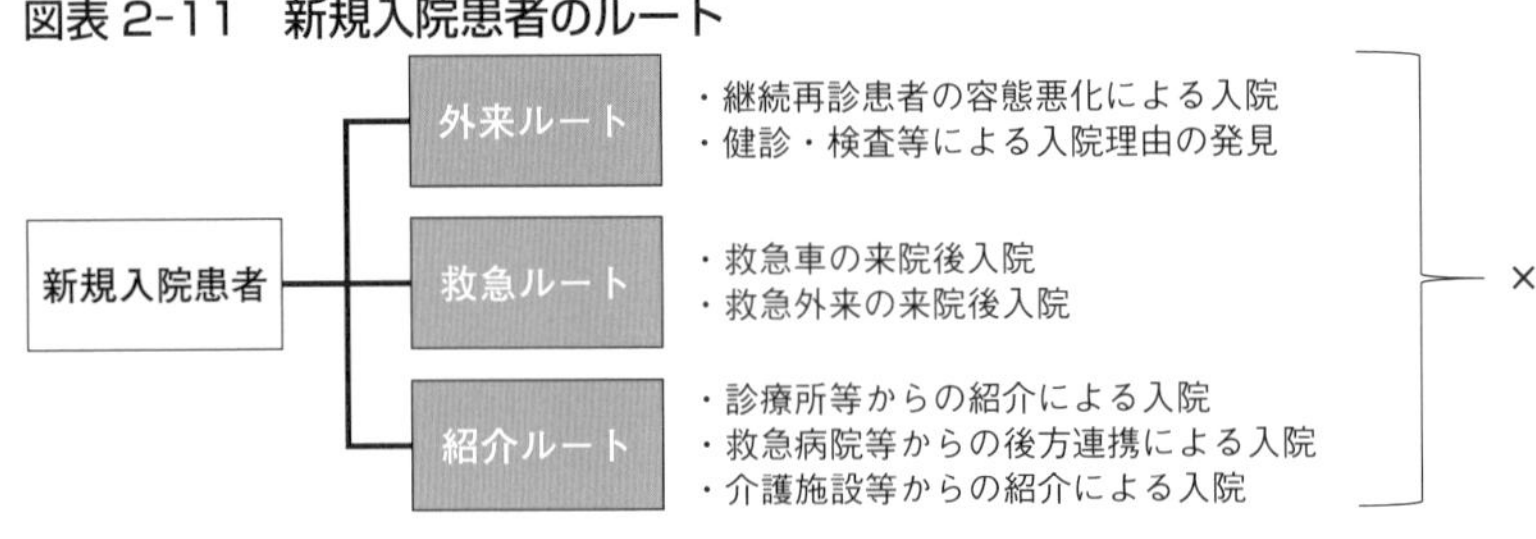

図表2-12 入院患者ルート別分布

			一般急性期A	一般急性期B	ケアミックスC	ケアミックスD	ケアミックスE	ケアミックスF	ケアミックスG	一般(平均)	精神H	精神I
概要	病床数(概算)	一般	200	100	50	50	55	60	40		—	—
		療養	—	—	100	30	55	30	60		—	—
		精神	—	—	—	—	—	—	—		300	100
	二次救急指定		有	有	有	有	有	有	無		無	無
一般病床	新規入院患者数内訳	外来	38%	78%	54%	59%	39%	20%	77%	**53%**	37%	64%
		救急	20%	17%	34%	12%	55%	25%	0%	**23%**	8%	0%
		他院紹介	42%	5%	12%	29%	6%	55%	23%	**24%**	55%	36%

出典：株式会社メディヴァ分析

外来ルートは、継続的に来院している患者の容態が悪化して入院に至るケースや、初診時や健診時等において入院が必要な疾患が発見された場合等を指します。この場合、外来における入院疾患の発見率を上げることも重要ですが、一筋縄ではいかないため、そもそもの外来患者数や健診受診者数を増やすことが重要です。

次のルートは救急ルートです。救急は、救急車や救急外来で来院し、その時点での容態や所見、検査結果等から入院と判断されるルートです。この場合も救急車や救急外来で来た方に入院してもらうかどうかは医学的な判断となり、経営的な対策はとりにくいため、重要なのは救急車や救急外来で来院した患者をいかに増やすかという点です。

最後のルートは紹介ルートです。紹介の場合は、診療所からの精密検査依頼や疑い病名の確定診断依頼、地域中核の救急病院等からの後方連携での紹介、介護施設における容態悪化ケースの紹介等を指します。この場合も紹介後の入院可否は医学的判断によりますので、経営的な視点としては、いかにして紹介患者数を増やすかということが重要となります。

こうしたルート別の解釈に加えて重要なのは、ベッドコントロールです。せっかく対策を強化して入院適応の患者候補を増やしても、ベッドコントロールが上手くいかないと、入院予定の患者を待たせてしまい、結果として他院に流れてしまうことがあるからです。

これらの新規入院患者を集めるための3ルートですが、まずは一般的な病院がどの程度の割合で対応しているかをご紹介したいと思います。図表2-12は、当社が関わってきた病院における入院ルート別の患者数の分布です。サンプルとなる病院には、一般急性期やケアミックス、精神科等の多様な施設があります。

急性期、ケアミックスを合わせた一般病院の入院ルート分布は、外来53％、救急23％、紹介24％となっています。サンプル数が少ないのであくまで参考値ですが、この数値と比較することで、貴院の紹介ルートの特性をある程度見極めることが可能となります。

例えば、一般急性期A病院の場合は、外来38％、救急20％、紹介42％で、外来と救急の割合が平均値より低く、紹介が高い傾向があります。これは、A病院が専門性の高い技術を提供している病院で、それを目的として診療所等からの紹介患者が多いことが要因となっています。

また、逆に一般急性期B病院の場合は、外来78％、救急17％、紹介5％と極端に外来寄りとなっています。B病院が少し郊外にあり、外来患者を数多く集める地域のインフラ的な病院となっており、連携よりも自院で集めた多くの外来患者に必要な医療を提供することで、入院患者も確保できていることを示しています。

このように今回示したベンチマークと比較することで、まずは貴院の新規入院患者獲得ルートの特徴を掴んでもらいたいと思います。

3 「外来」は初・再診患者数と初診率を把握

次に、具体的にルートごとに必要な分析と対策を整理していきたいと思います。

図表2-13 初診・再診患者数と初診率

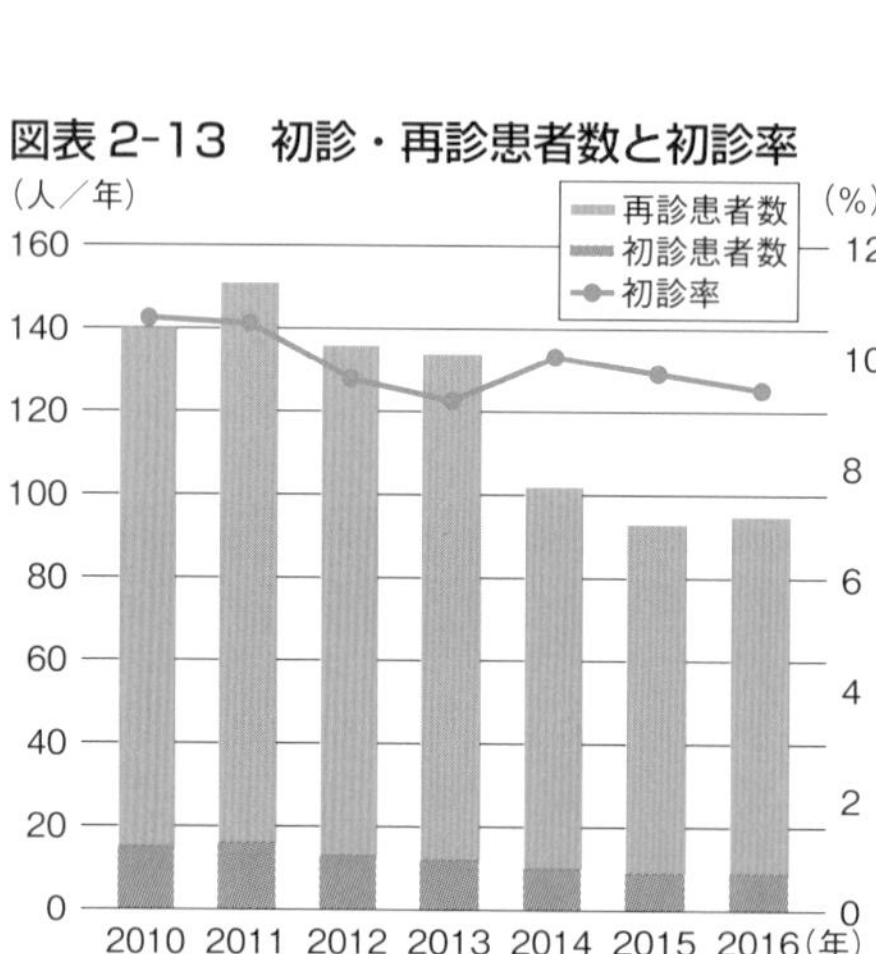

まず外来ルートにおける分析の基本は、初診患者数と再診患者数の推移および初診率の把握です。図表２－13は、ある病院における初診・再診患者数と初診率の推移をグラフ化したものです。全体的に患者数が減ってきており、これが外来ルートにおける大きな課題となっています。ただ全体は減っていますが、初診率に限っていえば、おおむね横ばいとなっていることがわかります。つまり、初診で来院した患者が再診になる割合には、大きな変化が見られないということになります。しかしながら、初診患者数については減少の一途を辿っており、これに引きずられて再診患者数も減っている状況であることがわかります。外来における課題を大まかに「院外＝広告広報・マーケティング」、「院内＝接遇・スタッフ対応・提供医療」に分けて考えた場合、課題が院内ではなく院外にあることを示しています。初診患者を確保するための具体的な対策が必要であり、ホームページや広告の見直し、住民向け勉強会の開催、地方紙等での露出を増やす広報戦略といったことを検討する必要があります。

貴院の場合もこの初診・再診患者数と初診率を確認することで、外来ルートの課題を把握することが可能です。この例では、病院全体の分析だけにとどめますが、さらに診療科目別や担当医別等に分解することで、より子細に外来の状況がわかるようになります。

また、この例とは逆に、「初診患者数は増えていないが初診率が上がっている」＝「再診患者数が減っていて、全体患者数が減っている」場合は、課題が院内の対応にあることを認識して対策してもらいたいと思います。接遇の向上や医師対応の改善、基本的な掃除や掲示物の見直しなども対策の例となります。

４ 「救急」は救急問合せ件数と受入率

次に、救急ルートに関する分析と対策例を示したいと思います。

図表２－14は、ある病院の救急問合せ件数と救急受入率です。全体的な救急問合せ件数に大きな変化はないもの

の、徐々に救急受入患者数が減っていることがわかります。つまり、この数年間で救急受入率が急に下がってきていることが課題となっているのです。これは、課題を「院外＝救急隊の認知度・信頼度または救急外来の住民認知度」、「院内＝受入体制整備・スタッフの受入意識」に分けた場合、院内に課題があることを示しています。つまり、救急依頼や相談の件数は変わりなく推移しているものの、救急を受け入れる現場がなんらかの理由で断るケースが増えているという状況です。

この場合は早急に原因を調べ、対策を練る必要があります。想定されるのは、夜間・休日の救急受入体制が脆弱となってしまったこと（医師の専門科の変化、検査技師のシフト減少等）や、そもそも対応している救急スタッフが疲弊していて、受入れをできるだけ制限しているといった課題があり得ます。当然、当直医ごとに対応が異なる可能性も十分予想されますので、医師別や体制別にも同様の分析を行うことをお勧めします。

図表 2-14　救急問合せ件数と救急受入率

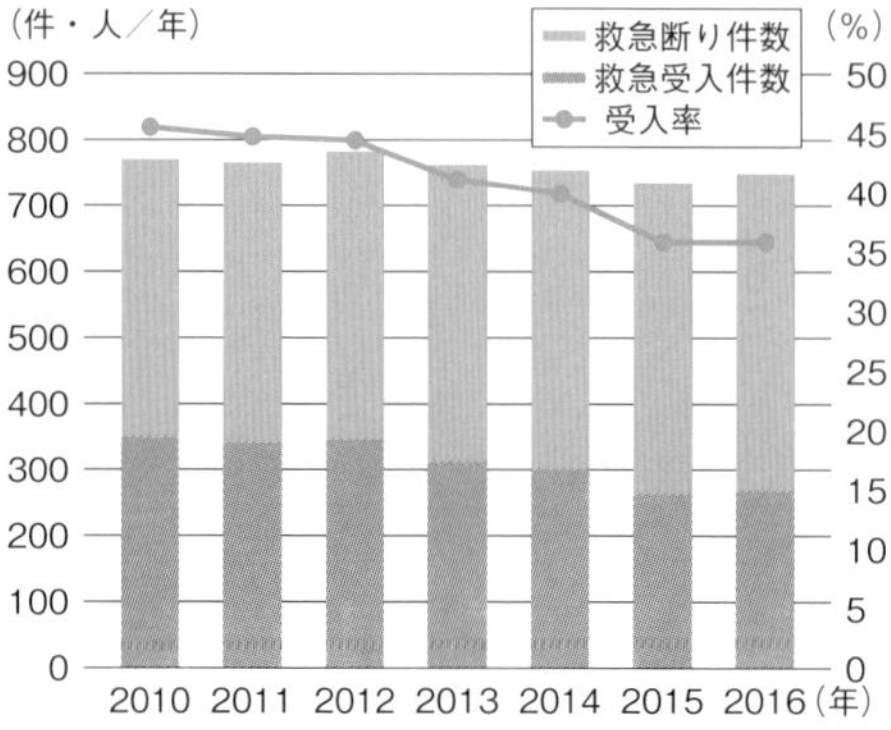

また、この例とは逆に、救急受入率に変化はなくても、救急の相談・依頼件数そのものが減っている場合は、まったく異なる対応が必要となります。救急隊のニーズの把握や他院の動向を把握して、救急における対外的な位置づけを向上させなくてはなりません。こうした相談・依頼件数の減少が起きている場合、おそらくは地域の救急における病院のプレゼンスが下がっている可能性が高く、救急隊が問い合わせる優先順位が下がっていて他院に患者が流れている可能性があります。また、今回の事例のようにそもそも救急受入率が落ちていると、それは救急における対応が低下したと見られるため、結果として将来的に救急の相談・依頼件数の減少にもつながってしまう可能性があります。

5 「紹介」は各施設の増減理由を明確に

最後に、紹介ルートについてです。紹介ルートは、まずは紹介元の分析から始めます。

図表2－15は、診療所、病院、介護施設等ごとの紹介ルート別入院患者の推移を示したものです。この例では、ここ3年ほど紹介ルートによる患者数は減少していますが、その内訳は、介護施設からの紹介患者の大幅減、診療所からの紹介患者の小幅減に対して、病院からの紹介患者は増えている実態があります。おそらく介護施設は自施設での医療対応を強化したり他院への紹介を増やしていて、診療所も他院への紹介を増やしている――ということで減少していて、その空いた穴を埋めるために、病院として中核病院や救急病院への営業を強化して後方連携で患者確保を行ってきたのではないかと推測されます。

図表 2-15　紹介ルート別入院患者数推移

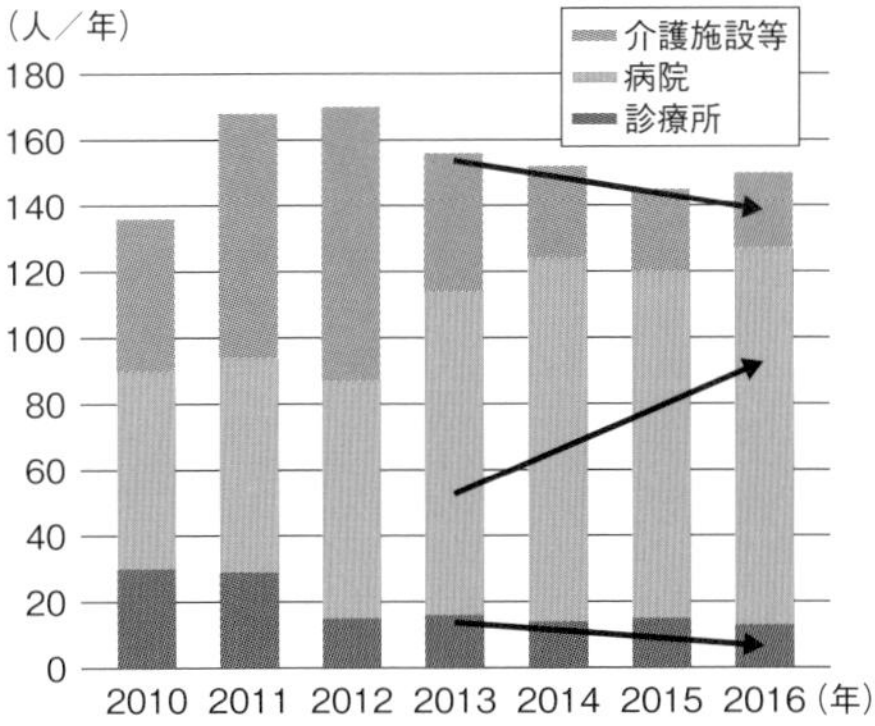

上記の対策は重要な施策の一つになりますが、同時になぜ介護施設や診療所からの紹介患者が減ってしまったのかについての分析も必要になります。個々の施設からの紹介患者数を経年で比較し、当院にとってのお得意先＝紹介患者が多い施設はどこか、またその施設別に紹介患者増減の理由を一つひとつ明らかにする作業が重要です。各施設からの紹介患者増減の理由を把握できていないのならば、連携室等を通じて施設にヒアリングを行い、増減の理由を明らかにしていただきたいと思います。

おそらくは紹介患者減少の理由として、より強固な連携先ができたことや、介護施設を中心に施設そのものの運営体制が変わり紹介する患者が減ったこと、また当院との何らかのトラブルによって関係を絶ってしまったこと等が挙げられると思います。こうした作業を通じて明らかになった課題を、一つひとつ解消していくことが必要です。

6 「ベッドコントロール」は区分間の融通・調整等を確認

これらの課題とは別に見直してほしいのは、ベッドコントロールの状況です。大学病院等の大規模病院では、診療科別や疾患別に厳密にベッドの割り当てが行われていて、例えばある病棟が稼動率100％で患者を待たせる事態になっても、他の病棟は協力せず、そのまま患者を待たせてしまっていることがあります。

民間病院である貴院では、ここまで極端なことはないと思いますが、それでも多少は診療科別・主治医別・男女別等にベッド管理がなされているはずですから、その区分間の融通や調整がどの程度うまく行われているかを確認してもらいたいと思います。具体的には、入院待機患者を定期的にリストアップし、その待機理由を明らかにすることで、ベッドコントロールが上手くいっているかどうかがわかることが多いです。

＊　＊　＊

冒頭申し上げたように、病床稼働率の減少は全国的な課題となりつつあります。そのため、こうした入院ルート別の対応やベッドコントロールについても、これまでと同じ対応をしていたのでは、病床稼働の向上は見込めません。病床稼働の向上のためには、今一度、現状についてのいくつかの分析を行い、具体的な対策を行うことで、対応の変化を促してほしいと思います。

Method 10

病院にとっての価格戦略とは？

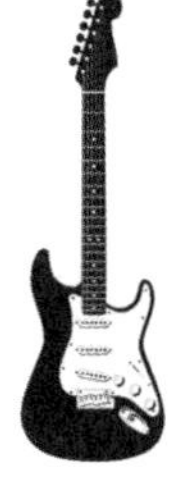

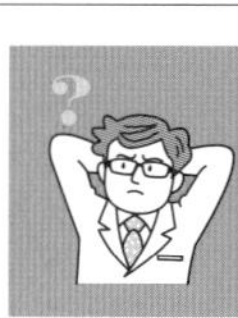

Q

郊外にある100床の医療療養型病院の事務長です。最近、患者さんが紹介で来られる際に、当院の料金が高いとおっしゃられ、入院を断られることが増えてきました。それほど高い差額ベッド代を請求しているわけではないのですが、何か、当院が考え方を間違っているのでしょうか。

1　医療機関にも価格戦略はある

患者さんの立場に立ったとき、医療機関利用時の高い・安いは、自己負担の高い・安いを意味します。一方で、基本的に医療機関は診療報酬で決められた範囲の適正な算定をしているにすぎず、患者さんごとに何らかの価格変更をすることはできません。医療行為そのものについては、あくまで統制された価格と自己負担があり、同一医療同一価格が守られています。また、食費や居住費といった、保険診療ではないが患者負担が求められるものについても、全国一律価格となっており、何か医療機関間で差が生まれるわけではありません。

しかし、それでも筆者は、医療機関には価格戦略があると考えています。

図表 2-16　価格の決定方法

■コスト志向型価格設定
価格は企業の事業活動に非常に大きな影響を与えるために，実に様々な方法で設定がなされます。最もシンプルな価格設定方法は「コスト志向型価格設定」です。コスト志向型価格設定の下では，製品の製造に要した費用に目標とする利益を上乗せして価格が決定されます。例えば，製品 1 個当たり 100 円のコストがかかり，20 円の利益を目標とする場合は 120 円という価格を設定することになります。

■需要志向型価格設定
また，市場での需要と供給によって，価格を決定する方法もあります。このタイプの価格設定は「需要志向型価格設定」と呼ばれています。この需要志向型価格設定では，市場調査をとおして顧客の価格への認識を重視して価格設定を行います。例えば，顧客に対して価格調査を行い，多くの顧客が高すぎないし安すぎないと感じる価格を設定していきます。

■競争志向型価格設定
さらに価格は競合企業の価格にも大きく影響を受けます。これは「競争志向型価格設定」と呼ばれ，現代では最も一般的な価格設定と言えるでしょう。競争志向型価格設定を行う際には，競合企業の価格と比較して自社製品の価格を設定していきます。例えば，ライバル企業が牛丼を 1 杯 320 円に値下げしたので，自社は 280 円に対抗値下げを行うといった場合が競争志向型価格設定の典型的な事例と言えます。

オーソドックスな経営戦略には、差別化戦略、集中戦略、コストリーダーシップ戦略の3種類があります（図表1－1、32頁）。このうちコストリーダーシップ戦略は、顧客に対して価格で訴求をする戦略であり、これまで医療機関には当てはまらないと思われてきました。しかし、現実には、医療機関ごとに患者さんが支払う自己負担には差があり、地域によっては、その差が医療機関選定の大きな理由の一つとなりつつあります。

なお、一般的な価格決定方法としては、①コスト指向型価格設定、②需要志向型価格設定、③競争志向型価格設定――の3種類があります（図表2－16）。

2　実費徴収できる差額ベッド代・おむつ代

この自己負担の差を生む要因は、健診・自由診療や先進医療などを除けば、差額ベッド代、予約料といった選定療養とおむつ代などの実費負担になります。

まず差額ベッドですが、図表2－17で示したように、設定金額には病院ごとに大きな差が存在します。1日当たり

図表 2-17 差額ベッド代の実態

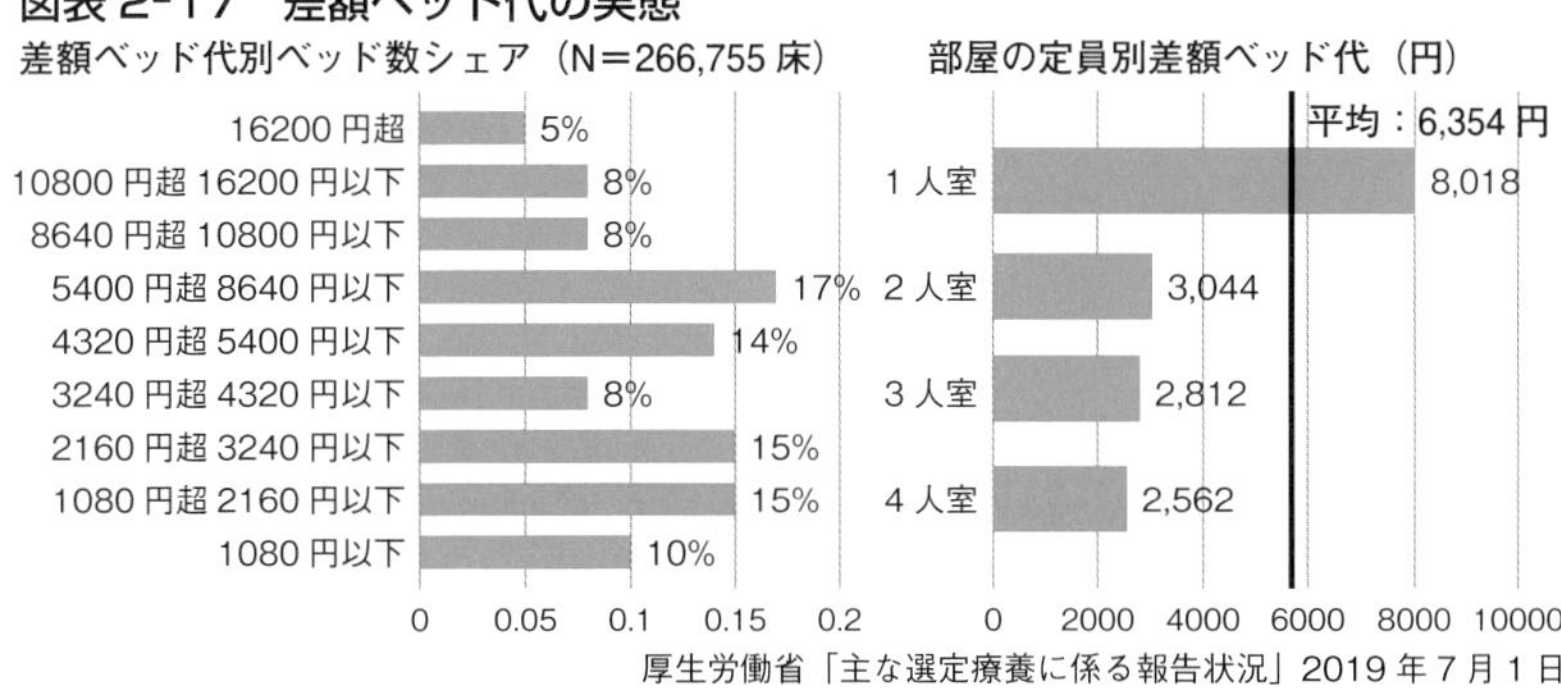

厚生労働省「主な選定療養に係る報告状況」2019 年７月１日

１０８０円以下が10％、３２４０円以下が40％を占める一方で、１万円以上の差額ベッドも13％存在しています。

次に、おむつ代などの実費徴収できるサービスについて整理してみたいと思います。「療養の給付と直接関係ないサービス等の取扱い」（平成17年保医発０９０１００２）によれば、患者から実費徴収できるサービスの具体例は次のように示されています。

(1) 日常生活上必要なサービスに係る費用

ア おむつ代
イ 病衣貸与代（手術、検査等を行う場合の病衣貸与を除く）
ウ テレビ代
エ 理髪代
オ クリーニング代 等

(2) 公的保険給付とは関係のない文書の発行に係る費用

ア 証明書代
イ 診療録の開示手数料（閲覧、写しの交付等に係る手数料） 等

(3) 診療報酬点数表上実費徴収が可能なものとして明記されている費用

ア 在宅医療に係る交通費
イ 薬剤の容器代 等

(4) 医療行為ではあるが治療中の疾病又は負傷に対するものではないものに係る費用

図表 2-18　高齢者世帯の所得分布（累積：2011 年）

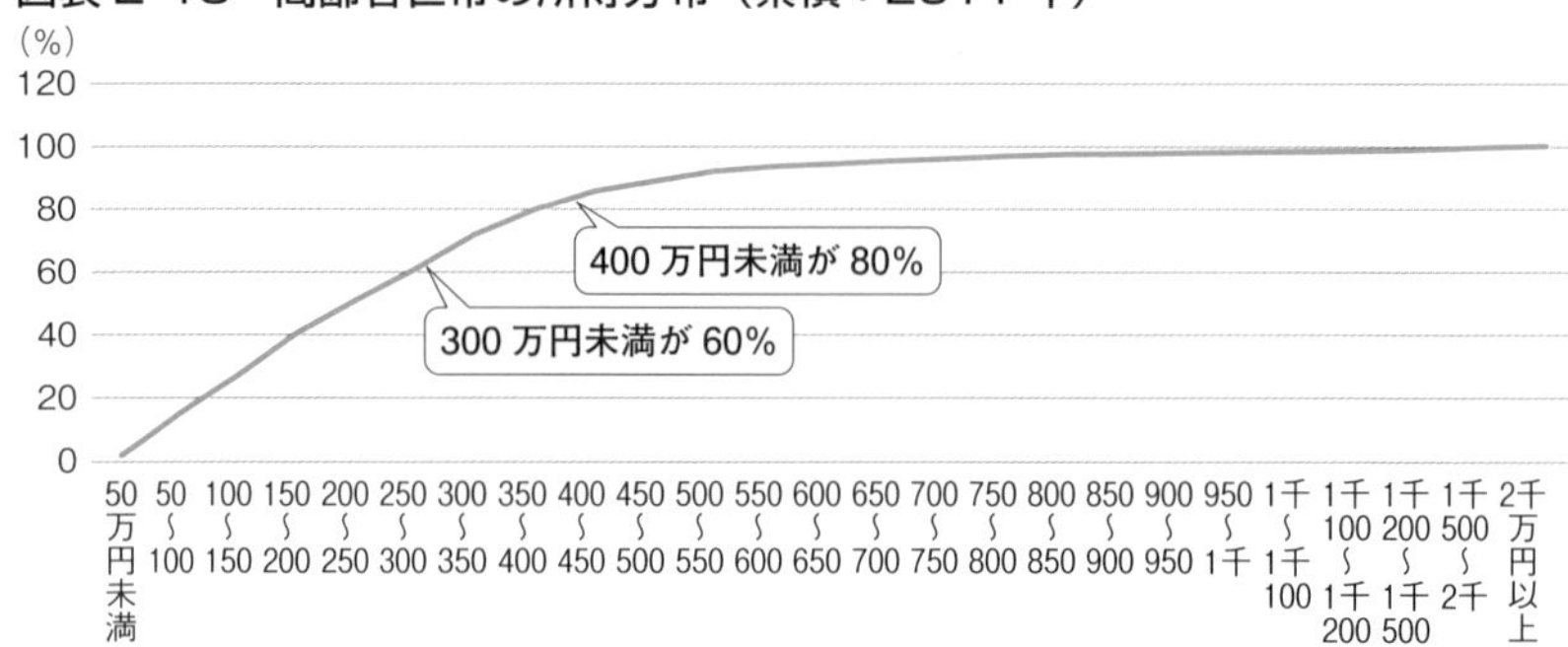

＊高齢者世帯：65 歳以上の者のみで構成するか，またはこれに 18 歳未満の未婚の者が加わった世帯

出典：厚生労働省「2019 年国民生活基礎調査」

ア　インフルエンザ等の予防接種、感染症の予防に適応を持つ医薬品の投与

イ　美容形成（しみとり等）

ウ　禁煙補助剤の処方（ニコチン依存症管理料の算定対象となるニコチン依存症（以下「ニコチン依存症」という）以外の疾病について保険診療により治療中の患者に対し、スクリーニングテストを実施し、ニコチン依存症と診断されなかった場合であって、禁煙補助剤を処方する場合に限る）

エ　治療中の疾病又は負傷に対する医療行為とは別に実施する検診（治療の実施上必要と判断し検査等を行う場合を除く）　等

このうち入院患者にとっては、おむつ代や病衣貸与代、テレビ代は毎日必要となる費用ですから、入院日数が長引くほど負担感が増します。なかでもおむつ代は、病院ごとに実費の設定がまちまちです。筆者の経験でも、１枚当たり２００円前後に設定している医療機関もあれば、１日当たり数百円から１０００円強のセット価格にしている病院もあります。また、患者個人による持ち込みを認める医療機関がある一方で、基本的には持ち込み禁止としている医療機関もあります。当然、実費請求が前提ですから、業者との仕入れ交渉の結果と思われますが、それにしても設定の仕方、費用の大小がとても大きいと感じます。

図表 2-19　医療費自己負担のシミュレーション

差額ベッドは 1 日 1,000 円

病棟		一般	一般	医療療養	介護療養	精神一般
患者年齢		40 歳（標準的報酬）	70 歳	70 歳	70 歳	50 歳
医療費		1,000,000	1,000,000	500,000	360,000	420,000
自己負担	医療費	83,400	44,400	44,400	36,000	83,400
	食費	32,400	32,400	41,400	41,400	32,400
	居住費	0	0	9,600	9,600	0
	おむつ代	0	30,000	30,000	30,000	0
	物品等費用	10,500	10,500	10,500	10,500	13,650
	差額ベッド	30,000	30,000	30,000	30,000	30,000
	合計（差額ベッドあり）	156,300	147,300	165,900	157,500	159,450
	合計（差額ベッドなし）	126,300	117,300	135,900	127,500	129,450
		−19%	−20%	−18%	−19%	−19%
	合計（差額なし，おむつ半額）	126,300	102,300	120,900	112,500	129,450
		−19%	−31%	−27%	−29%	−19%
医療機関	収益（差額ベッドあり）	1,072,900	1,102,900	621,500	481,500	496,050
	収益（差額ベッドなし）	1,042,900	1,072,900	591,500	451,500	466,050
		−3%	−3%	−5%	−6%	−6%
	合計（差額なし，おむつ半額）	1,042,900	1,057,900	576,500	436,500	466,050
		−3%	−4%	−7%	−9%	−6%

3　高齢者の所得構造

では次に、この差額ベッド代やおむつ代の差が医療機関の経営にどういう影響を与えているのかを考察してみましょう。

その前に、患者さん側の懐事情を少し振り返りたいと思います。おむつ代等が問題になるのは、主に高齢者であり長期入院をする方々です。そこで、高齢者世帯の所得の分布を示したのが、図表２－18です。年間所得３００万円未満が全世帯の６割、４００万円未満が８割を占める構造となっています。さらに、高齢者世帯の平均所得である３１３万円の内訳を見てみると、公的年金・恩給が２００万円、稼働所得が72万円、企業年金等19万円、財産所得20万円と続きます。

ここで高齢者の立場になってもらいたいのですが、年間所得が３００万円あるとはいっても、稼働所得や財産所得はいつまで続くかわからない所得です。また、平均値ではこれらの所得が一定割合を占めていますが、年間所得３００万円未満の６割の世帯では、こうした所得が減り、年金や恩給手当が所得のほとんどとなっていることが想像できます。

この所得構造では、入院を必要とする高齢者は、なんとか年金の範囲で支出を抑えたいと考えることは自然です。その場合、年間200万円＝月間16万7000円が支出の限界です。病院以外での支出や貯金も少しはしたいと考えれば、最大でも15万円未満、できれば10万円台前半で入院費用を済ませたいと思うのは自然な考え方であると思います。

4　医療費自己負担のシミュレーション

さて、こうした一連の状況を背景にして、医療機関の収益と患者自己負担の関係について、モデルシミュレーションで考察したいと思います。図表2－19は、5種類の入院について、月当たりの医療機関収益と自己負担をモデル例として整理したものです。40歳の男性が一般病棟に入院した場合、70歳の男性が一般病棟、医療療養病棟、介護療養病棟に入院した場合、50歳の男性が精神一般病棟に入院した場合を想定し、比較のためにすべて1カ月＝30日間入院したと想定しています。

一般病棟／40歳（標準的報酬）

一般病棟に入院した男性の医療費は、1カ月100万円と設定しました。自己負担は3割ですが、高額療養費制度が適用されて8万3400円となります。次に食費は1食360円（2018年4月以降は460円）計算で月間3万2400円（同4万1400円）となり、ここまでは制度で決められた定額となります。そして、40歳なのでおむつ代は0円、病衣やテレビ代等の物品費が月1万5000円、差額ベッドは1日1000円と安めの設定で、月3万円とします。この結果、患者自己負担は、1カ月当たり15万6300円、差額ベッドがなければ12万6300円（▲19％）となります。一方で、医療機関側の収益は月間107万2900円、差額ベッドがなければ104万2900円（▲3％）となります。つまり、1日1000円の差額ベッドを徴収する・しないで、医療機関側の収益差は3％ですが、患者自己負担は20％の差がつくこととなります。

一般病棟／70歳

同じことを他の病棟でも見てみたいと思います。一般病棟に70歳の高齢者が入院した場合、新たな要素としておむつ代がかかる可能性が高くなります。前述したようにおむつ代は医療機関ごとに設定がまちまちですが、ここでは１日１０００円として月３万円にしました。そうすると、差額ベッドの有無での差は、患者自己負担で20％、病院収益で３％となり、差額ベッドの有無に加えておむつ代が半額となると、患者自己負担で31％、病院収益で４％の差が出ることがわかります。これら一般病棟の場合、医療費が高いこともありますが、差額ベッドの有無やおむつ代の設定による負担感の差は、医療機関側よりも患者さんの自己負担に大きく効いていることがわかります。

医療療養病棟、介護療養病棟／70歳

次に医療療養病棟の場合ですが、医療費そのものは大きく下がり、月当たり50万円程度となります。一方で食費が１食３６０円→４６０円に上がり、１日当たり３２０円の居住費がかかるようになります。おむつ代や物品費、差額ベッドなどを考慮していくと、差額ベッドありの患者自己負担が16万５９００円となる一方で、差額ベッドなしだと13万５９００円（▲18％）、さらにおむつ代が半額だと12万９９００円（▲27％）となります。この場合の医療機関収益は、差額ベッドありで62万１５００円、差額ベッドなしで59万１５００円（▲５％）、さらにおむつ代半額で57万６５００円（▲７％）となります。一般病棟ほどではありませんが、やはり差額ベッド代の有無、おむつ代の設定差による負担感は、医療機関側よりも患者さん側にとって大きなインパクトとなる傾向があります。

また、ここで大事な点が２つあります。一つ目は、患者負担額の絶対値です。前述したように、年金が所得の大多数の高齢者にとって、月の医療費が15万円を超えるかどうか、また10万円台前半にどこまで近づけるかは、入院し続けられるかどうかを左右する重要な基準となります。この観点に立てば、このモデルでは１日１０００円でも差額ベッド代を設定すれば患者の自己負担が15万円を超えてしまう一方で、差額ベッド代を設定せずに、おむつ代も企業努力で抑えることができれば、月12万円と患者さんが安心できる負担額に収まることがわかります。

ただし、その一方で、医業収益は７％違います。黒字病院の平均的な利益が収益対比５％前後であることを考え

ると、この価格設定は、医療機関の浮沈を左右する意志決定でもあります。いくら患者さんが集まっても、赤字で受け続けるわけにはいきませんから、慎重な意志決定が必要になります。この傾向は、介護療養病棟も同様です。

精神一般病棟／50歳

また、精神一般病棟では、食費、居住費、おむつ代等が一般病棟と同じにもかかわらず、そもそもの医療費が低いために、差額ベッド代の有無による自己負担の差が15万9450円→12万9450円（▲19％）、医業収益の差が49万6050円→46万6050円（▲6％）と、医療・介護療養病棟と同じように、差額ベッド代の設定次第で患者自己負担が15万を超えるか10万円前半で収まるかという結果になりました。

精神病床については、今後数々の見直しが予定されていますが、現時点では認知症になった方々の受入施設ともなっている現状を鑑みると、精神一般病棟についても療養型と同じく、差額ベッド等の価格設定が、患者さんへの訴求と医療機関の経営に与える影響は少なくないことが見てとれます。

＊　＊　＊

いくつかの観点で考察を進めてきましたが、今の時代、医療機関にとって価格戦略は重要な戦略の一つであると考えています。特に、療養型病院、精神病院については、価格が与える経営への影響は、集患・医業収益確保の両面にとって重大です。

高齢の患者さんは、年金の減額可能性、また長生きすること自体へのリスクを考えて、年金の受取額の範囲内、さらに抑えた負担を希望している方が多いと思われます。その一方で、一部の余裕ある高齢者は、自己負担を上げてでも高いサービスを求めるようになってきています。あまり注目されにくい差額ベッドとおむつ代の話ですが、結果としては、病院の戦略そのもの、施設への投資やアメニティのレベル感などに波及する話です。

また、近隣の競合医療機関等との関係も大事です。競合相手の設定を調査しつつ、自院が目指す患者ターゲットに合わせて、今一度、価格設定を検討いただくことが重要ではないかと考えています。

Method 11

地域連携の強化に向けて

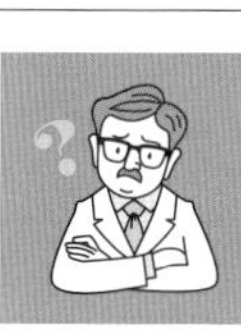

Q

当院は郊外に位置する150床の一般病院です。病棟構成は10対1入院基本料の一般病床40床（うち地域包括ケア病棟10床）、回復期リハビリテーション病棟50床、療養病棟60床となっています。救急や外来からの集患には限界があり、改めて地域連携に力を入れていきたいと考えています。どのような考え方、対策をしていけばよいでしょうか。

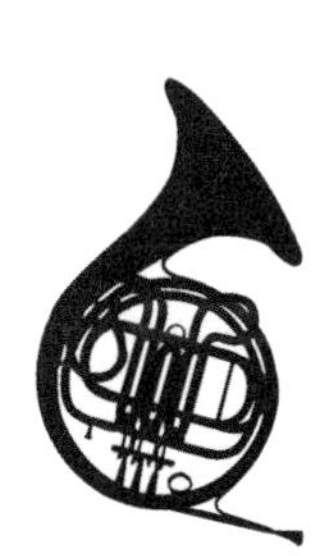

1　地域連携の意味

地域連携に力を入れていきたいというお話ですが、おそらく患者集めとそれに伴う病床稼働向上を目指してのことだろうと推察します。集患は重要な経営テーマですが、その前に地域連携の意味について整理しましょう。

自院に適した重症患者を集め、在宅復帰を見据える

地域連携の意味を話すに当たって、まずは現在の診療報酬における重要テーマを簡単に説明します。

病棟・病床ごとの施設基準における重症度、医療・看護必要度と在宅復帰率の状況を確認すると、すでに7対1入院基本料以外の多くの病棟・病床の施設基準において、重症度、医療・看護必要度と在宅復帰率が設定されていることがわかります。

また、各病棟・病床の在宅復帰率における「在宅」の定義はそれぞれ異なっています（図表2-20）。7対1入院基本料ならば回復期リハビリテーション病棟、地域包括ケア病棟を始めとして、在宅機能強化型の療養病棟や有床診療所、老人保健施設が「在宅」として認められる一方で、療養病棟では自宅と施設しか認められていないことがわかります。

これらの施設基準の設定を見る限り、今後の病院における病棟・病床の戦略は、単純に患者数を追い求めるだけでなく、自院の施設に適した重症患者を集めつつ、その先の在宅復帰を見据えていかなくてはいけないことがわかります。自院の施設に適した重症患者集めというテーマは、実は病院経営において大変重要な意味をもっています。なぜなら、自院の診療圏において重症患者数は一定で限られているからです。

限られた重症患者を奪い合う「シェアゲーム」

患者とは何らかの主訴や検査結果の異常値を示している方々であり、医師が診断して外来や入院によって加療します。そのため需要を創造することはできず、地域内に一定の確率で発生してきました。この場合、症状の重症・軽症の判断や入院・外来のいずれで対応するかということは、主に医師の裁量権に任せていました。

しかし、現在進められている病棟・病床の施設基準における重症度、医療・看護必要度の基準では、医師の判断が入り込む余地がほとんどありません。例えば7対1の一般病棟では、A項目（創傷処置の有無、呼吸ケアの有無等）、B項目（寝返り介助、危険行動の有無等）、C項目（手術後○日等）の定義が決められており、医師の診断というよりも患者状態を客観的に判断して重症度、医療・看護必要度が決められています。

このことにより、診療圏内の重症患者がある確率のもとで一定数に限定されて、それを同じ形態の病院同士が取り合う構造が生まれつつあります。つまり、ビジネスでいうところの限られたパイを奪い合う「シェアゲーム」になりつつあるということです。それに加えて在宅復帰率が設定されていますから、重症度が上がるほど在宅復帰が

図表 2-20 在宅復帰率導入による退院患者の流れ

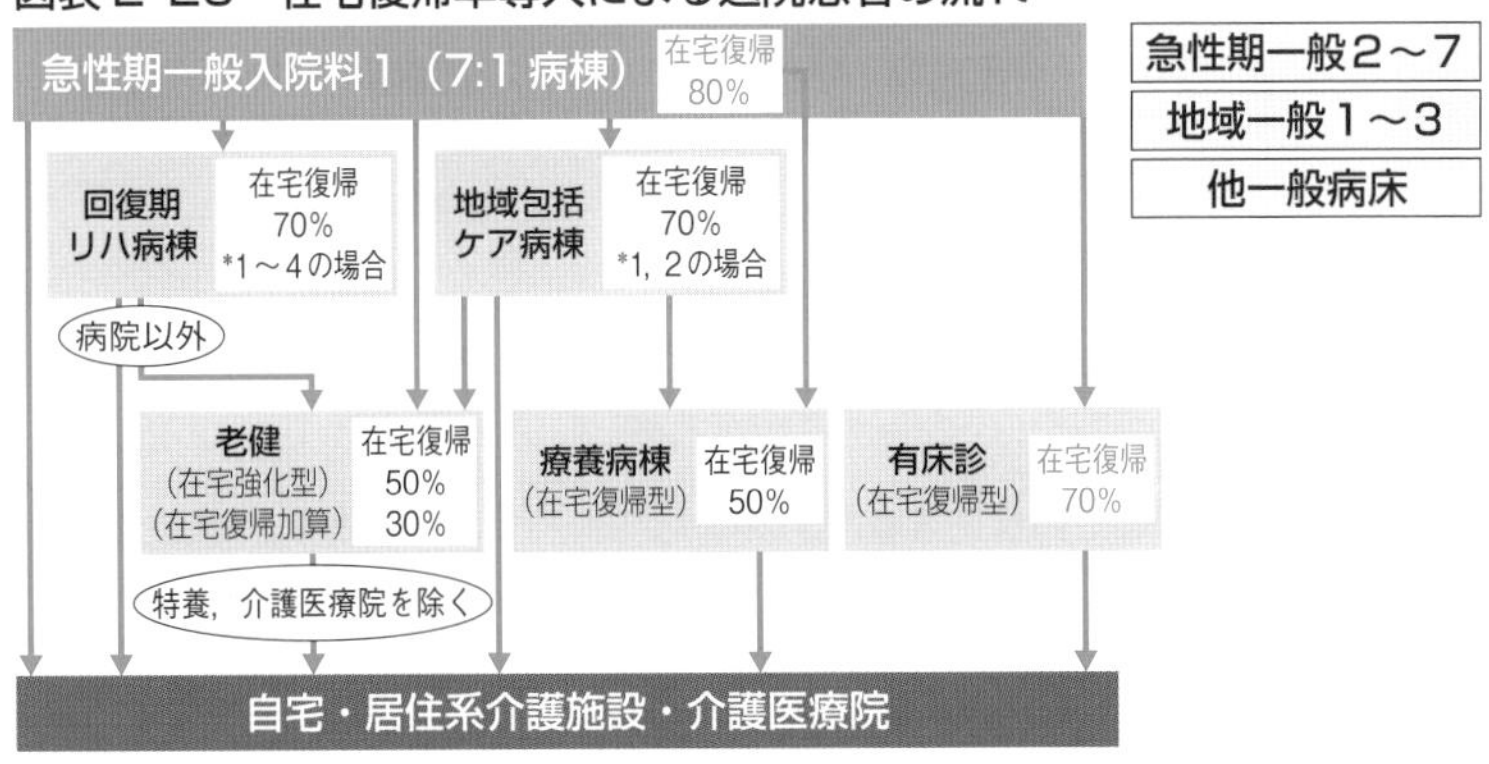

図表 2-21 地域連携に係る診療報酬（2020 年改定）

診療報酬	点数	概要
A246「1」入退院支援加算１	イ）一般病棟 600点 ロ）療養病棟 1,200点	・入退院支援の実施 ・専任職員の配置 ・３日以内に情報収集，方針決定
A246「2」入退院支援加算２	イ）一般病棟 190点 ロ）療養病棟 635点	・入退院支援の実施 ・７日以内に情報収集，方針決定
A246「3」入退院支援加算３	1,200点	・新生児のみ
A246「注４」 地域連携診療計画加算	300点	・地域連携診療計画の作成 ・入退院支援加算の算定が必要
A246「注８」 総合機能評価加算	50点	・患者の日常生活能力，認知機能，意欲等について総合的に評価 ・入退院支援加算の算定が必要
B004 退院時共同指導料１	1．在支診 1,500点	・退院カンファの実施（在宅復帰の患者のみ対象）
	2．それ以外 900点	・指導料１は在宅を担う医療機関
B005 退院時共同指導料２	400点	・指導料２は入院している医療機関
B005「注３」 多機関共同指導加算	2,000点	・退院時共同指導料２の算定が必須。在宅療養機関を含む３者以上で指導を行った場合に加算
B005-1-2 介護支援連携指導料	400点	・介護支援専門員，相談支援専門員と共同で介護や障害福祉サービスの利用を検討
B007 退院前訪問指導料	580点	・１月を超える入院患者における退院後の指導
B007-2 退院後訪問指導料	580点	・退院直後に患家を訪問し，療養の指導を行う
B007-2「注２」 訪問看護同行加算	20点	・訪看等と同行した場合の加算
B009 診療情報提供料（Ⅰ）	250点	・患者の同意を得たうえで診療状況を示す文書を添えて紹介を実施
B009「注16」 地域連携診療計画加算	50点	・A246「注４」の算定が必須。地域連携診療計画に基づく必要な情報の提供

図表2-22　地域連携強化の連携先セグメント（一般急性期，ケアミックス病院）

		急性期病院・介護施設・診療所等（前方連携≒紹介元候補）	療養型・精神・介護施設（後方・専門連携＝紹介先候補）
連携実績	多い	1．ロイヤルカスタマー ・連携関係の維持・強化 ・連携先内当院ポジション把握 ・より上位の医療機関との差の分析 ・差を埋めるためのさらなる取組みを実施	3．重要取引先 ・現状に甘んじず先方の経営状態、運営状態を常時把握 ・先方のニーズにあわせた柔軟な対応を実施
	少ない	2．取引深耕・新規顧客 ・立地等加味して連携先候補選定 ・表敬訪問・会合等での挨拶からスタート ・先方ニーズを把握し、まず１件の紹介確保を目指す ・その１件を大事にし、次の１件につなげる	4．新取引先 ・１の連携先ニーズを踏まえつつ、自院＋協力先との関係によって、自院の受入れ幅を拡大（退院先確保困難、認知症等） ・上記関係構築に向けて、逆紹介等の積極活用

困難になる状況と併せると、病院における地域連携のあり方が抜本的に変わりつつあることが理解できるのではないかと思います。

これらの施設基準以外にも、国が進める施策として患者を病院から地域に帰していくこと、地域包括ケアシステムを構築して状態の安定した患者を退院させていくことが進められています。そのため、２０１６年の診療報酬改定でも退院を強化するための点数が整理・強化されてきました（図表２－21）。これらの点数は単体でのインパクトはそれほど大きくありませんが、国の姿勢を示している点数であることに変わりはなく、地域連携を実現するに当たって、同時に検討を進めてほしい項目です。

2　連携先のセグメンテーション

地域連携の意味合いが変わりつつあるなか、どのように地域連携の強化を進めていくべきでしょうか。図表２－22は、地域連携を考え始めた際、最初に行ってほしい連携先のセグメンテーションの例です。この例では、連携先を「連携実績」と「前方 or 後方（＋専門）連携」ということで４つのグループに分けています。

(1)　ロイヤルカスタマー

連携実績が多い前方連携先（紹介元）は、ロイヤルカスタマーのよ

図表 2-23　地域連携における関係構築プロセス

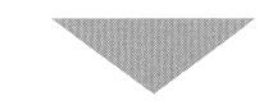

	注目	興味	試行	継続
連携先の状況	・当院のことを知らない，または名前だけ知っている	・当院のことを知っているが，具体的な連携・紹介のイメージがわかない	・当院に興味をもった ・お試しで一度，紹介してみることとする	・継続的な連携意向がある
アクション	・ホームページ強化，SEO 対策強化 ・地域の会合（医師会）等での院長同士のご挨拶 ・パンフレットでの初期訪問	・当院の診療実績開示 ・先生方同士のケースワークの実施 ・連携室同士のケースワーク ・当院からの逆紹介の実施	・紹介を受け入れる院内体制の整備 ・紹介に対する丁寧な対応 ・紹介後の患者治療方針の迅速な報告 ・きちんとした逆紹介の実施	・情報共有の継続 ・逆紹介の継続 ・院長同士・事務方同士の交流会

うな重要な顧客と位置づけられます。このセグメントにいる連携先とは、これまでの関係を維持しつつさらなる強化を図っていくことが求められます。この場合の連携強化は、相手（連携先）における自院の位置づけ（ポジショニング）の向上を指します。具体的には、連携先が患者の転院・紹介先を探そうと思った際に、一番に連絡が来る関係を目指すことになります。

この関係を作りだすためには、連携先のニーズとその変化を常に把握し、対応を進めなければなりません。例えば在院日数の関係からその日のうちに転院を決めたいというニーズに即座に応えたり、認知症やＭＲＳＡ等を併発していても一定の条件下で無理をしてでも受け入れるというような対応です。そうした相手のニーズに対応することで、ギブアンドテイクの関係を構築し、さらに関係を強化することが可能となっていきます。

(2) 取引深耕・新規顧客

次のセグメントは、連携実績が少ない前方連携先です。この連携先は、新規開拓または取引の深耕により、将来のロイヤルカスタマーとなることを目指す連携先となります。この場合、まず候補となる連携先の選別から始めます。「病床規模、診療圏が重なっている」、「対応している患者が似ている」、「医師同士の関係が近い」等を判断基準として、関係を深めたい対象を決定します。決定したら、なんらかのかたちでまず

1件の紹介を受けることを目標とします。これは過去に数件あった紹介への対応とは異なり、意図をもって紹介を受け、その紹介を大切に扱うことで、次の紹介につなげる狙いがあります。

そのため図表2－23にあるように、まずは相手に注目してもらい、興味をもってもらうために、連携室や院長等の挨拶から始め、そのなかで当院がこれまでと異なり新しい関係構築を目指していることを明示的に伝え続けます。ホームページや病院実績紹介の冊子等の配布も有効です。

相手が興味をもって、挨拶・訪問後に最初の1件を試行的に紹介してくれたら、ここからが勝負です。この1件の受入れがどれだけきびしくても、あらかじめ院内を説得してなんとか受入れを進める手はずを整えます。おそらく最初は、退院先が見通せない、合併症が多い、家族に問題あり――といった処遇困難な事例になると思いますが、ここは意図をもって我慢して対応し、相手に認めてもらう関係構築を最優先します（当然、自院で提供できる医療の限界を超えてはならないし、患者さんのためにならない場合はお断りしていいと思います）。こうしたきびしい患者のやり取りを経ると、徐々に相手のなかでの当院の位置づけが変わってきて、紹介が継続するようになり、やがて本来紹介してほしかった患者を紹介してくれるような関係を構築していくことができます。

（3）重要取引先

次に、連携実績の多い後方・専門連携先（紹介先）についてです。この関係はどちらかというと、自院が客で連携相手が患者を欲しがる関係になりますので、一見すると、そのまま放っておいても問題ないように思えます。しかし、前述したように施設基準において在宅復帰率が重要な指標となってきていますので、連携実績の多い後方連携先とのさらなる密な関係構築は重要です。例えば、最終的な退院先の想定ができない患者や認知症に伴うＢＰＳＤ（周辺症状）がきびしい患者でも、なんとか引き取ってもらえたらということがあると思います。そうした場合でも、普段から無理を聞いてもらう代わりに、相手が欲しい患者さんを欲しいタイミングで紹介するというやり取りを通じて関係を構築していれば、何らかの無理を押していくことが可能となります。

（4）新取引先

最後に連携実績の少ない（ない）後方・専門連携先についてです。このセグメントには、あえて何かアクションを起こす必要性を感じないかもしれません。しかし実は、これからはこの関係強化を戦略的に実施していく必要があると考えています。その意図は、他院と連携することで自院の患者受入れ機能を強化することにあります。例えば、療養型病院が精神病院との関係を構築することで認知症患者を積極的に受入れできるようにしたり、地域包括ケア病棟のある病院が在宅専門診療所とそこに関係する施設との関係を強化したりといったケースです。つまり、後方・専門連携先の機能を含めて「拡大した自院の機能」という位置づけにし、それによってこれまで受入れ困難だった患者さんも受け入れられるようにすることになります。

3　地域連携強化を成功に導くために

最後に、筆者が考える地域連携強化を成功に導くための考え方を示したいと思います。

①まず自院の戦略を明確化し、その戦略に対するスタッフの協力を取り付ける

地域連携といっても、かつてのように連携室を立ち上げて、担当者に開業医訪問を指示したり紹介状を整理管理するだけでは、効果はほとんど見込めません。すでに施設基準でも一定の重症患者集めが重要なテーマとなっている以上、まずは自院がどういう患者にどういう医療を提供するかという戦略を明確化し、それをスタッフに浸透させる必要があります。特に重症患者は病棟スタッフが嫌がる患者であることも多いため、全体の戦略や大義から噛み砕いて説き、現場の十分な納得を得る必要があります。現場の前向きな協力を得られるのであれば、地域連携強化は7割方成功したと言えると思います。

②やみくもに挨拶まわりしたりするのではなく、相手を選んで、そのニーズに応える

単純に名前を知ってもらうだけの活動や一方的な情報提供は、もう意味がありません。これは登録医制度を導入していても同様です。むしろ登録医であることは関係の強弱にはあまり関係がないことが多いです。まずはきちんと相手を選び、その相手の事情（患者、連携先、経営）をできる限り理解したうえで、相互にメリットのあるかたちでの対応を検討してほしいと思います。

③前方連携と後方連携が一体となって動けるように組織・体制を工夫する

前述したように、前方連携における連携強化には、後方連携の強化が欠かせません。次の退院先・紹介先が見込めて初めて、自信をもって患者を受け入れられる病院は多いはずです。そのため、前方連携を地域連携室、後方連携を退院支援室という体制にして、組織を完全に分断しているとしたら、一工夫する必要があります。2室を同じ部屋にしたり、相互に人事交流を図ったり、思い切って同じ部署に統合するといった体制・組織整備です。前方後方の密な関係があって、本当に強い地域連携を構築することが可能となります。

＊　＊　＊

以上が、筆者が考える地域連携の考え方とその強化方法です。当然、貴院の事情によって、大事にしたい連携先や前方・後方のいずれの機能を強化するかといったことは異なってくると思います。貴院の事情、施設基準をはじめとした制度の方向性、そして地域における他院（連携先・競合先）の状況を踏まえ、できる限り適切な方法で連携強化を図ってほしいと思います。

Method 12

医療機関におけるブランド構築

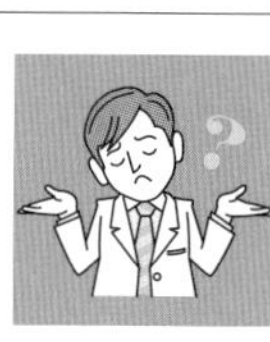

Q

当院は、産婦人科と内科を得意とする150床の病院です。来年、新棟が立ち上がるのですが、それを機に病院としてのブランドを構築したいと思っています。どのように考えたらよいでしょうか。

1　医療機関におけるブランド

医療機関にとっての〝ブランド〟として、何を思い浮かべるでしょうか。一般的には、美容外科や分娩の領域で、自由診療の高額な医療をきれいな施設と丁寧な接遇で対応するとか、地域ナンバー1の中核病院が、高い技術をもつ専門スタッフと高額医療機器を使って高度な医療を提供している――などを思い浮かべるのではないかと思います。

これらは確かにブランドの一つではありますが、医療機関におけるブランドにはもう少し様々な側面がありま す。例えば、消化器内視鏡に強く地域トップの症例数を誇る中小病院で、地域住民からも「お腹が痛いならまずあそこ」と言われる施設や、グループ施設も活用しながら終末期まできちんと看取ることを売りにしている慢性期病院群で、多くの連携医療施設から信頼を得ているグループ――なども当てはまると考えています。

しかし一方で、ブランドには良い面だけでなく、マイナスイメージがついてしまうこともあります。例えば、先ほどの消化器に強い病院であれば、「あそこに行くと必ずお腹を切られるよ。手術が〝趣味〟なんだよ」と言われたり、後者の慢性期病院群ならば、「あそこに入ると死ぬまで退院させてもらえない。〝終着駅〟だよ」と風評が立ったりするのも、ある種のブランドと言えると思います。では、医療機関がブランド戦略を上手に構築し、良いかたちでのブランドの浸透を図るにはどうしたらよいのでしょうか。

2 ブランドとは

まずは、〝ブランド〟とは何かを定義するところから始めたいと思います。AMA（アメリカマーケティング協会）では、ブランドを次のように定義しています。

> ある売り手の財やサービスを、他の売り手のそれと異なると認識するための名前・用語・デザイン・シンボル、およびその他の特徴（1988）

言い換えると、ある商品やサービスがその消費者・利用者に対して約束している価値や、その価値を示すデザイン等を指すとも言えます。独自の商品やサービスであり、時間が経過しても継続しているものであり、ほかの組織や売り手では出せないものが〝ブランド〟になると考えられます。また時間軸も重要で、一定の信頼や約束を得るためには、1、2年ではなく一定期間、消費者・利用者の期待に応え続けるという持続性も大事です。

3 ブランド構築の考え方

では次に、ブランドはどのように構築するのでしょうか（図表2－24）。ブランド戦略を考える場合、まずは自らがやりたいこと（意思）を定義するところから始めます。医療であれば、特定の技術（内視鏡、腹腔鏡、ロボット手術等）に根ざした高度医療の提供を行いたいのか、それとも地域住民にあまねくプライマリケアを提供したいのか、または施設やアメニティに工夫をこらしたお産や自由診療を提供したいのか――といったことです。

図表2-24 ブランド戦略の基本

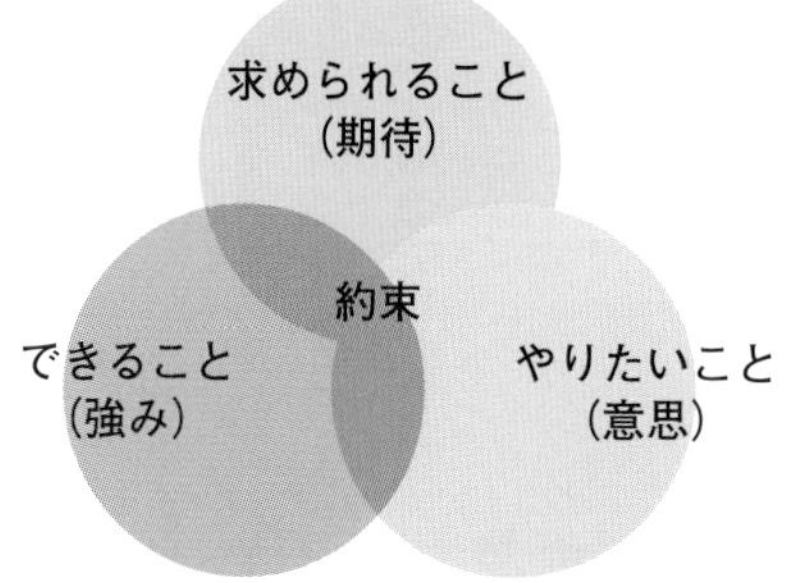

そのうえで、それらのやりたいことが顧客（患者）のどんな期待に応えるのかを整理します。医療ですから安心・安全でガイドラインに沿っていることは前提としたうえで、「低侵襲にしてほしい」、「治る可能性がより高い治療を受けたい」、「軽度疾患だから、診療報酬の範囲内での基本的な治療でいい」、「お産のように人生で1、2度の経験を豊かにしたい」、「最後まで心に寄り添って看取ってほしい」――といった期待のうち、自院のやりたいことと合致するものはどれかを考えます。

そして、実際に提供しているサービスが他院と差別化できた場合、つまり、施設や担当するスタッフのスキルによって高い治療成績が実現できたり、施設・アメニティ・接遇を通して医療以外でも心地よい体験を提供できたりした場合、それらが一定期間持続的に提供されれば、ブランドは構築されます。

こうして構築したブランドを強化するためには、マーケティング的な考え方も重要です（図表2－25）。①まず顧客（患者）から、ある種の期待値とともにブランドとして〝認知〟されます。②その認知に基づいて利用した顧客（患者）に対して、期待を裏切らないサービスを提供することで、〝信頼〟を勝ち得ます。③そしてその信頼が一定以上高まり、継続的に成果を出し続けることができ、顧客がサービス提供を受けるなかで今までにない経験を味わったときに、〝愛着〟が湧きます。

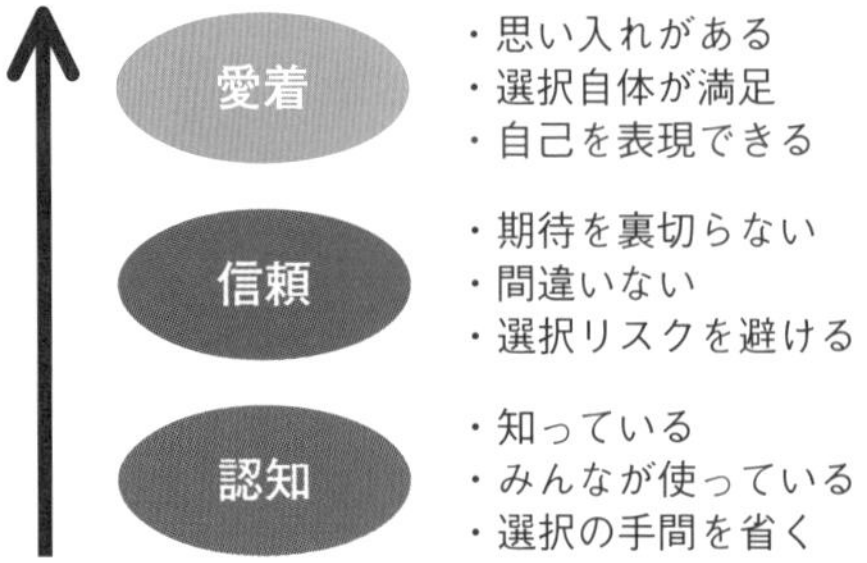

筆者が支援してきた医療機関のなかにも、一見すると施設の老朽化が目立つ普通のケアミックス病院でありながら、スタッフがいつも笑顔で対応し、先生方も献身的な医療をし続けたところ、近所の川の氾濫で水害にあった際に元患者から１００万円単位の寄付を何件も受けたケースがあります。また、退院患者さんからのお礼の手紙が数多く届く医療機関もあります。さらに言えば、医療事故が起きた際に主治医から家族に対して事実をきちんと説明したところ、家族からはむしろ感謝されて許されたというケースもあります。こうして見ると、医療機関にとってブランド構築・強化は非常に重要な経営のテーマであることがわかります。

また、ブランドが強化されてくると、さらなる好循環が産まれることがあります。まず、ブランドが強くなることで口コミ等が良いかたちで広まり、来院患者が増えますし、また、その施設として期待に応えやすい専門性を求める患者さんが来院するようになります。そうすると収益が拡大するだけでなく、広告等の費用を抑えることもできます。結果として〝お金〟の自由度が増します。そうして余裕ができたお金を元手に、施設や機器に投資し、優秀なスタッフを集めることができれば、強みがさらに増します。そうして強みが明確になれば、さらにチャレンジを進めることができ、結果としてブランドがより強固になっていきます。

こうしてブランドの好循環が回り出すと、さらに顧客（患者）が集まり、ス

図表 2-25　ブランド強化の３段階

愛着
・思い入れがある
・選択自体が満足
・自己を表現できる

信頼
・期待を裏切らない
・間違いない
・選択リスクを避ける

認知
・知っている
・みんなが使っている
・選択の手間を省く

タッフも自律的に動ける余地が増えてきますし、結果として収益力も上がってきます。

4 医療機関におけるブランドの構築

最後に、貴院の専門である産婦人科と内科の事例を中心に、医療機関におけるブランド構築の事例を紹介したいと思います。

まず、事例の紹介に先立って、ブランド構成要素を分解するためのフレームワークを示します（図表２－26）。

ブランドターゲットは、このブランドが中心的に対象としている顧客を指します。当然、コアとなる顧客以外にも顧客はいるのが普通ですが、ブランドの立ち位置を明確にするために顧客像を絞り込んで特定します。

ブランドエッセンスは、ブランドが顧客に対して約束しているものを指します。医療機関ならば、「○○の専門医療」であったり、「心のこもった接遇」などを指します。

ブランドパーソナリティは、そのブランドから感じられる印象を人格として示します。医師としてのプロフェッショナルを強く感じる場合もありますし、何でも気軽に相談できる雰囲気の場合もあります。

そのうえで、心理的に感じられる価値と機能的に感じられる価値があ

図表 2-26 ブランド戦略の構築

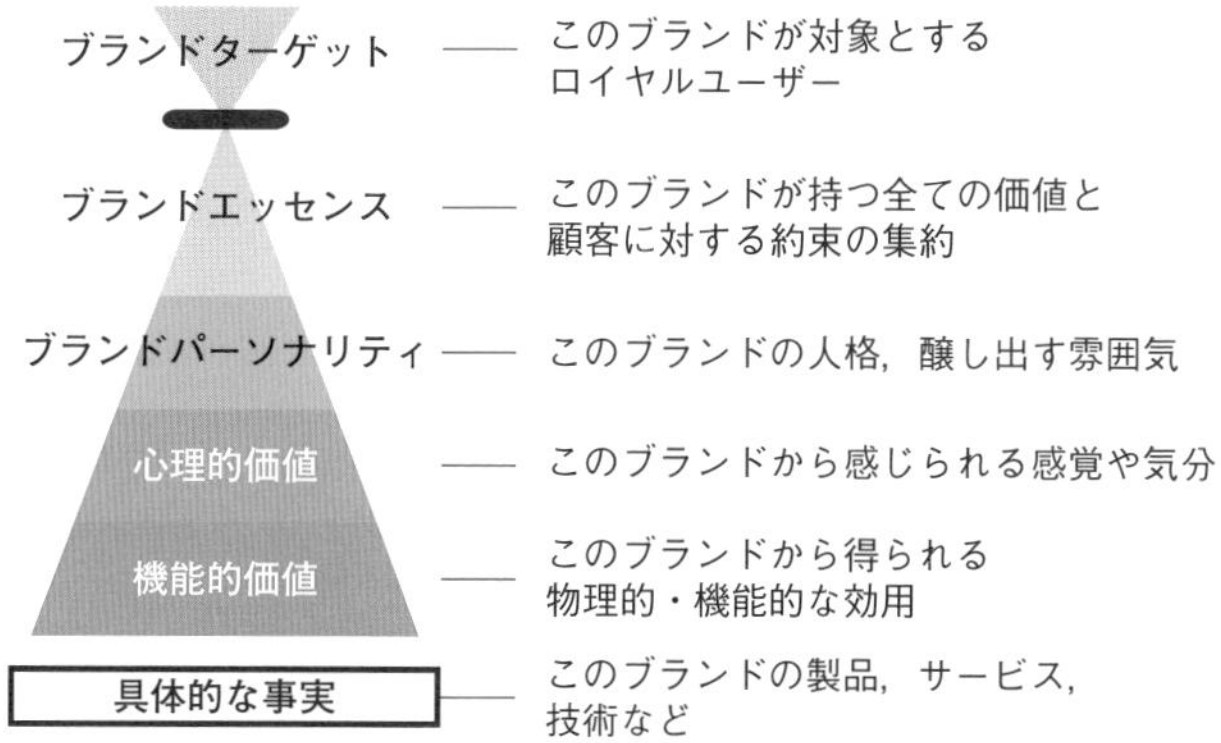

ブランドターゲット	このブランドが対象とするロイヤルユーザー
ブランドエッセンス	このブランドが持つ全ての価値と顧客に対する約束の集約
ブランドパーソナリティ	このブランドの人格，醸し出す雰囲気
心理的価値	このブランドから感じられる感覚や気分
機能的価値	このブランドから得られる物理的・機能的な効用
具体的な事実	このブランドの製品，サービス，技術など

り、具体的な事実がその裏付けとなります。このフレームワークに沿って要素分解することで、ブランドを組み立てることが可能となります。

産婦人科病院の場合（図表2－27）

まず一つ目にご紹介するのは、地域密着の産婦人科病院の事例です。この病院のコアターゲットは富裕層ではなく、地域の平均的な所得層の妊婦とその家族になります。地域の多くの妊婦さんにお産してもらうために、ブランドエッセンスとして「安心・安全なお産を地域ナンバーワンで提供すること」を目指しています。ここでは富裕層向けの素晴らしいアメニティや、低所得層向けの最低限の価格とサービスではなく、中間層を視野に入れています。

そのうえで、お産は病気ではないという視点によって、人間的な温かみとプロフェッショナルの両立をブランドパーソナリティとして目指しています。心理的にはお産時の不安を取り除くような施設・接遇を心がけ、機能的には複数の専門医を有しながら必要十分なお産施設を整備しています。そして、地域で最も多くお産を手がけているという事実が、ブランドの裏打ちとなっています。

この病院ではこのブランドによって、少子化でありながら順調に分娩件数と専門医を増やし続け、近年は施設を拡張するべく建替えも実施し、さらなる成長を遂げつつあります。

ケアミックス病院の場合（図表2－28）

図表 2-27　ブランド戦略の例：地域密着の産婦人科病院

ブランドターゲット	お産をする妊婦とその家族（平均的な所得層）
ブランドエッセンス	安心・安全で地域 No.1 のお産経験を
ブランドパーソナリティ	人間的な暖かみとプロフェッショナル
心理的価値	安心感，守られている感覚，非日常性
機能的価値	LDR や各種分娩施設，華美ではないが綺麗な内装 十分な経験を有する複数の専門医 ハイリスク時における信頼のある連携先
具体的な事実	産科，分娩医療（地域最多の年間お産件数○件）

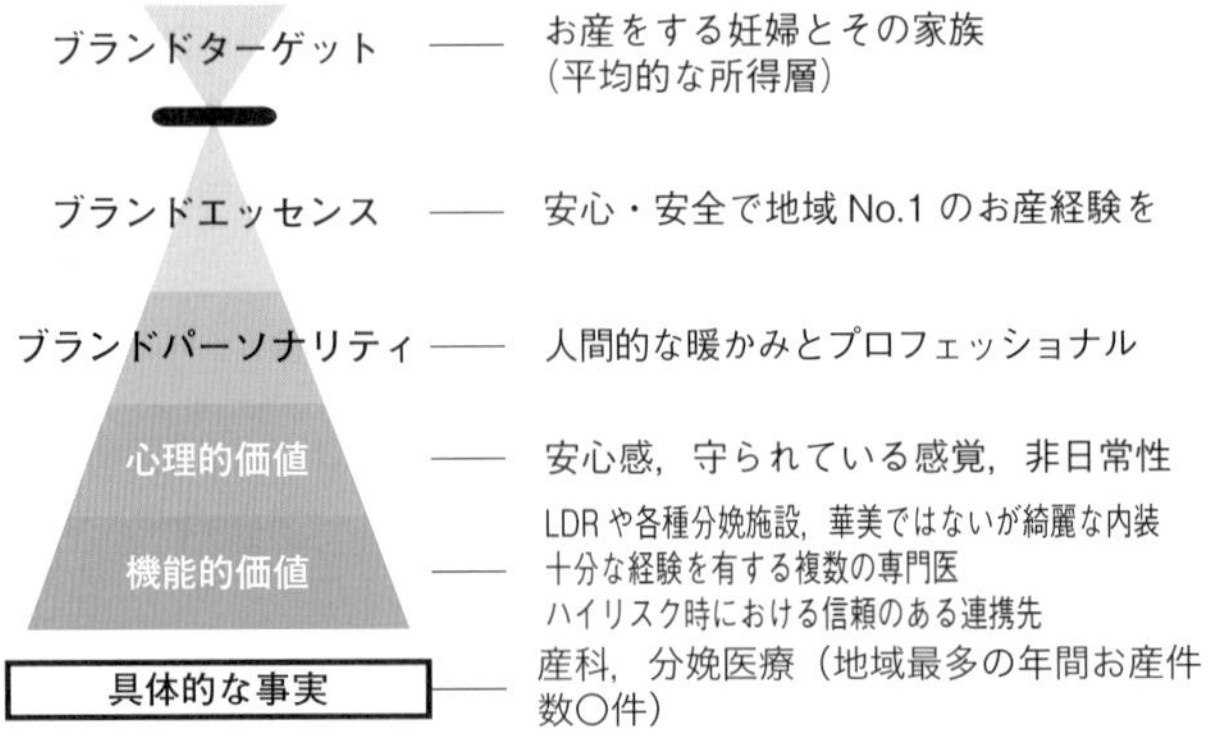

次にご紹介するのは、地域密着のケアミックス病院です。内科系を中心とした急性期医療と透析の専門医療を手がけており、一次から二次救急的な患者と透析患者をターゲットにしています。

こうした地域のかかりつけ的なポジションのため、ブランドエッセンスも、「何かあったらまず相談できる（相談する）施設であること」と「透析では地域ナンバーワンであること」を目指しています。ブランドパーソナリティも気軽さや気安さ、安心感を目指しており、医療機関にどうしても存在する敷居の高さを施設の作りや接遇、マーケティングで低くする努力を続けています。心理的には地域に医療面での安心感を提供し、機能的には一般急性期＋透析として必要十分な施設と複数の専門医を有しています。実績としては、内科のベッドが常に80％以上稼働し続ける状況と、一定数以上の透析患者を維持し続けています。

この施設でも、近隣に新設の急性期病院等が設立されるなど、競争的にはきびしい状況が続いていますが、それでも外来患者数が微増するなど、一定のポジションを維持できるくらいにはブランドを確立しています。

女性向け健診センター（図表２－29）

最後に女性向け健診センターの例です。この施設のターゲットは、名前のとおり女性の高額人間ドック受診者です。ブランドエッセンスは、女性に特化した高度検査と、高額であるがゆえに一段高い満足感を与え

図表 2-28 ブランド戦略の例：地域密着のケアミックス病院

ブランドターゲット	内科系一般急性期と透析医療を必要とする地域の患者
ブランドエッセンス	何かあったらまず相談できる病院 透析の専門病院
ブランドパーソナリティ	気軽さ，気安さ，安心感
心理的価値	地域で安心して生活ができる 医療的な問題が起きたら，頼ることができる
機能的価値	CT（16列），アンギオ 一般病棟，地域包括ケア病棟，療養型病棟 複数の内科・外科専門医
具体的な事実	内科全般の一般急性期医療（80％稼働） 質の高い透析医療（透析常時〇人）

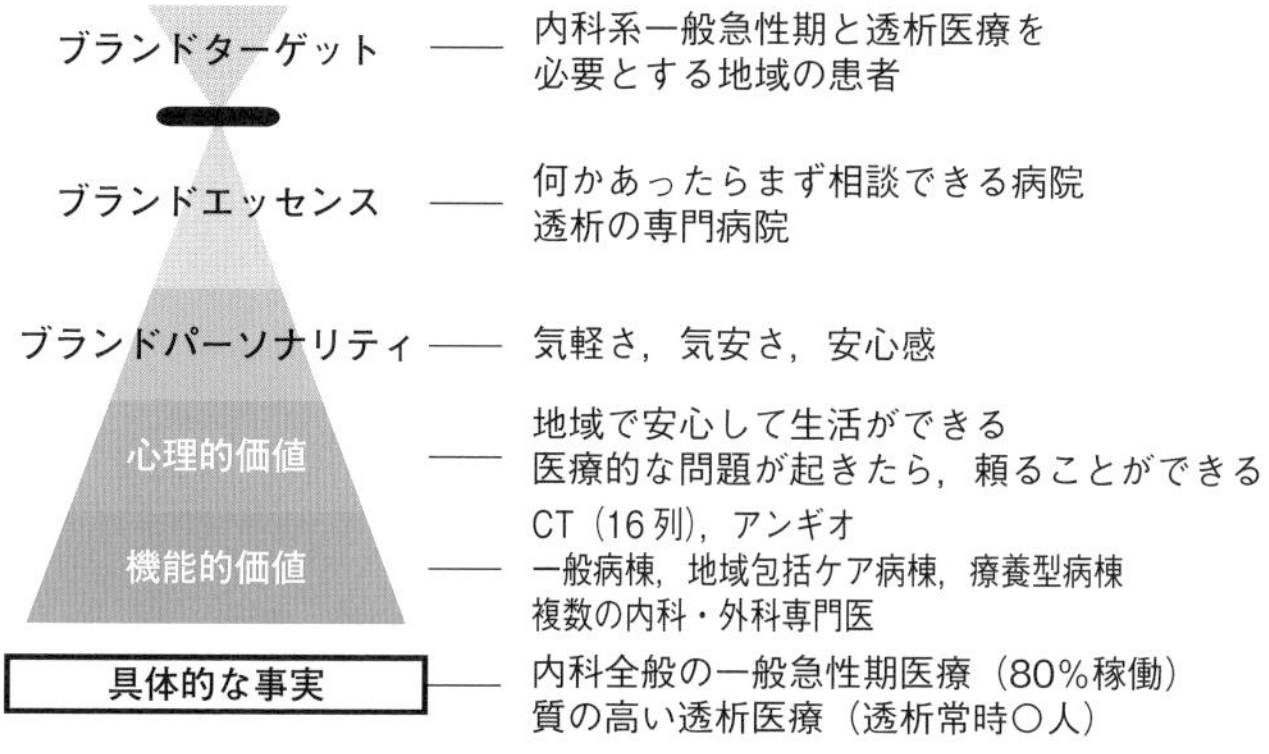

るレベルの接遇です。ブランドパーソナリティとして、「女性に優しく、女性のことをよく知っている」ことを目指していて、様々な気配りを日々行っています。心理的には、女性ならではの配慮したプライバシー空間や化粧直しなどの空間を設け、冷え性対策の特性ブランケットを準備したりアメニティを充実させたりし、機能的にはスタッフを原則女性のみとし、婦人科・乳腺の高度検査機器と専門スタッフを揃えています。

実際に受診者は女性ばかりですが、結果的に多数の受診者を獲得でき、結果として同じコンセプトの分院を開設するなどの展開を図っています。

＊　＊　＊

以上が、医療機関におけるブランドの考え方と、産婦人科や内科系のブランド構築事例の紹介となります。

ブランドと聞くとどうしても〝高級ブランド〟を想像して、医療機関でイメージすることはむずかしいと思います。しかし、医療機関におけるブランドとは、「患者・受診者との間で提供する医療・サービスに関して一定の期待値を与えるような約束を締結すること」ですので、医療機関のあらゆる業態でもブランドを構築することは可能です。改めて自院を見直して、ブランド構築に取りかかってもらえたらと思います。

図表 2-29　ブランド戦略の例：女性向け健診センター

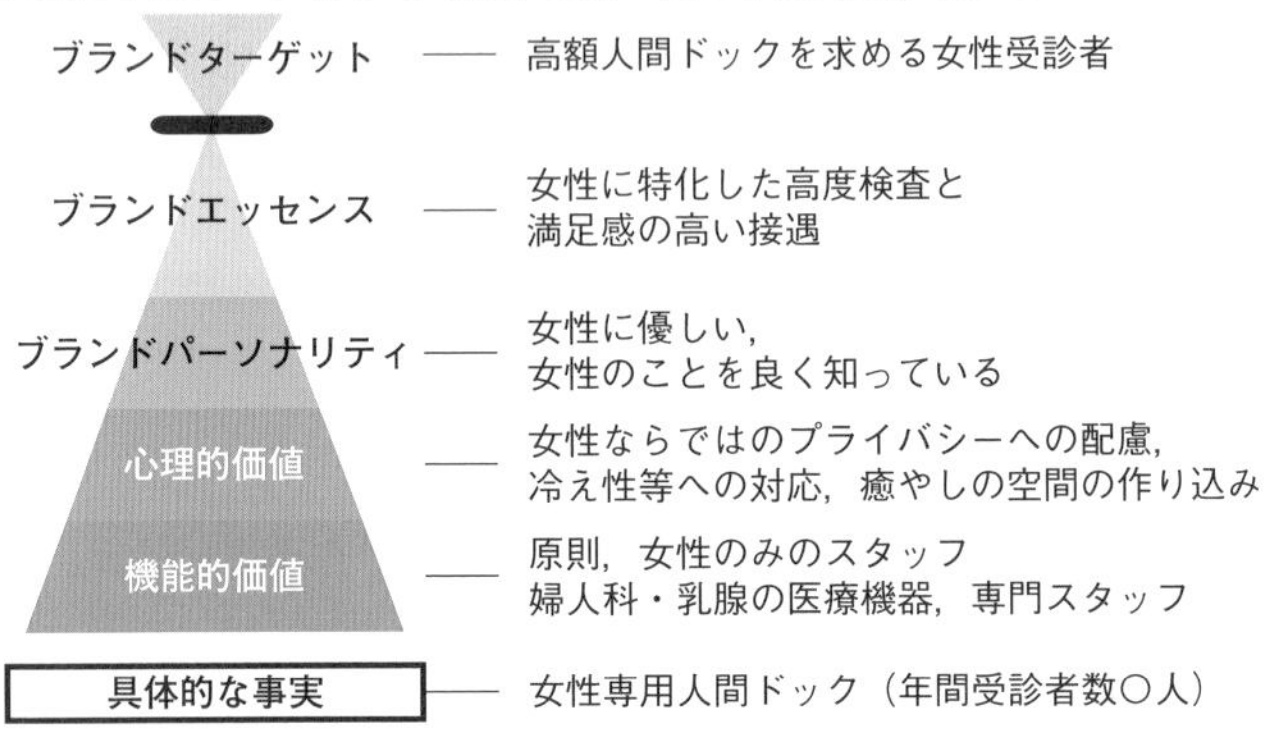

ブランドターゲット	高額人間ドックを求める女性受診者
ブランドエッセンス	女性に特化した高度検査と 満足感の高い接遇
ブランドパーソナリティ	女性に優しい， 女性のことを良く知っている
心理的価値	女性ならではのプライバシーへの配慮， 冷え性等への対応，癒やしの空間の作り込み
機能的価値	原則，女性のみのスタッフ 婦人科・乳腺の医療機器，専門スタッフ
具体的な事実	女性専用人間ドック（年間受診者数○人）

Method 13

在宅医療への取組み方法は？

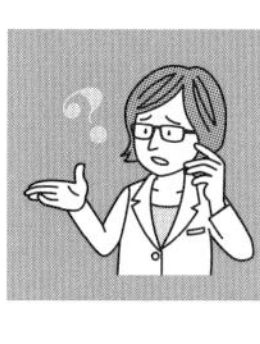

Q

地方の都市部にある１００床のケアミックス型病院です。ここ数年、周辺診療所による在宅医療への取組みが活性化し、また、近隣の病院が在宅医療を始めたという噂も耳にしています。中小病院にふさわしい在宅医療への取組み方法について教えてください。

在宅医療は、ここ10年ほどで急激に制度や仕組みが整備されてきました。この急な整備の背景には、日本が抱える構造的問題があります。それを語るには、まず日本人がどこで亡くなってきたかについて知る必要があります。

１　亡くなる場所の推移と受け皿

図表２－30は、日本人が亡くなった場所に関する過去70年間の統計です。戦前は80％以上の方が自宅で亡くなっていましたが、戦後、全国的に病院の整備が進んで自宅と病院の比率が完全に逆転し、ピーク時には病院で亡くなる方が80％以上いました。しかし、ここ10年ほどで新しい死に場所として施設（介護施設、老人ホーム）が登場し

図表2-30　死亡場所別に見た年次死亡数の割合

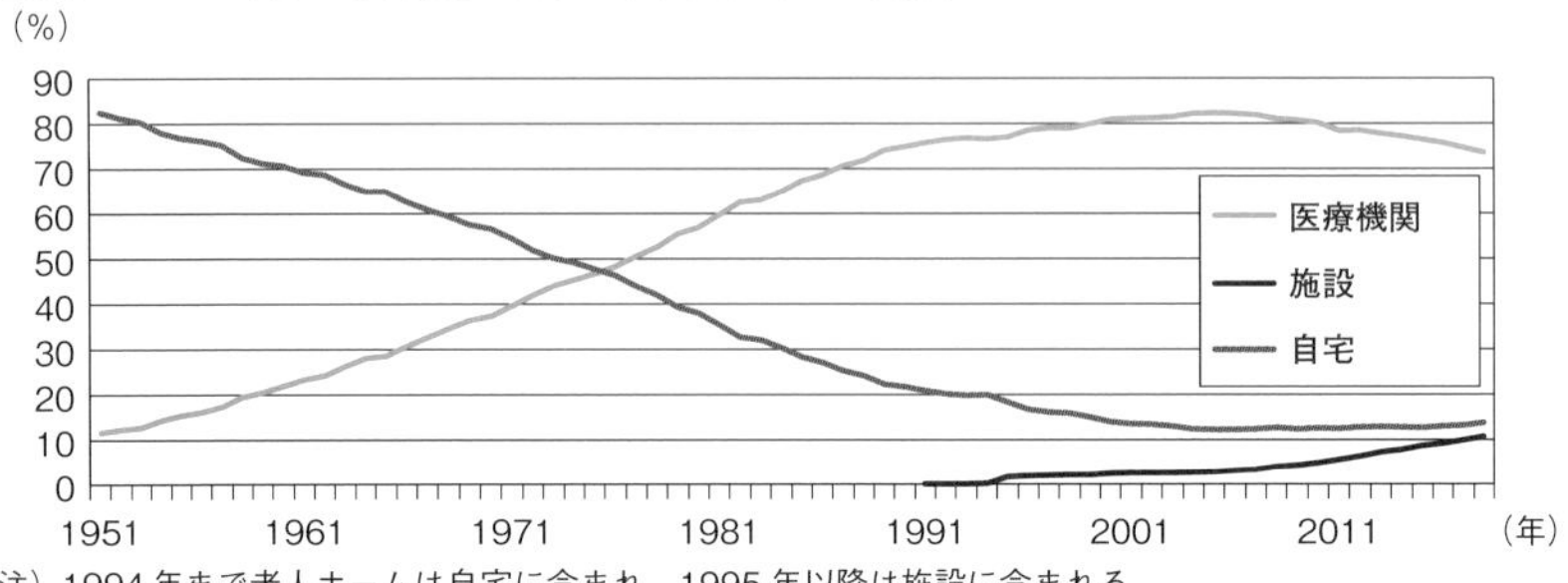

注）1994年まで老人ホームは自宅に含まれ，1995年以降は施設に含まれる
出典：厚生労働省「人口動態調査」

て徐々に割合を増やし、２０１３年現在、病院で亡くなる方は79％、自宅が少し盛り返して13％、施設が７％のシェアを占めるようになりました。これは、近年の高齢者の増加により、病院のキャパシティが限界に達して亡くなるまで面倒を見られず、徐々に自宅・施設へのシフトが進み、また診療報酬等の政策もそれを後押ししたためと考えることができます。

この考え方をもとに、当社独自に看取り場所の将来推計をしたのが図表２－31です。図表２－31は、図表２－30の死亡場所の割合のグラフを、死亡の絶対数で表したもので、将来については、現在の病床数と病院での看取り数を前提としています。この考え方によると、今後30年で最大36万人の患者の看取り場所を検討する必要があります。

2　地域包括ケアシステムの構築

このような構造変化を背景に、最近、厚労省から自治体に下りている政策の一つが地域包括ケアシステムの構築です。地域包括ケアシステムとは、日常生活圏域（30分で駆けつけられる中学校学区程度）を一つのエリアとして、その地域内で医療・介護・住まい・生活支援等のサービスを完結し、生涯にわたって住民がそのエリアで住み続けられる仕組みです。

これは概念としてはわかりやすいのですが、実行は簡単ではありません。地域ごとに今の実状を反映しながら、まずは住まい＝老人ホーム、高齢者住

図表 2-31　死亡場所と看取り場所の将来推計

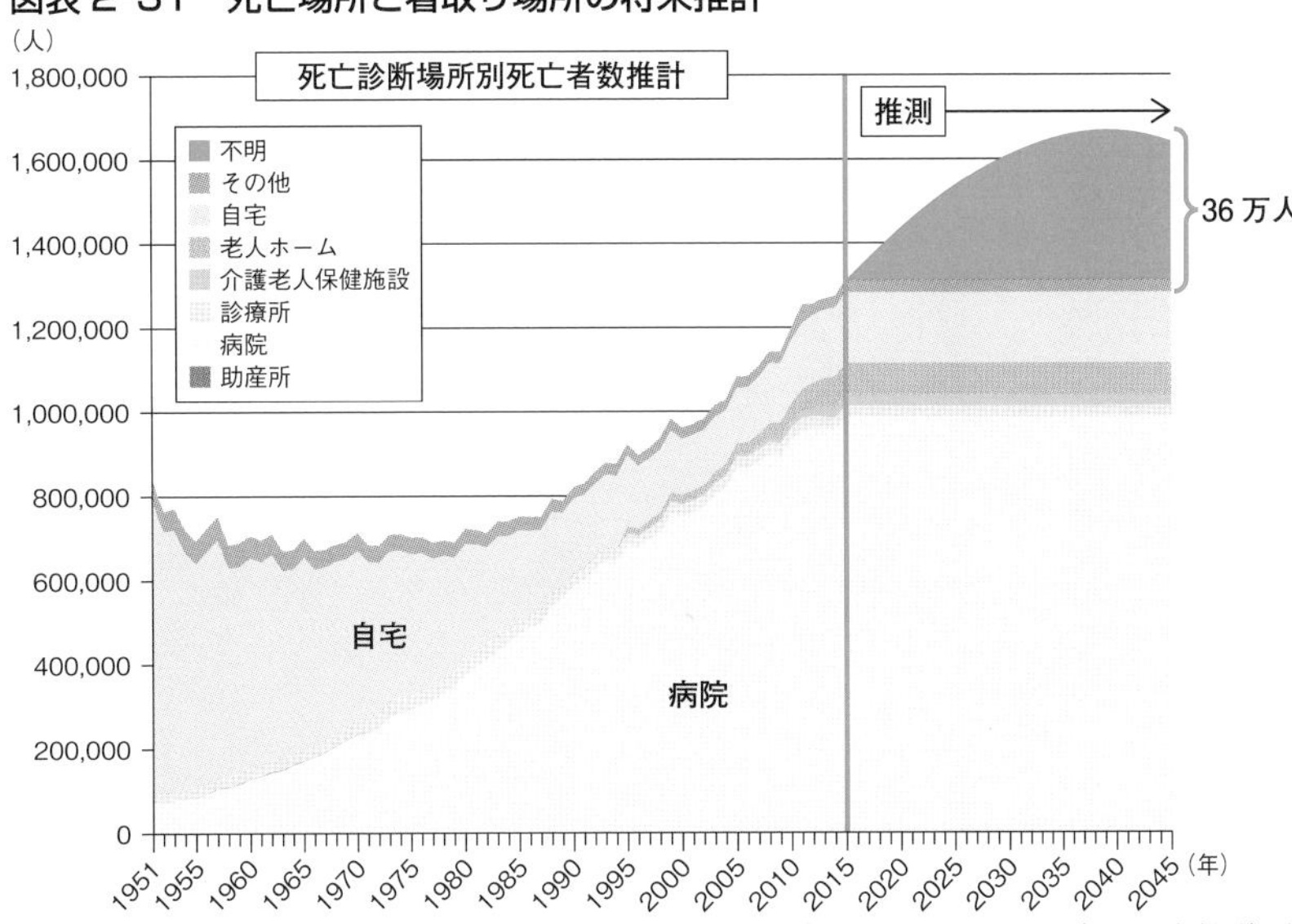

出典：厚労省「人口動態推計」，国立社会保障・人口問題研究所「日本の将来推計人口（2017 年推計）出生中位死亡中位推計」

宅、介護施設を整備し、そこで亡くなるまでの面倒を見るための訪問診療や訪問看護・介護、生活支援の事業者を整備して、互いに連携を取りながら地域住民を診る（看る）ことになります。

3　在宅復帰率による在宅医療推進

また、このような地域包括ケアシステムと呼応して、診療報酬制度も大きく転換を始めています。なかでも２０１４年度改定から７対１入院基本料で導入された在宅復帰率は大きなインパクトを与えました（図表２－20、121頁）。

これまでも、回復期リハビリ病棟、老人保健施設などでは在宅復帰率が導入されていましたが、急性期の７対１入院基本料の施設基準、地域包括ケア病棟の施設基準、また在宅強化型としての療養型病床や有床診療所には加算が導入されました。そして、各病棟・病床形態ごとに〝在宅〟の定義が定められ、一定数以上の患者を特定の施設形態に退院させることが求められるようになりました。

また、それぞれの施設ごとに数値による基準値が定められ、２０１６年度改定では7対1入院基本料の施設基準が厳格化されるなど、厚労省は改定時にこの数値を変化させることで政策の速度をコントロールできることになりました。つまり、人口構造の変化、亡くなる場所の変化を見ながら、病院の患者をこれまで以上に在宅に出す必要があると思えば、在宅復帰率の数値を引き上げるといった施策が可能になったということです。診療報酬はこれまでの〝太陽〟的施策から、病院から在宅へ強引に患者を退院させる〝北風〟的施策への転換を意図しています。

4　中小病院の対応策

このような環境変化のもと、個別の医療機関、特に貴院のような中小病院はどのような対応を検討すべきでしょうか。まず、病院にとっては２００床という規模が、施設基準上の分かれ目になります（図表２－32）。

２００床以上の病院

２００床以上の病院は、在宅療養支援病院の施設基準を満たすことができません。つまり、比較的点数が優遇されている在宅時医学総合管理料等の点数を取ることができず、単独で在宅に打って出ることがむずかしい状況です。２００床以上の病院にとっては、在宅患者の増加に対し、地域包括ケア病棟の設置などにより地域の在宅患者を急変時などに受け入れる後方病院としての戦略を選ぶか、または自ら診療所を開設し、在宅療養支援診療所を開設するか――が主な戦略になります。しかしながら、２００床以上の病院にとって、診療所の開設、特に在宅を中心とした診療所の開設は、勤務医の意識改革等を必要とする非常に手間のかかる施策になります。

２００床未満の病院

一方で２００床未満の病院は、在宅療養支援病院を取得し、直接在宅医療に取り組むことが可能です。そのため、在宅医療への取組みも、以下のように多面的に検討を進めることができます。

図表 2-32 地域病院の戦略オプション（在宅復帰率の解決）

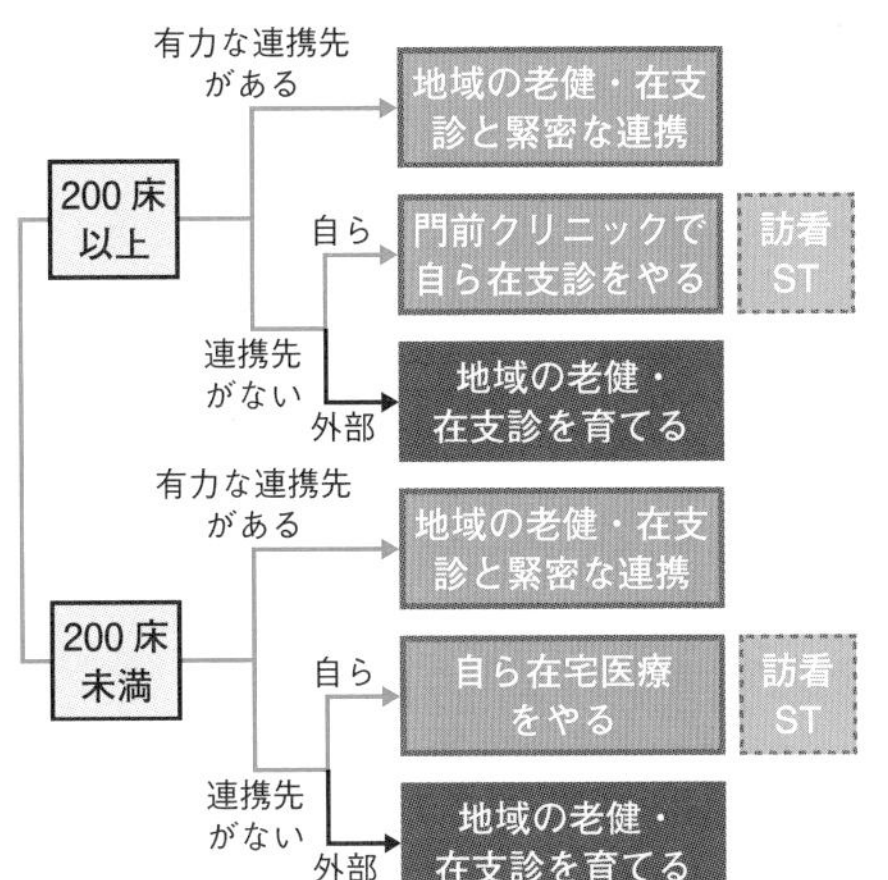

①　地域連携を強化し、在宅施設・診療所の後方支援的な病院となる
②　自ら在宅療養支援病院となり、積極的に在宅医療を行う
③　①と②を組合せ、後方支援的な機能を強化しながら、一部は自ら在宅を行う

これらの施策は、貴院を取り巻く環境との兼ね合いで検討するのがよいと思います。

①地域の在宅施設・診療所の後方支援的な病院となる

①を実行する背景には、地域にすでに介護施設や老人ホーム、在宅診療所の存在があり、それらの施設が急変時の入院先等に困っていることを前提にしています。病院にとっても、勤務医やスタッフを説得する範囲が限られ、連携強化を図っている一部の施設や診療所を中心に、多少無理してでも入院の受入れや検査対応を行うかたちになるため、比較的導入しやすい考え方です。

②自ら在宅療養支援病院となる

②は、逆に地域の基盤が整っていない場合です。周辺に在宅療養支援診療所がまったくない地域だと、急性期病院や回復期リハビリ病院が退院先探しに困っていて、患者さんを元々住んでいた地域から遠く離れた施設や療養型病院に送っている状況もよくあります。

この場合は、貴院が積極的に在宅医療の実施を検討するべきです。そうしないと、在宅医療を手掛ける医療機関がないことで老人ホーム等の施設進出も鈍化しますし、地域に長年住んだ患者さんが徐々に地域から追われてしまうおそれが高くなります。これは、ひいては貴院の診療圏人口を減らすこととなり、将来的に自分のクビを締めてしまうことになります。実際に在宅療養支援病院を始めるには、勤務医やスタッフの説得、夜間当直の体制整備等、検討事項が多く非常に大変ですが、ぜひ前向きに検討してもらいたいと思います。

②の施策を進めるに当たって、近年の診療報酬改定で大きく減額された在宅の点数が頭をよぎるかもしれません。しかし、改めてよく考えてみると、在宅医療を病院で行うメリットは少なくありません。

（1）施設・自宅活用により患者さんの退院先を確保できる
（2）入院患者の確保ルートとして、外来・紹介・救急に加えて在宅を確保できる
（3）同一建物（10名以上）の場合でも、月2回訪問で約2万円と高くはないが、訪問の人件費は賄える
（4）そもそも病院として街中に出ていくことから、知名度向上につながる

これらのメリットのうち、（1）と（2）は診療所では受けることのできない恩恵になります。特に、前述した在宅復帰率等の導入により、10対1等の一般病院は入院患者確保に苦戦を強いられ始めており、当社支援先でも病床稼働の確保に苦慮している医療機関が増え始めています。今後の厚労省の上手な舵取りに期待したいところですが、個別の医療機関の事情までは加味してもらえない以上、どうしても個別の医療機関として、環境変化にあわせた患者確保の施策作りが重要なテーマになります。

③後方支援的機能の強化＋自ら在宅医療

③は①と②のミックスですが、これこそが中小病院が目指すべき姿だと考えています。地域包括ケアシステムが

普及するにつれて、多くの重症患者が地域に住み続けるようになります。そして、在宅患者の急変時を支える〝地域密着型病院〟の存在感がよりいっそう増していくことは間違いないと思っています。一方で、地域包括ケアシステムは狭いエリアごとに考えていくため、どうしても訪問診療の施設が足りないエリアも出てくると思われます。そのようなエリアで〝地域密着型病院〟が自ら訪問診療を手がけることで、その地域の住民・行政だけでなく、わざわざ遠方から来なくてはならなかった診療所からも感謝される可能性があります。

中小病院の戦略という観点に立った場合、当然、在宅や訪問診療をまったく実施しない、関わらないという選択肢も可能です。しかしながら、度重なる改定で7対1入院基本料の施設基準が大きく絞られ続けてきたことからも、在宅や訪問診療を行わない医療機関には、独自の戦略構築が求められます。

筆者は次のようなカテゴリに分かれると思っています。

（1） 特定分野の急性期特化（内視鏡下手術、整形外科手術、循環器領域等）
（2） リハビリテーション特化（回復期リハビリ、24時間365日リハビリ）
（3） 地域包括ケア＋在宅機能強化（地域包括ケア病棟、在宅療養支援病院）
（4） 療養型（ケアミックス）

このなかで（2）と（4）については、全国的に専門病院が登場しており、これから新しく施策として選択するのは、人員確保や業務改革等の観点から困難な可能性が高いと思います。

そうなると、（1）か（3）になります。まずは（1）の急性期特化によって特定分野での地域ナンバーワン病院を目指し、それがきびしいようであれば、中途半端な急性期＋後方病院では制度上の後押しもないですから、（3）を視野に入れて戦略を構築することになると考えています。

Method 14

オンライン診療への対応

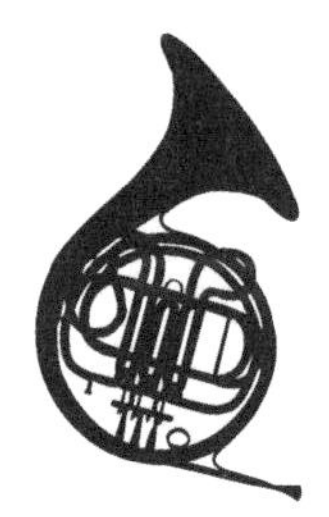

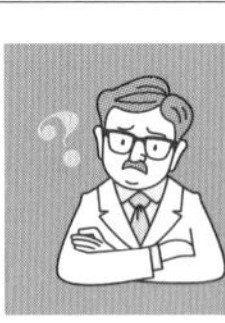

Q 郊外にある内科・小児科の無床診療所です。これまで生活習慣病患者と風邪などの軽度急性期の患者を多く診てきました。しかし、新型コロナウイルスの出現で状況が一変してしまいました。患者の受診控えは一時ほど悪くはありませんが、それでも1～2割の減少が続いています。こうした状況を打破できるのではと、これまでの電話再診に加えてオンライン診療を検討したいと思っています。オンライン診療への対応のポイントを教えてもらえませんか。

1　オンライン診療に関する診療報酬改定のポイントと新型コロナウイルス

オンライン診療は、2018年度診療報酬改定において初めて設定された制度です。新しい診療スタイルとして普及が見込まれていましたが、算定要件等のきびしさもあって現実に算定された件数はきわめて限定的でした。それを受けて、2020年度改定では、オンライン診療のさらなる普及を見越し、要件の緩和等が行われました。

そして、それと並行して2019年から世界的に発生した新型コロナウイルスが日本でも感染拡大し、2020年4月には初回の、2021年1月には2回目の緊急事態宣言が発令されるなど、外出自粛が強く要請されました。そのため、病院／診療所の外来においても、患者さんの受診抑制が働き、各医療機関は大幅な減収に見舞われています。こうした流れのなか、新型コロナウイルスの感染拡大抑制に寄与するという観点から、オンライン診療の臨時的な規制緩和が行われています。

今回のご回答は、２０２０年度診療報酬改定と新型コロナウイルスの影響およびその対応としての臨時的措置を加味しつつ、クリニックが取るべき対策について整理していきます。

【オンライン診療における2020年度診療報酬改定】

①オンライン診療を始めるにあたって、事前の対面診療期間を「6月」から「3月」に短縮

②対象患者に対して、「緊急時に概ね30分以内にかけつけられる」という要件が削除され、代わりに原則対面としつつもやむを得ず対応できない場合に受診する医療機関を事前に説明しておくことと変更

③オンライン診療対象患者として、慢性頭痛および一部の在宅自己注射患者が追加

④オンライン医学管理料が削除され、代わりに特定疾患療養指導料等の医学管理料において〝情報通信機器を用いた場合：１００点〟という記載に変更

⑤へき地、医療資源が少ない地域では、やむを得ない場合に初診からオンライン診療の算定が可能。また主治医が他の医療機関からオンライン診療を行うことも可能

⑥ニコチン依存症管理料、外来栄養食事指導料等において2回目以降の一部で、〝情報通信機器を用いての診療〟が可能

これらの改定は、オンライン診療導入におけるハードルを若干下げる効果が見込まれていて、対象患者も少し広がることから、漸次的なオンライン診療の普及に寄与すると考えることができます。

しかしながら、この改定が実施に移る前に、新型コロナウイルスの感染拡大が発生し、新型コロナウイルスの感染拡大抑止に寄与する観点から、オンライン診療／電話診療の各種要件が大幅に緩和され、点数も一部引き上げられました。

【新型コロナウイルス対応としての臨時的なオンライン／電話診療の要件緩和】

①電話や情報通信機器を介した新患や初診に対して、初診料214点の算定が可能（これまでは対応不可）

②再診の場合は、オンライン診療71点ではなく、電話再診73点の算定が可能

③特定疾患療養管理料等の「情報通信機器を用いた場合」が注に規定されている管理料を算定している患者については、再診時に147点（これまでは100点）を算定（通院・在宅精神療法も追加）

④本人確認は、テレビ電話／web面談の場合は画面で保険証の確認、医師は顔写真付き身分証明書を提示とし、電話の場合は患者保険証をFAXで医療機関に送付

⑤処方箋はFAXでのやり取りでも可（ただしあとで原本を保険薬局に郵送）

⑥初診対応分については、実施状況を都道府県に毎月報告

⑦本臨時措置は、新型コロナウイルス感染拡大が収束するまでを期限とし、原則として3カ月ごとに検証

本書を執筆している現在（2021年1月）、ワクチンの接種に向けた準備がスタートしているものの、一方で新型コロナ感染拡大の第3波が到来しており、そうした状況と日本全体における手洗い等の感染管理対策の意識が向上したことを背景に、患者さんの受診控えや風邪等の外来患者減少は、恒常的に続くものと考えられます。

2　貴院における経営課題（図表2－33）

オンライン診療に関する診療報酬改定は、要件の緩和等に留まり、点数の変更は実施されませんでした。そのため診療報酬改定による影響は軽微な状況です。一方で、新型コロナウイルス感染拡大と緊急事態宣言における自粛要請による受診抑制の影響は甚大で、本書執筆時点でも多くの医療機関で外来患者数は、1～2割の減少が続いています。

3　対応策案と概算シミュレーション

では、具体的にどのような対応策が可能でしょうか。本企画書では、次のようなステップでシミュレーションを実施しました。

①新型コロナウイルス感染拡大に伴う受診抑制が起きる
②新型コロナウイルス対応の臨時措置としてオンライン診療を開始する
③新型コロナウイルス感染収束に伴い臨時措置が解除され、通常の診療報酬に則って医療機関運営がなされる状態に戻る（ただし患者数の一定程度の減少は継続）

まず前提として、議論をシンプルにするために対面診療時における検査や処置等の点数を加味せずに進めます。図表２－34にあるように、初診／再診料に処方箋料と機能強化加算、一般名処方加算、特定疾患処方管理加算等を加算した設定となっています。また再診患者は生活習慣病等の慢性期患者を念頭に、特定疾患療養管理料を算定していることを前提としています。

２０２０年診療報酬改定において、一般名処方加算2が4点⇒5点にアップしましたが、同年4月の患者数は新型コロナウイルスの影響で初診患者数▲５人（▲50％）、再診患者数▲５人（▲13％）となったため、4月の収益は、前年同月比▲99万円（▲19％）と非常にきびしい状況です。

ここでオンライン診療を導入したことで、受診控えをしている患者さんを一定程度引き戻せたと仮定します。具体的には対面診療の患者数減はそのままで、オンライン診療の患者が1日5名（うち初診1名、再診4名）増患したと仮定します。オンライン診療の点数は、新型コロナウイルス対応の臨時措置時（図表２－34）には、初診：３０５点（初診料２１４点、処方箋料68点、一般名処方加算5点、特定疾患処方管理加算18点）、慢性期疾患の再診：３６０点（電話等再診料73点、明細書発行等体制加算1点、処方箋料68点、一般名処方加算5点、特定疾

者数	単価（円／人）				月間収入計（21日想定）				
	対面		オンライン						
再診数	初診	再診	初診	再診	対面	オンライン	合計	（改定前との差）	
0	4,580	4,890			5,069,400	0	5,069,400		
0	4,590	4,900	3,050	3,600	4,083,450	0	4,083,450	−19%	−985,950
4	4,590	4,900	3,050	3,600	4,083,450	383,250	4,449,900	−12%	−619,500
3	4,590	4,900		2,390	4,584,930	150,570	4,735,500	−7%	−333,900

患者減による影響で大幅減

減額幅を−7%まで抑制

部以外	新型コロナウイルス対策としての臨時的取扱い							
	初診		再診					
			慢性疾患			慢性疾患以外		
電話再診	対面※1	オンライン電話	対面※1	オンライン	電話	対面※1	オンライン	電話再診
	288	214						
	80							
			73		—	73		
				~~71~~			~~71~~	
			52		—	52		
73				73	73	—	73	73
1			1	1	1	1	1	1
68	68	68	68	68	68	68	68	68
5	5	5	5	5	5	5	5	5
	18	18	66	66	66			
			225		—			
				147	147	—		
147	459	305	490	360	360	199	147	147

通常時の239点より121点高い

※4 新型コロナウイルス対策としての臨時的取扱いについては，現時点では実施の可否は明確ではない

※5 新型コロナウイルス対策としての臨時的取扱いについては，病院では対面の場合　100床未満：147点，100床以上200床未満：87点

患処方管理加算66点）となり、オンライン診療の導入によって収益減のインパクトは若干和らぎ、▲62万円（▲12％）となることがわかります。

当然、オンライン診療のマーケティングしだいでは、さらなる増収も見込まれますが、筆者が現時点で確認できている各医療機関の実績によれば、このあたりが現実的な見通しとなります。

そして次に、臨時的措置解除後の試算を実施します。臨時的措置が解除されると、受診控えをしていた患者さんが一定数戻ってくることが予想されます。ただし、前述したように、100％元どおりというわけにはいかず、継続的な新型コロナウイルスへの脅威からの受診控えや全国的な感染管理の徹底によって、戻るとしても一定程度に留まると見込ま

図表 2-33 想定モデルにおける収入変化シミュレーション

	患者数				
	対面患者数			オンライ	
	小計	うち初診数	うち再診数	小計	うち初診
診療報酬改定前（通常期）	50	10	40	0	
2020年4月（新型コロナ発生後）	患者減 40	5	35	0	
2020年5月（臨時的措置によるオンライン／電話診療開始）	40	5	35	5	
2020年後半（臨時的措置の解除）	45	7	38	3	

オンライン診療は再診等患者数の１割以下のため，３人とな

図表 2-34 診療点数比較（院外処方）

点数	2020年4月診療報酬改定（通常時				
	初診		再診		
			慢性疾患の一部		慢性疾患
	対面※1	オンライン※2	対面※1	オンライン	対面※1
初診料	288	へき地のみ実施可			
機能強化加算※3	80				
再診料（時間外対応加算等は含まず）			73		7
オンライン診療料		71		71	
外来管理加算			52		5
電話等再診料					
明細書発行体制等加算※4			1		
処方箋料	68	68	68	68	6
一般名処方加算２　4点→5点	5		5		
特定疾患処方管理加算 1/2※4	18		66		
特定疾患療養管理料※5（診療所）			225		
特定疾患療養管理料（情報通信機器を用いた場合）				100	
計	459	139	490	239	19

※1　対面の場合，これ以外に対応次第で検査・処置料等が算定可能。新型コロナウイルス対策としての臨時的取扱いにおいては院内
　　アージ実施料（300点）が算定でき，算定要件も大幅に緩和
※2　医療資源の少ない地域においてやむを得ない事情がある場合のみ
※3　施設基準を満たす施設のみ

れます。

　仮に、本シミュレーションでは、減った分の半分（1日5人）が対面診療に戻ってくるという前提をおきました。また、この場合のオンライン診療は、制度としては臨時措置ではなく通常の診療報酬制度になるため、算定条件等はきびしくなりますが、新型コロナウイルス感染拡大抑止の観点からも継続して対応することが望ましいと考えられます。そこで臨時的措置解除後、オンラインによる初診は禁止となるため0人、再診は若干減って1日3人と仮定しました。通常の診療報酬制度では、オンライン診療対象患者数は再診等患者数の1割以下という基準もあるため、貴院におけるオンライン診療（再診）の上限は3人となります。

　また通常の診療報酬制度における

オンライン診療については、初診では不可、再診や加算も臨時措置よりも下がって、単価は239点（電話等再診料73点⇓オンライン診療71点、特定疾患療養管理料〝情報通信機器を用いた場合〟147点⇓100点）となることが見込まれます。これらの想定条件下でシミュレーションしたところ、診療報酬改定前&新型コロナウイルス発生前と比較して、月次収入は▲33万円（▲7%）と単価は低いですが、総額では減額幅をかなり抑制できることとなります。

4　具体的な対応策

上記のようなシミュレーション結果を基に、貴院における具体的な対策を検討していきます。大きな方向性は3つです。

1つ目は新型コロナウイルスの臨時措置を活かしてオンライン診療を試験導入、2つ目は試験導入したオンライン診療を中長期的な施策とするための仕組み作り、3つ目はオンライン診療の可能性を見極めたうえでのさらなる増患／費用削減です。

これらを具体的にみていきましょう。

(1)　新型コロナウイルスの臨時措置を活かしてオンライン診療を試験導入

2021年3月時点では、臨時措置を活かしてオンライン診療を導入された医療機関はまだそれほど多くないと認識しています。しかしながら、せっかくの臨時措置であるので、収益確保だけでなく、いろいろな意味で活かしてもらえたらと考えています。

例えば、オンライン初診の限界、オンライン診療による患者さんの評判、実際にオンライン診療のオペレーションを動かすうえでの課題の整理等です。

実際にオンライン診療を始めた施設でも、決して患者さんが大挙して押し寄せているわけではなく、前述したシミュレーション程度のインパクトではあります。それでも、ここでオンライン診療を試しておくことは、この先の新型コロナウイルスと共存する社会においても、とても重要な取組みではないかと考えています。

(2) 試験導入したオンライン診療を中長期的な施策とするための仕組み作り

続いて、試験導入をしたオンライン診療をもとに、臨時措置解除後のオンライン診療への取組み方について検討していただきたいと思います。診療報酬上、初診は認められておらず、再診も患者数の１割以下と定められています。また、点数も臨時措置よりさらに下がるため、現時点ではオンライン診療を柱にした経営を掲げることはきびしいと考えています。

しかしながら、新型コロナウイルスのワクチン接種の効果や治療のプロトコルの確立などは、まだ十分に明確にはなっておらず、さらに感染威力の強い変異型が登場するなど状況の見通しはまだまだ不透明なため、オンライン診療を使いこなして、再診患者の不安を取り除くことや、別の収益源を確保することは重要な施策と考えます。

(3) オンライン診療の可能性を見極めたうえでのさらなる増患／費用削減

そして、オンライン診療を使いこなすことで、次のような可能性も開けてくると考えています。まず増患については、１日の患者数としては再診等の１割以下とする制限のためにオンライン診療だけで増患を見込むのはきびしいと言えます。しかし、オンライン診療にきちんと取り組む施設であることで、「対面＋オンライン診療」を希望する患者さんにアピールすることは可能です。また、現在、政府においてオンライン診療の恒常化に向けた議論が始まっており、もしかしたら臨時措置の一部が、次回の診療報酬改定で通常の診療報酬に取り込まれる可能性もあります。

また、オンライン診療の業務プロセスがスムーズになってくると、対面診療でかかっていた費用の一部が削減できる可能性もあります。具体的には、受付や看護師の人件費や契約している駐車場の費用などです。オンライン診療は、仕組みしだいでは〈予約～事前問診～受付・会計〉をすべてシステムで対応することができますし、注射や処置がない分、看護師さん等の手を借りる必要がありません。当然、費用効果を出すためには一定以上の患者のボリュームが必要になりますが、そこまでいかなくても、例えば昼休み中に、スタッフは休憩しているけど院長が1人でさくっとオンライン診療を行うといった取組みも理論上は可能です。そこまでのかたちを実現するには、ハードルはいろいろありますが、検討していただく価値はあると思います。

（4）オンライン診療を実施するための具体的なシステム

また最後に、オンライン診療を実施するための具体的なシステムについて少しご説明をしておきます。まずオンライン診療を始めるにあたっては、ガイドラインにおいて一定のルールを遵守する前提であれば専用システムである必要はなく、汎用システムを活用することも可能とされています。例えば医師・患者の情報通信手段がリアルタイムで同時性が担保されていることや、セキュリティポリシーの確認、医師から患者への連絡、または本人確認の徹底などです。

そこでまずは、汎用＝ありもののシステムを使った場合のオンライン診療のシステム構成を整理します（図表2－35）。この場合必要なものは、医療機関におけるタブレット等の端末（ｗｅｂ診察用）、それから患者さんとの間でｗｅｂ診察を行う仕組み（ＬＩＮＥ、Ｇｏｏｇｌｅ ｍｅｅｔ、ｆａｃｅｔｉｍｅ等）が最低限となります。そのうえで、予約・受付・事前問診を行うために予約システム（調整さんや3ｂｅｅｓ等）、会計をオンラインで済ますための決済システムの導入（Ｐａｙｐａｌやｃｏｉｎｅｙ等）までを行うと、患者さんとのやり取りがすべてオンラインとなります。ただし、最も投資を少なくするならば、予約・受付は電話とし、会計は後日来院での窓口支払いや銀行振込とすることも可能です。

こうしてシステムを用意したら、一般的な診療フローは図表2－36のような流れになります。患者さんからの受診申し込みを受け付けたら、あわせて保険証等の本人確認書類（写真可）の送付を依頼します。また患者さんに受

図表２-35　「ありもの」システムを使った遠隔診療（例）

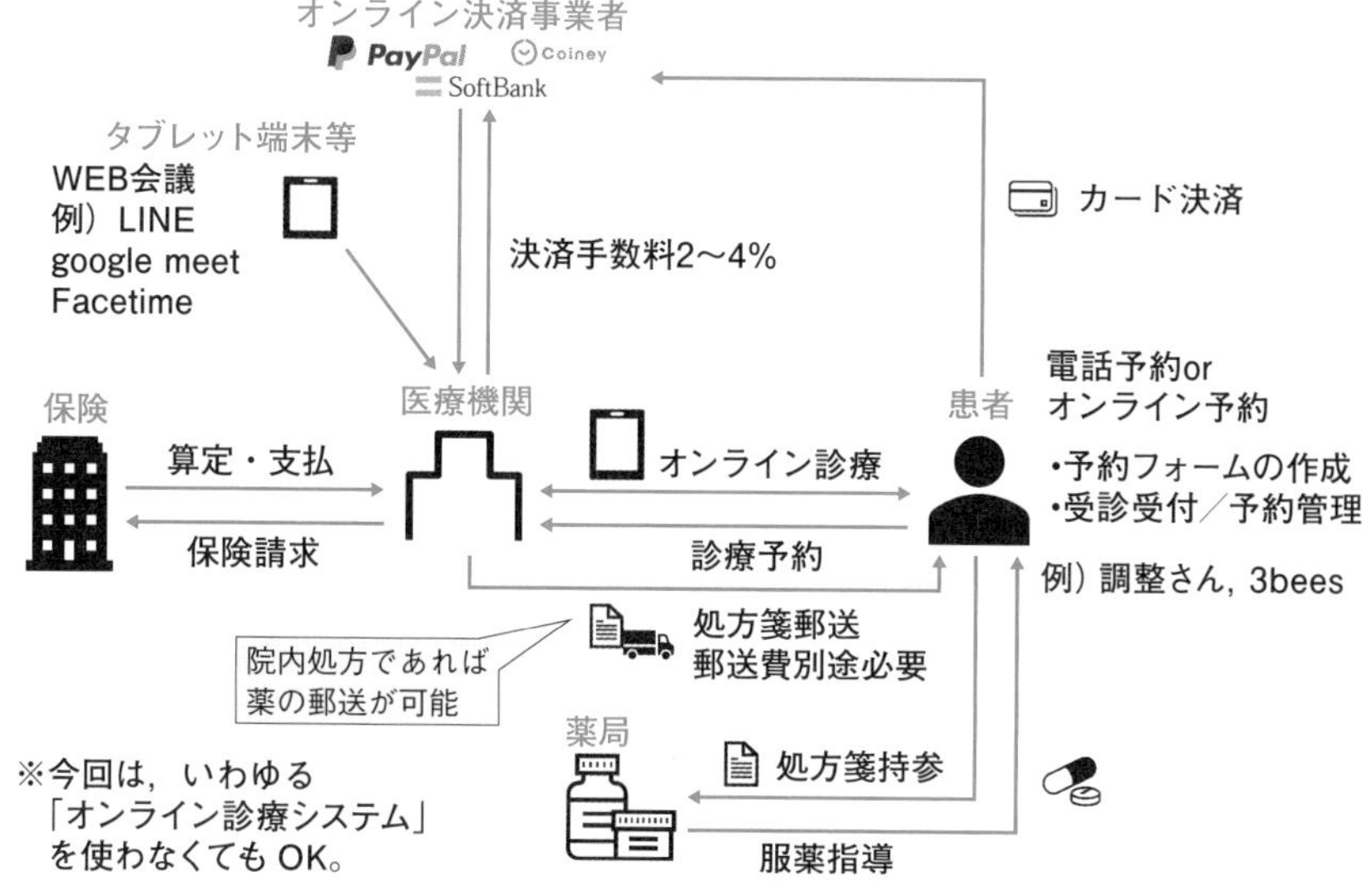

診当日の案内を送付したうえで、受診当日は医療機関側から患者さんにｗｅｂ面談ツールでの連絡を行い診察します。診察が終わったら、改めて決済方法のご案内を患者さんに説明／送付し、患者さんにカード番号入力等の決済をお願いします。決済が確認できしだい、処方箋を発行し、あらかじめ伺っていた患者さん指定の保険薬局にＦＡＸと郵送を行います。薬局側はＦＡＸを受領しだい、患者さんと連絡を取り服薬指導を行ったうえで、薬を郵送します。

これは典型的な診療時における流れなので、当然、診察時において重篤な疾患等の疑いがある場合は、自院や他院への受診勧奨に切り替えますし、院内薬局ならば処方箋発行ではなく薬を医療機関から郵送することとなります。

以上がありもののシステムを組み合わせた場合のオンライン診療のシステムと業務フローになります。

またオンライン診療の専用システムについては、上記のような予約⇓本人確認／問診⇓診察⇓決済⇓処方箋発行の流れが一気通貫で対応可能なメリットがあります。また一部のシステムは電子カルテや在宅におけるバイタル検査機器との連携を行うことで、診療サポート機能を謳っているシステムもあります。専用システムだけに費用もかかって

図表 2-36　診療フロー（例）
処方箋を薬局に郵送・FAX するパターン

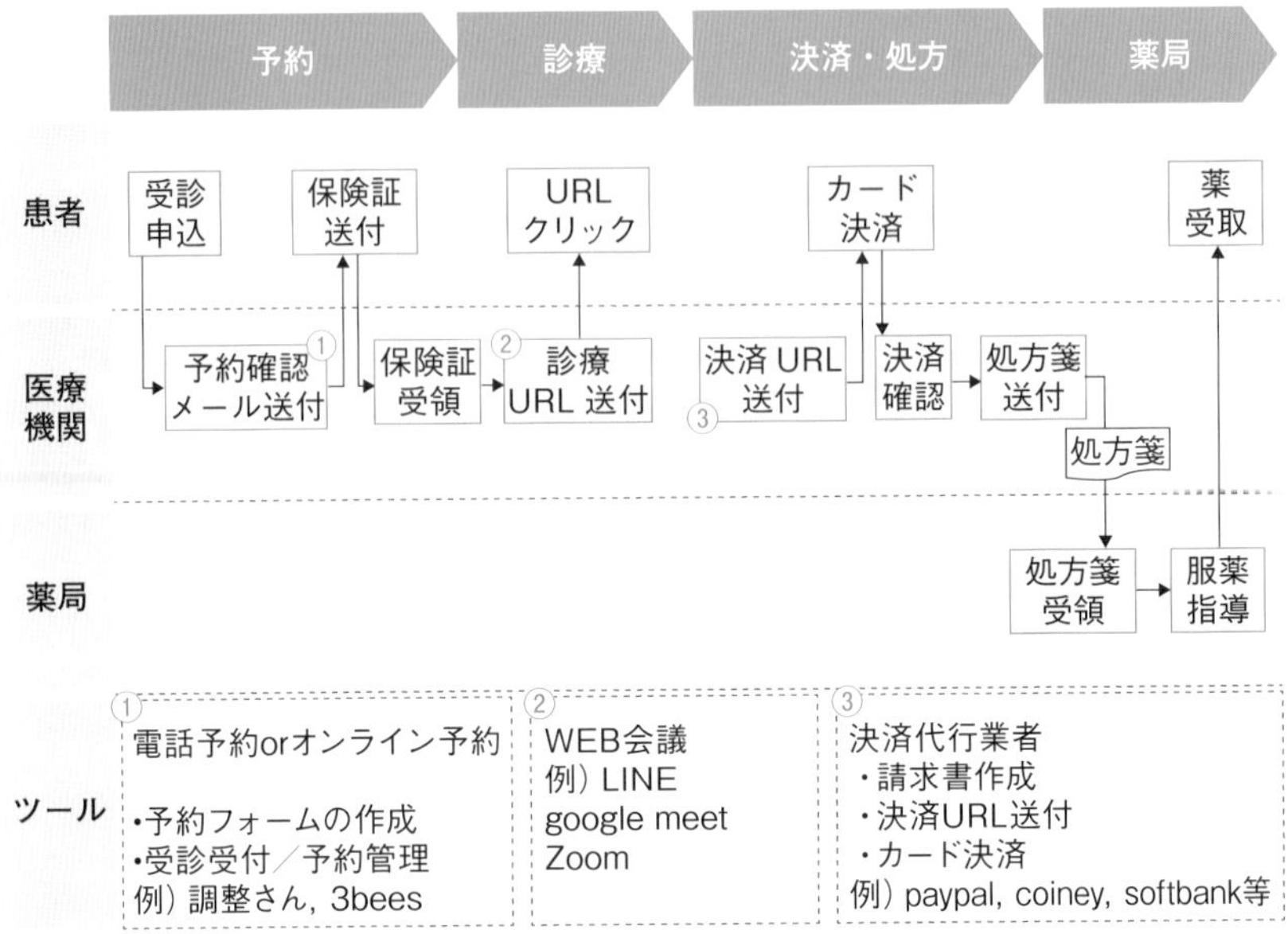

しまいますが、本格的にオンライン診療を取り組む場合は、一度検討してみていただいてもよいと思います。

＊　＊　＊

以上がオンライン診療における貴院の新型コロナウイルス臨時対応と2020年度診療報酬改定の影響と今後の対策案となります。

2018年度の改定で、そろりと始まったオンライン診療ですが、新型コロナウイルスによって臨時的な要件緩和を余儀なくされており、またこれによって本来なら慎重に検討すべきことが、一気に社会的に試されている状況になっています。

新型コロナウイルスだけではなく、将来、現われうる未知の感染症に備える意味や、通常のインフルエンザの流行抑制という意味でもオンライン診療には可能性があるため、診療報酬上はきびしい面もありますが、引き続き検討をいただくのがよいと考えています。

第3章「コストパフォーマンス」編

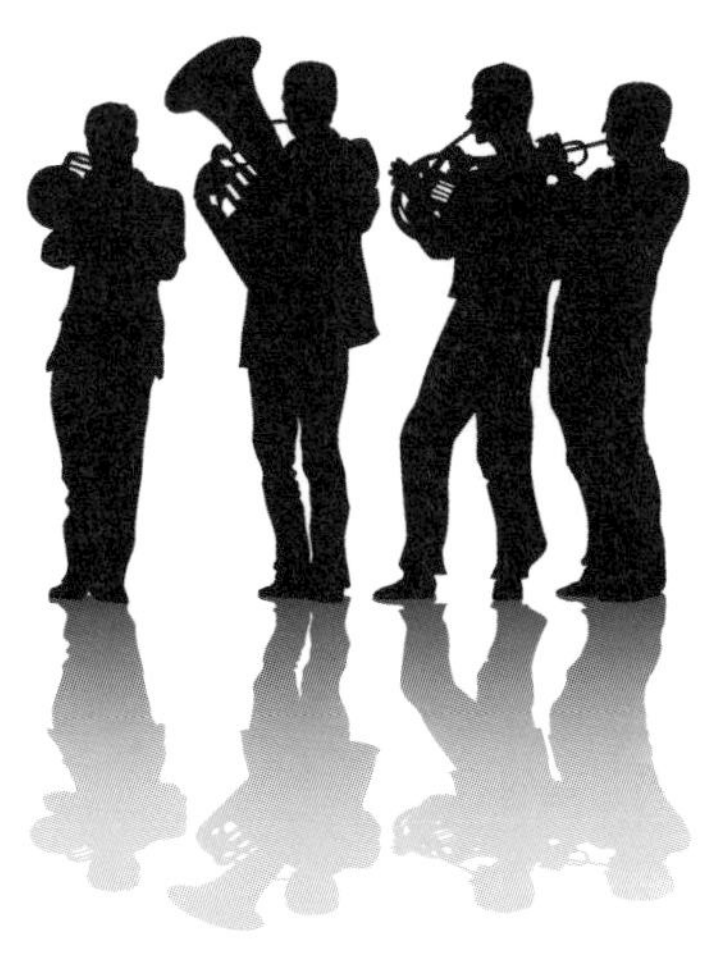

Method 15

労働生産性の理解と向上

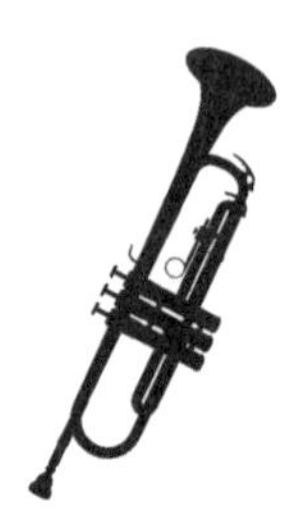

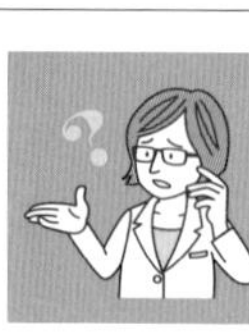

Q

地方都市にある120床のケアミックス病院です。赤字経営が続き、顧問税理士から人件費率の高さを指摘されています。一方で、現場は日々忙しくしており、人員削減等を行うのはむずかしい状況です。生産性の向上を図りたいのですが、どうしたらよいでしょうか。

1 現状把握とベンチマーク比較

労働生産性の向上にあたっては、まずは現状を要素分解しながら理解する必要があります。少し立ち戻りますが、人件費率の高さについて、貴院の状況を確認するところから始めたいと思います。図表3-1は、貴院の費用を売上対比にして、2年間の自院比較と、厚生労働省「病院経営管理指標」および当社データでベンチマーク調査した結果です。

これによると貴院は、確かに人件費率が65％前後と高い水準になっています。経年で見て微増していますし、ベンチマーク比較で一般病院、ケアミックス病院、療養型病院のいずれと比較しても高い水準です。さらに、委託費率も高いことから、人員に関わるコスト（人件費＋委託費）は、ベンチマークを大きく上回っていると言えます。

また、他の費用を見ると、医薬品費や材料費はベンチマークと同じかそれより低く、減価償却費や経費全般も同様の傾向となっており、経年で減少傾向にあります。ここではデータが出てきていませんが、売上自体が伸びているなか、各種経費削減の効果は着実に出ている一方で、人件費率の伸びだけが目立つ状況となってしまっています。

図表 3-1　医療収益対費用比較

（収益対比）	2015		2016		BM		
					一般	ケアミックス	療養
人件費率	65%	↗	（+10~20pt）66%	>	47.5%	60.1%	57.7%
医薬品費率 材料費率	15% 9%		15% 8%	<	18.1% 9.1%	9.4% 5.3%	6.8% 5.1%
委託費率	6%		5%	>	3.6%	4.3%	5.4%
減価償却費率	5%		4%	>	4.3%	3.1%	3.7%
経費率	9%	↘	8%	≦	9.6%	8.5%	9.5%
医業利益率	▲11%	↗ +5pt	▲6%	<	0.0%	1.9%	2.8%
人件費＋委託費			71%	>	56.6%	64.4%	63.1%

出典：平成 26 年度病院経営管理指標（厚生労働省）他

では、この高い人件費の内容を見ていきましょう。分析の視点は、「人件費＝給与単価×人数」である点です。前者は職種別に給与単価の比較を行い、後者は人数当たりの生産性（患者数等）を見ることで実態を理解していきます。

まず給与単価ですが、図表３－２は、貴院の給与単価を職種別／常勤・非常勤別に分け、そのうえで年齢比較も行った分析です。こうして見てみると、まず、医師・看護師・理学療法士について、年齢も高めですが、給与も高めであることがわかります。そのなかでも特に医師の給与単価は大幅に高くなっています。また看護師については、医師ほどの差はないのですが、全部門の職員数の約半分を占めている職種だけにインパクトが大きいものと予想されます。

この背景には、地方ゆえに医師の採用がむずかしく、どうしても一本釣りで高めの給与にしないとならない点があるのでしょう。看護師についても、地域での看護師不足が著しく、他院に引き抜かれないためにある程度魅力的な給与にし

図表 3-2　職種別給与単価ベンチマーク

職種	平均年齢			平均年齢における平均年額賃金		
	2016 実績		ベンチマーク	2016 実績		ベンチマーク
医師	51 歳	>	41 歳 (+10歳)	18,000 千円	≫	12,000 千円 (+6百万円)
看護師	39 歳	>	35 歳	5,000 千円	>	4,600 千円
准看護師	40 歳	>	35 歳	4,200 千円	>	3,400 千円
看護補助者	45 歳	>	31 歳	2,500 千円	<	3,000 千円
薬剤師	34 歳	>	34 歳	4,900 千円	<	5,000 千円
放射線技師	33 歳	<	35 歳	4,400 千円	<	4,800 千円
臨床検査技師	39 歳	>	34 歳	4,600 千円	=	4,600 千円
理学療法士	32 歳	>	25 歳	3,900 千円	>	3,500 千円
管理栄養士	32 歳	>	30 歳	3,400 千円	<	4,000 千円
事務	38 歳	>	33 歳	3,300 千円	<	4,000 千円

出典：病院賃金実態資料 2016 年度版

ないといけないのでしょう。とはいえ、給与単価が高い実態を認識し、その分、生産性向上を他院よりも頑張らないといけない状況であることを理解していただきたいと思います。

2　労働生産性の分析

次に労働生産性を分析しました（図表3－3）。労働生産性は、基本的には「付加価値／人員数」で試算します。付加価値は、文字どおり財務上の付加価値（＝経常利益＋人件費＋金融費用＋租税公課＋減価償却費）としてもよいのですが、ここではわかりやすく患者数等にしています。

これによると貴院は、医師についての生産性が高いことがわかります。元々医師数がぎりぎりで運営されていることが背景にあるとは思いますが、常勤換算医師数当たりの入院数、外来数のいずれで見ても、医師は多くの患者を診ており、前述した高い給与もある程度補完できている可能性があると考えられます。

医師以外の職種については、薬剤師を除きいずれもきびしい結果となっています。薬剤師は1人当たり調剤件数がベンチマークを上回り、少ない人数で効率よく働いている様子がうかがえますが、看護師は1人1日当たり患者数が入院、外来ともにベンチマークより低い状況です。理学療法士も1人当たり単位数がベンチマークを下回っており、事務職員も1人当たり患者数が下回っています。

また看護師については、施設基準による理論上の必要看護職員数（図表3－4）と比較した場合、いずれも大幅に上回っていることがわかります。この表では、あくまで理論上として1人当たり月稼働時間を150時間としていますし、夜勤体制を2人にするという前提ですが、それでも多めに配置されている可能性は否定できません。また、管理職の人員や、個人の事情を加味してシフトを組むと、ここまで過剰という結論にはならないと考えられますが、それでも全体で5～10人程度の過剰人員配置となっている可能性は高そうです。

つまり、貴院の現状は、給与単価については、医師・看護師は高めですが、やむを得ない範囲である可能性が高く、一方で、労働生産性については改善の余地があるものと推察されます。

図表3-3　労働生産性

職種・対比項目			実績（2016）	VS	BM（最新2019）	BM（2016）
医師	1人1日当たり患者数	入院	6.8	＞	4.3	4.5
		外来	12.8	＞	7.0	7.6
看護職員	1人1日当たり患者数	入院	1.0	＜	1.1	1.1
		外来	8.9	＜	9.0	9.8
薬剤師	1人1日当たり件数	調剤件数	31	＞	27	29
リハビリ	1人1日当たり単位数		16.4	＜	データなし	データなし
事務職員	1人1日当たり患者数		8.7	＜	7.9	8.5

出典：病院経営分析調査報告平成27年（全国公私病院連盟，日本病院会）

3　労働生産性評価のポイント

以上のように、労働生産性の改善にあたっては、まずは現在の自院の生産性評価から始めることとなります。生産性評価のポイントは3点です。

①医療法と施設基準から、最低限の人数を知る

医療法では、医師と薬剤師の配置基準が定められています。大まかな理解としては、医師は病院ならば最低3人以上で、あとは一般病床稼働数16人に医師1人、外来患者数40人に医師1人という配置が必要になります。また前述したように、入院基本料では看護職員や正看護師等の数が定められているため、ま

	夜勤回数から算定バージョン				1病棟当たり必要看護師数	正看護師比率	正看護師数	現在の看護職員数	差分
1病棟当たり必要看護師数	夜勤人数（2交代）	1カ月当たり夜勤時間数	看護師1名1カ月当たり夜勤時間数	1病棟当たり必要看護師数					
I＝G/H	J	K＝J×16×30日	L	M＝K/L	Q＝P,Kの最大値				
20.0名	2.0名	960時間	72時間	14.0名	20.0名	70%	14.0名	30	10.0
11.0名	2.0名	960時間	72時間	14.0名	14.0名	20%	3.0名	20	6.0

ずはこの人数が最低限であり、それより何人多いのかを見る必要があります。

②ベンチマークから、平均との差違を知る

次にベンチマークです。図表3－1～3－3にあるように、公となっているデータでも参考になるものは多く、財務上の人件費率、職種別の給与単価、職員1人当たりの患者数を比較することで、平均値との比較を行います。

③自院の独自ルールを疑ってかかる

最後に、これが一番大事ですが、院内の現場レベルで定めているルールがあるはずです。例えば、内視鏡は1日11人まで、病床稼働は科別に85％を上限とする――等です。これには、患者さんの準備時間がほしい、いざというときの受入余地を残したい――というように、何らかの理由が背景にあります。しかし、その背景をよくよく探ると、数年前に一度あった出来事に引きずられていることなどがよくあります。つまり、今となっては意味のないルールに引きずられていないか、疑ってみることをお薦めします。

4　労働生産性の改善

こうして自院の生産性の実態と課題が見えてきたら、いよいよ労働生産性の改善に手をつけます。ただし、労働生産性の改善は現場の反発を呼ぶことも多く一筋縄ではいかないため、いくつかの手段を並行しながら、経営陣が一体となって進めることが大事です。下記に、労働生産性を向上させるための複数のアイデアを列挙します。

①情報共有の徹底

図表３-４　看護職員数の施設基準比較【病棟看護師試算】

前提条件							看護配置シミュレーション（入院基本料と勤務回数から算定）		
	名称	病床数	利用率	１日当たり平均患者数	入院基本料	１カ月の日数	１勤務帯の必要看護師数	１カ月当たり勤務時間数	看護師１名１カ月当たり勤務時間数
		A	B	C＝A/B	D	E＝30日	F＝C/D	G＝F×24×E	H
病棟看護師	一般病床	60床	85%	51.0人	13：1	30日	4.0名	2880時間	150時間
	療養病床	60床	90%	54.0人	25：1	30日	2.2名	1584時間	150時間

生産性を上げるためには、働き方を変えるというストレスを現場に課すため、まずスタッフの意識改革から始める必要があります。可能な範囲で経営状況や部門別の収支、また職種別労働生産性を整理し、わかりやすく伝えることが大切です。そのうえで、生産性向上の意図や目標も議論して合意を得ていただきたいと思います。それによって現場スタッフが問題意識を共有すると、具体的な改善策を進めやすくなります。

②多能工化

多くの病院で目にする生産性向上阻害要因が、部門や職種間の壁です。医師ならば自分の専門科目にとらわれすぎて、他科や一般的なプライマリケアの患者を診ないとか、看護ならば病棟間や病棟・外来・手術・救急間で柔軟な人繰りができないなどです。医師に多様な患者を診てもらうように折衝したり、看護シフトを適宜柔軟に変えられるようにシフト調整と多能工化を進めることは、生産性向上に寄与することが多いです。

③分業化

特に高い生産性が期待される医師や看護師、薬剤師に対して、医師事務作業補助者やクラーク等を補助として活用することで、全体の生産性を上げる方法です。

④個々人のスキルアップ

当然ですが、職員全体のスキルの底上げも重要です。一定以上のスキルや意識を共有できていれば、仕事の連携も早く、正確になります。そのためには、ラダーのようなキャリアプランを構築したり、スキルチェックシートをつくって定期的に評価したり、現状に合った院内外の研修を充実させる必要があります。

⑤自律した組織運営

部門や職種ごとに、自ら問題を発見し解決をするような自律した組織となると、徐々に生産性も向上する傾向が見られます。そのためには、部門や職種ごとの明確な目標設定がなされていることや、それぞれの部門や職種の意志決定を阻害しないような経営陣のサポートが大事です。現場からの提案を受け付ける窓口や、ミスを恐れず、失敗にもおおらかに対応出来る管理職の意識、また、そもそもの部門ミッションを適切に設定することが必要です。

⑥業務プロセスの見直し

業務プロセス自体を見直すことも、生産性に寄与することがあります。例えば、医師の診察前に看護師の問診を入れることや、内視鏡や手術の前処置を別室でやりながら、内視鏡室や手術室の稼働率を上げるなどです。

⑦イレギュラーの排除

判断はむずかしいのですが、できるだけ同じ症状の患者、同じ処置や検査を続けるほうが、業務上は効率化されることが多いです。医療は、実際にはイレギュラーが常に発生するものではありますが、それでも健康診断や一部の検査、リハビリテーション等では、ある程度受診者や患者調整で効率化の余地があります。

⑧IT活用

電子カルテやオーダリングの活用は重要ですが、それをより生産性向上に寄与するように活用を進めることが大事です。例えば、患者基礎情報や病名・処方等の情報入力は1回ですべて済むようにしたり、医師がどこでも検査結果を確認できるような仕組みにするなどです。

＊　　＊　　＊

以上が、筆者が考える労働生産性の向上施策です。生産性阻害要因や組織文化等によって、どの施策に効果があるかは変わってきます。また、複数の生産性対策を同時進行しなければならないケースもあります。ただ、このなかでも重要なのは、情報共有を通した現場スタッフの意識合わせと、それに基づく自律した組織の育成です。この二つが揃えば、あとは適切な情報と分析により、徐々に全体の生産性が向上していく傾向にあることが多いです。

Method 16

医療の質の把握と患者満足度向上

Q

当院は、郊外にある４００床の急性期病院です。経営的には安定経営となっていますが、最近、内部スタッフから提供医療の質が落ちたのではという問題提起がなされました。医療の質の把握とそのうえでの質の向上に向けて、どのように考えればよいでしょうか。

１　医療の質に関するベンチマーク調査

医療の質について、現状を把握して対策を講じたいということですね。まず医療の質の現状把握ですが、近年、様々な組織において医療の質に関するベンチマーク調査が実施されています。図表３－５は、その

図表 3-5　医療の質のベンチマーク調査

実施団体	事業名
日本病院会	QI プロジェクト
全日本病院協会	医療の質の評価・公表等推進事業
日本慢性期医療協会	医療の質の評価事業・CI
国立病院機構	医療の質の評価・公表推進事業における臨床評価指標
全国自治体病院協議会	医療の質の評価・公表等推進事業
済生会	医療・福祉の質の確保・向上等に関する指標
全日本民主医療機関連合会	医療の質の評価・公表等推進事業
厚生労働省	診療報酬調査専門組織・DPC 評価分科会（DPC 公表データ）
聖路加国際病院	Quality Indicator（医療の質）

出典：公益財団法人日本医療機能評価機構他

図表 3-6　医療の質の一般的な指標（抜粋）

1. 病院全体 ・病床利用率，平均在院日数 ・死亡退院患者率 ・予定しない再入院率 2. 患者満足 ・患者満足度（外来，入院別） ・再来院意向，病院推奨意向 3. 看護 ・転倒・転落発生率，転倒・転落による損傷発生率 ・褥瘡発生率 ・口腔ケア実施率	4. 手術・処置 ・特定術式における適切な予防的抗菌薬選択率 ・急性心筋梗塞における主要手術・治療実施率 5. リハビリテーション ・脳梗塞における入院後早期リハビリ実施割合 ・標準日数あたり FIM 改善度 6. 救急 ・救急車・ホットライン応需率 7. 地域連携 ・紹介率，逆紹介率 ・大腿骨頸部骨折地域連携パスの使用率

一部になりますが、多くの病院が所属している日本病院会や全日本病院協会、慢性期医療協会をはじめとして、医療法人グループごとでも質を調査し、一部を公表する動きが始まっています。

また聖路加国際病院は、おそらくこの分野において最も取組みが早く10年以上の歴史があり、かつ自分たちのQuality Indicatorを市販もしています。聖路加国際病院は、２０１５年は73指標の測定・公表をしており、またその指標の意義や改善に向けた考察を毎年まとめています。この聖路加国際病院の取組みは日本病院会のＱＩプロジェクトの雛形になるなど、幅広く活用されており、ぜひ、一度ご確認いただきたい内容となっています。

これらの様々な医療の質測定の取組みを基に、筆者がまとめた一般的な医療の質のカテゴリを図表３－６にまとめました。まずは「１　病院全体」で、病床稼働率や平均在院日数、死亡退院患者率や予定しない再入院率が挙がってきます。当然、病院の機能（急性期、回復期、慢性期、精神）や診療科目で異なりますが、それでもこれらの指標は病院が必要とされているかどうか（稼働）、また一定の機能のなかで効率的に医療をしているかどうか（在院日数）、またその質はどうか（死亡退院、再入院）を知る第一歩になります。

次に「２　患者満足」が続きます。患者満足は、それだけを目標にすると方向性を見誤りますが、他の指標と組み合わせて見ることで、トータルの質に加えて接遇やインフォームド・コンセント等の質を測ることができます。

「３　看護」「４　手術・処置」「５　リハビリ」「６　救急」は、いずれも医療提供プロセスの一部を切り出して、その範囲で評価する指標です。看護では、多くの看護部が意識していますが、転倒転落発生率や褥瘡発生率等の看護の質をそのまま測る指標が数多くあります。手術・処置は、手術の種類や対象疾患ごとに指標を構築できますが、ここでは予防的抗菌薬使用率や手術の治療成績を挙げました。リハビリは、早期リハビリ実施率を挙げましたが、近年はＦＩＭとその改善率が一つの指標となりつつあります。また救急では、応需率を取り上げました。

当然、病院ごとに取り上げる指標もその重要性も異なるとは思いますが、こうした指標は前述したベンチマーク調査も存在していますので、比較的自院の立ち位置がわかりやすい指標になります。

2 質向上のための要因分析

さて、こうして医療の質の評価指標を定め調査を行い、他院とのベンチマーク調査や自院での時系列比較を行ったうえで、特定の項目について課題が見つかった場合ですが、次のように考えてほしいと思っています。

まず、いきなり対象項目の質を引き上げるためにアクションを起こすのではなく、その項目の質がなぜ低い（落ちた）のかについて、要因を分析します。図表３－７は、〝予期せぬ再入院率が高い〟場合の課題整理事例です。

この場合、最初に要因を、病院側の内部要因と病院外の外部要因に切り分けます。少なくともこのどちらに原因があるのかを最初に見極めないと、改善策の方向性を根本的に間違える可能性があるからです。

次に、内部要因に課題がある場合は、手術における課題、術後管理の課題、退院時の課題に切り分けます。手術における課題は、術者のスキルや術場の機器の老朽化等に起因する場合があります。術後管理の課題は、術後管理の不徹底や病棟間で術後管理に差がある場合が考えられます。また、退院時の課題は、退院の見極めが不十分だったり、家族や退院先施設との連携が不十分なケースが考えられます。

図表 3-7　予定しない再入院率悪化の要因分析（例）

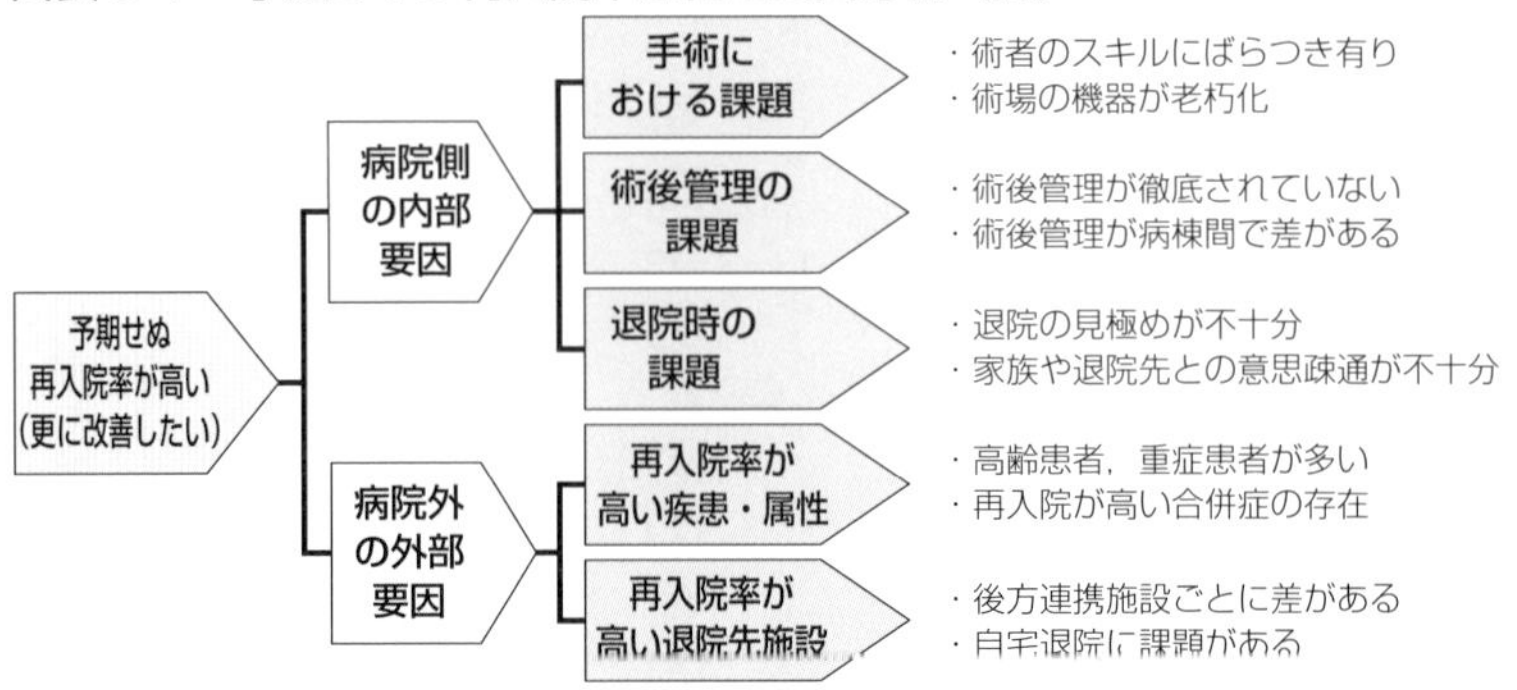

では、これら内部要因について課題の所在を明らかにするには、どういう分析を行うべきでしょうか。それは、再入院率の良し悪しを左右する因子を見つけることです。例えば、執刀医別の再入院率の違い、手術室や病棟ごとの再入院率の違い、ＭＳＷによる再入院率の違い、時系列で好転または悪化している場合は、その変化の前後における院内体制、医師、施設、担当スタッフの違い等を分析していきます。統計的に十分なデータを集めることは、むずかしいことは多いですが、おそらく院内に存在する仮説（きっとここに要因がある）というものに合わせて、ピンポイントで一つひとつ確認していくことで、ある程度は要因を把握することができると思います。

また本来なら、こうして特定した内部要因の原因に基づいて対策を練っていくのが筋ですが、どうしても時間が足りなかったりデータが揃わないケースもあります。その場合は、これからの1カ月間だけでもよいので、再入院したケースとしていないケースを取り出し、比較検討して仮説を出してほしいと思います。その仮説が出てくれれば、自ずと解決策の議論になります。

次に外部要因の場合ですが、こちらも内部要因の場合と同様に因子を分けて原因を特定していきます。患者さん側（疾患、属性）に差がある場合と退院先施設に差がある場合とが大きく分かれ、患者さん側については、特定の重症患者や高齢者などやむを得ない要因であることがわかる場合もあります。また退院先が施設の場合、退院先施設ごとに受入患者の重症度等が異なるので一概には言えませんが、それでも再入院率が高い施設はその背景を調べる必要があります。特に介護施設は、最近、医療対応強化を進めている施設が多いため、重症患者の受入れを進めつつ看取りまで頑張るところもあれば、何かあればすぐに再入院させる施設もあります。いずれが良いという話ではありません。その再入院の判断が病院の意図と異なる場合は、継続的な話し合いが必要です。

こうした外部要因特定についても、できる限り患者属性や退院先施設情報等のデータを整理して、分析によって課題特定を行ってほしいと思います。

3　アンケートの設計と活用

ここで医療の質の一般的な指標で整理した「2　患者満足」について、アンケートの設計と活用について一歩踏み込んだ解説をしたいと思います。

まず患者満足度調査は、外来・入院・健診のいずれの部門においても重要な調査です。医療の質という観点では、一つの指標にすぎませんが、集患やマーケティング、また客観的意見に基づく課題抽出という意味では、大きな力をもっているからです。

図表３－８、９は、当社支援先の施設における、外来・健診アンケートの事例です。図表３－８はアンケートの単純集計結果（定量分）ですが、まずは一番大事な３つの指標（総合評価、再来院意向、紹介意向）を聞いていきます。この３つの指標は、いずれの医療機関にとっても重要ですし、特に総合評価よりも再来院意向と紹介意向は、直接的に満足度を測る指標として、院内の目標にしてもよい指標です。

次に、満足度をハードとソフト・人材に分けて、それぞれに居室ごと、職種ごとの満足度を聞いています。職種間の比較はあまり意味がありませんが、これを時系列に並べると、職種ごとの対応や組織状況が満足度の上下に現れてきて、大いに参考となることがあります。さらに、スタッフと共有することで、自部門の評価が上がった・下

図表 3-8　再診向上施策：患者満足度調査（例）

	月	総合的な評価	次回，当院を受診するか	実家や友人に勧めようと思うか
総合	6月	4.03	92.1%	92.1%
	7月	4.08	98.0%	95.0%
	8月	4.14	96.1%	91.2%
	9月	4.06	98.4%	95.6%

1：非常に不満
2：不満
3：普通
4：満足
5：非常に満足

	月	ハード				ソフト	
		トイレ	待合スペース	診察室	検査室	院内の案内表示，掲示物のわかり易さ	ビルの案内表示，掲示物のわかり易さ
施設・設備	6月	4.1	4.0	4.0	4.0	3.7	3.4
	7月	4.3	4.0	4.0	4.0	3.7	3.6
	8月	4.1	4.0	3.9	4.0	3.7	3.6
	9月	4.1	3.9	3.9	3.9	3.6	3.4

	月	事務系	コメディカル系		医師
		受付・会計スタッフ	看護師	検査技師	
スタッフ接遇	6月	4.0	4.1	4.1	4.1
	7月	4.0	4.2	4.2	4.2
	8月	4.0	4.1	4.1	4.1
	9月	3.9	4.0	4.1	4.1

	月	待ち時間の長さ	待ち合いでの雑誌等の充実度
待ち時間	6月	3.5	3.6
	7月	3.3	3.6
	8月	3.3	3.6
	9月	3.2	3.5

がった、また他部門より上にいった・下にいったということを意識してもらえるようになり、自発的に改善策を考え始めるきっかけとなることも多いです。

また、待ち時間については、流行っている医療機関ほど不満が多くなるので扱いがむずかしい項目ですが、待ち時間中の過ごし方について聞いたり、施設によっては予約システムについて課題を聞き出すことで、少しでも和らげることが可能になります。

最後に図表３－９で、このアンケートをどう活用しているかの具体例をお示しします。この表は、毎月1回、スタッフ会議で議論した内容のサマリーとなっていますが、まずはアンケートから上がってきた課題をリスト化し、それを最初にKPT（keep（今後も意識して継続すること）、problem（改善すべきこと）、try（今後やったほうがよいこと）に仕分けします。さらに優先度をつけて、すぐに対応すべきことなのか、いずれ対応すべきことなのかを意識合わせしていきます。またその際に担当部署も確定することが大事です。誰が、いつまでに、どの優先順位で改善するかが決まれば、この表を継続管理することで、課題解決の進捗も明らかになるからです。

事実、この例で取り上げた施設は、５年以上にわたってこの取組みを続け、スタッフは自律的に改善案を提案してくれるようになり、患者さんの再診率が向上し続けています。課題を比較するための定量化、カテゴリ分け、またそれに基づく対策の仕訳、役割分担をはっきりさせることが、患者満足度把握と向上の鍵になります。

＊　　＊　　＊

以上が、医療の質の把握、特に患者満足度にはついては踏み込んだかたちでの、調査方法とその改善策の構築案です。医療の質の把握は大変手間がかかりますし、経営数値に直結しないためになかなか本気で取り組みにくい内容ですが、貴院のように院内から声が上がったときがチャンスです。将来にわたって、持続的により質の高い医療を提供するため、質を把握するための仕組みづくりと、それを活かす体制を構築していただけたらと思います。

図表 3-9　アンケートの活用

■アンケート活用事項一覧　　K：keep（今後も意識して継続すること）　P：problem（改善すべきこと）　T：try（今後やったほうがよいこと）

No	KPT	内容	対応策	ステイタス（進捗状況）	部門	優先度	期限
1	P	肺のレントゲンを２回撮影されて不安だった	ポジショニング不良で再撮することは頻度は多くないがまったくないとも言い切れない。その際には受診者が十分納得できるように説明することをこころがけたい	すぐに実行	放射線科		
2	P	ロッカーの椅子あるいは着替えのときに物を置く台のようなものが欲しい	椅子や台を置くスペースはないため，ロッカー内のフックを検討中	検討中	総務	A	
3	K	止血が少しゆるく，テープに血がにじんでしまいました	止血の確認を再度徹底した	現在のところ同様のトラブルなし。引き続き行っていく	看護科	A	
4	T	保健指導		現在は脂質の指導を行っているが，次の項目である血圧指導開始に向けて準備を進めている	看護科	B	
5	K	感じが良いというご意見をいくつかいただきました	このまま続けていきたいです		放射線科		
6	P	バリウム後にうがいができるとよい	構造上撮影室では無理なので，検査終了後洗面所でうがいができることをお伝えする	すぐに実行	放射線科	A	

Method 17

医療機器の購入、融資とリースどちらが得か

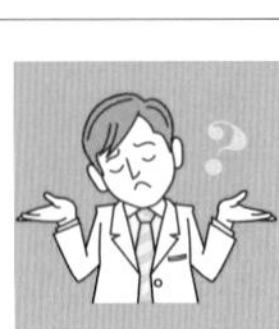

Q

首都圏にある150床の急性期病院です。高額医療機器の更新に伴い、購入を検討しています。そのための資金調達ですが、リースと融資、どちらがよりお得なのでしょうか。

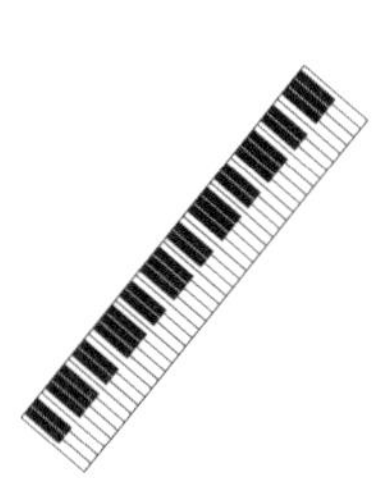

1　リースと融資の特徴

リースと融資、資金調達方法としては両方ともメジャーな手法ですが、どちらが得か、使い分けをどう考えたらいいかということは、確かにいろいろな視点があって判断に迷われることと思います。

両方とも、お金を借りて一定期間をかけて金利と元本を返済するという考え方は同じですが、その詳細や使い勝手にはかなりの違いが生じてきます。これらの比較を行う前に、それぞれの主な特徴を整理しておきます。

①融資

●銀行から資金を借り入れ、一定期間を通じて返済する。

●融資には大きく分けると、資金使途に応じて運転資金と設備資金がある。運転資金は売掛金（医業未収金）増加や新規開業時等の一時的な赤字補填に対応するための資金、設備資金は施設や機器等の設備購入に充てる資金となる。

●運転資金は半年から5年程度の短期返済、設備資金は7年から25年程度の長期返済が多い。

●返済は、銀行への支払いが一定となる元利均等返済と、銀行への元金返済が一定で借入金の減少が早い元金均等返済が主な方法となる。

②リース

●医療機器等のなかで、主に動産物件を担保にして行われる資金調達手法。

●リース会社が資産を保有し、医療機関との間で賃貸借契約としてのリース契約を締結する。

●期間は5～7年程度の短期間が多い。

●固定資産税や動産保険等の物件維持費用についてはリース会社負担となる。

●契約期間終了後は、基本的にリース会社が物件を引き上げ、再利用／処分等をする。ただし、物件を医療機関が買い取るか、それまでのリース代の数分の1で再リースするかを決めれば、継続利用が可能。

また、リースにはファイナンスリースとオペレーティングリースがあります（図表3－10）。

ファイナンスリースとは、物件の総額に固定資産税や動産保険の必要コストと金利を乗せて、その総額を基に契約期間、リース月額を決める手法です。リース契約満了後に残存価値を見ることが多いため、支払総額は物件金額

図表 3-10 リースの種類

	概要	解約	総支払額	所有権
ファイナンスリース	●物件価格に必要経費，金利を加えて，支払総額を決定（基本，1ユーザーで物件価値のほとんどを消費） ●医療機器等の特殊で長期間利用する物件	中途解約できない。または違約金が必要	物件の購入価格，金利，保険料の総額と総支払額がほぼ同じ	一定の条件（支払総額，契約移管）により所有権は異なる
オペレーティングリース	●繰り返し利用できることを前提に，リース期間後の残存価値を引いて支払額を決定 ●レンタカーや短期間のPCレンタル等	違約金なしで，中途解約できる	物件の購入価格より支払額が小さい	原則，リース会社に所有権がある

に近い水準となることが多いですが、再販売等が見込みにくい設備に対するリース手法であるため、中途解約は原則不可能となります。また、契約期間満了後は、物件金額の1〜2割程度で購入するか、それまでのリース料の数分の1で再リースするかを選択しなければ、リース会社によって物件が引き上げられます。医療機器リースの多くは、このファイナンスリースになります。

一方のオペレーティングリースは、物件の価値が利用者変更によっても大きく毀損しないような設備（車やPC、コピー機、半導体設備等）を対象として、短期の契約期間を実施できるようにした手法です。イメージとしては、レンタルに近いものです。この手法では、短期間での契約も可能ですし、中途解約も可能です。ただし、利便性が高い分、長期間利用すると割高になることが多いです。また、医療機器のように時間経過や利用者変更による価値の毀損が激しい設備では、導入されることはほとんどありません。

2 メリット・デメリット

上記のようなリースと融資の特徴を前提にして、それぞれのメリット・デメリットを整理してみたいと思います。

まず融資における最大のメリットは、金利が安く済むケースが多いことです。リースにおける金利との比較は後述しますが、一般的には同条件で見積をとると、融資のほうが単純な金利や元本＋金利の支払総額では安く抑えられることが多いです。また、返済計画を多様に設計することが可能であるため、設備ごとに返済期間を設定したり、元本均等返済か元利均等返済かといった選択を行うことも可能です。

一方で、融資におけるデメリットは、融資を受けるための審査がきびしいことです。例えば、既存借入金の総額が大き過ぎる場合や、金融機関が考える与信枠を超えている場合、融資の審査が通らなくなってきますし、またバランスシートが債務超過となっていると、融資を受けるのはほぼ不可能となります。また、設備の管理は医療機関側に委ねられるため、固定資産税・減価償却費・金利などに会計上の処理が分かれて、設備の費用総額がわかりにくい面もあります。

一方でリースの場合の一番のメリットは、与信が通りやすいことにあります。前述したように、借入金過多や債務超過等で融資を受けられない場合でも、利益やキャッシュフローが黒字で回っていて、その範囲で返済可能と判断されればリースを受けられる可能性が高いのです。また、設備に関する経費がリース料に一本化され、かつ月額が一定になるので、わかりやすくなります。意識しなくても契約満了時に連絡があるので、機器更新の判断を行いやすいこともメリットになります。

リースのデメリットは、総支払額の増加です。金利水準によるので一概には言えませんが、おおむね支払総額は融資よりも多く、特に初回の契約期間満了後に再リースを繰り返すと、支払総額がかなり多くなってしまうケースもあります。

3　支払総額の比較

それでは、より具体的に支払総額の比較を行いたいと思います。融資の場合における金利をリースに当てはめることは、実はむずかしいのです。リースにはリース料率という指標がありますが、これは金利とはまったく別物で、単純に月額支払額を物件価格で割った数値になります。

図表 3-11　リースと融資：同等の支払額になる金利

機器購入価格	500 万円
リース条件	
料率	1.80%
期間	60 カ月
期間満了買取価格	50 万円
月々リース料	90000 円
融資条件（元利均等）	
金利（年利）	3.1%
期間	60 カ月
最終支払金	0 万円

融資

返済月	元本	元利	元本返済額	金利相当
1	5,000,000	−90,000	−77,207	−12,793
2	4,922,793	−90,000	−77,404	−12,596
3	4,845,389	−90,000	−77,602	−12,398
4	4,767,787	−90,000	−77,801	−12,199
5	4,689,986	−90,000	−78,000	−12,000
6	4,611,986	−90,000	−78,199	−11,801
7	4,533,787	−90,000	−78,399	−11,601
55	535,197	−90,000	−88,631	−1,369
56	446,566	−90,000	−88,857	−1,143
57	357,709	−90,000	−89,085	−915
58	268,624	−90,000	−89,313	−687
59	179,312	−90,000	−89,541	−459
60	89,770	−90,000	−89,770	−230
	0			

そこで、リースの月々の支払額と同額になる金利を単純にシミュレーションしてみました（図表3－11）。物件価格を500万円、リース料率を1・8%としました。この場合、月々のリース支払額は9万円（500万円×1・8%）となります。融資のシミュレーションでは、月々の支払額を一定にするために元利均等払いを前提として、月々の支払額が9万円になる金利を逆算しました。結果は、3・1%となります。このように表面上の金利は、普通に融資を受ければ1～2%台で資金調達できる現在、リースには割高感があります。

しかし、融資の場合は固定資産税や動産保険が別にかかります。動産保険は医療機関全体で入ることが多いので、ここでは固定資産税だけを加味したいと思います。図表3－12では、設備を5年償却（手術設備等を想定）の定率法とし、簡易にするために減価償却の残存価値に1・4%の税率を掛け合わせたものを固定資産税としました。結果、5年間の固定資産税総額は約15万円となりました。

図表 3-12　固定資産税の計算

年数	残価（円）	減価償却費（円）	固定資産税（円）
1	5,000,000	2,255,000	70,000
2	2,745,000	1,237,995	38,430
3	1,507,005	679,659	21,098
4	827,346	373,133	11,583
5	454,213	204,850	6,359
合計			147,470

そして、この固定資産税を含めた5年間の

図表 3-13　リースと融資：金利・料率別総支払額比較

機器代金　¥5,000,000

融資（5年返済）				リース（5年契約）		リース（5年契約後3年再リース）	
金利	総支払額（5年計）	固定資産税（1.4%）	総支払額＋固定資産税	料率	総支払額（5年計）	料率	総支払額（8年計）
						1.85%	¥5,883,000
4.0%	¥5,524,957	¥147,470	¥5,672,427	1.90%	¥5,700,000	1.80%	¥5,724,000
3.5%	¥5,457,523	¥147,470	¥5,604,993				
3.0%	¥5,390,607	¥147,470	¥5,538,077	1.85%	¥5,550,000	1.75%	¥5,565,000
2.5%	¥5,324,208	¥147,470	¥5,471,678				
2.0%	¥5,258,328	¥147,470	¥5,405,798	1.80%	¥5,400,000	1.70%	¥5,406,000
1.5%	¥5,192,966	¥147,470	¥5,340,436				
1.0%	¥5,128,124	¥147,470	¥5,275,594	1.75%	¥5,250,000	1.65%	¥5,247,000
0.5%	¥5,063,802	¥147,470	¥5,211,272				
				1.70%	¥5,100,000		

支払総額を融資の場合とリースの場合で比較したのが、図表3-13になります。これを見ていただくとわかりますが、融資金利2・0%と同等程度の支払総額となるのは、リースが5年間の初期契約のみであればリース料率1・8%のケース、次に最初のリース契約満了後に3年間の再リース（リース料の10分の1想定）を実施するのであればリース料率1・7%のケースとなります。

また、図表3-13をよく見ると、融資の金利が1%異なるごとに、おおむねリース料率が0・05%異なることもわかると思います。実際の比較においては、設備ごとに耐用年数や償却方法・固定資産税が異なったり、またリース契約満了後の再リースの考え方が異なるなど、さらに検討が必要となりますが、単純に総支払額だけを考えれば、おおむね金利2・0%≒リース料率1・8〜1・7%です。この指標を頭に入れて、リースの見積依頼や融資相談をすれば、金額面での優劣はある程度判断できると思います。

4　融資かリースかの判断基準

しかし実際には、総支払額だけでリースか融資かを判断するのは、むずかしいです。前述したように、リースと融資には与信（金融機関審査）の問題があって、金融機関が過剰債務や財務に問題ありと思えばそもそも融資を渋られたり金利を引き上げられたりします。また、そもそも細かいシミュレー

図表 3-14　融資・リース判断のフローチャート

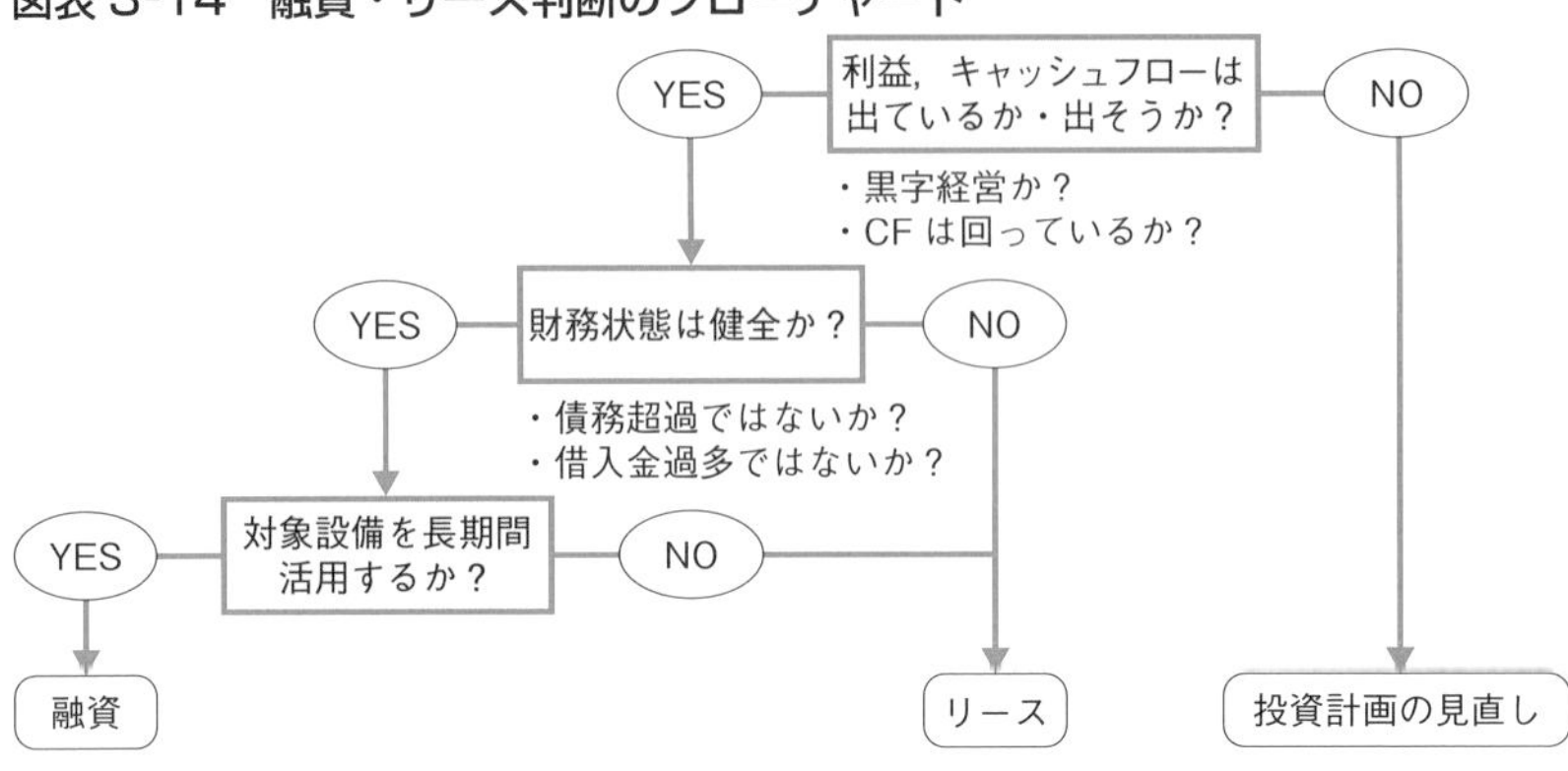

ションをして比較するにも前提条件が多すぎて、考えがまとまらないことが多いのです。そこで、リースか融資かの判断について、当社の判断のフローチャートを例示しますので、参考にしていただけたらと思います（図表3－14）。

最初の判断は、利益やキャッシュフローが出ているかどうかです。これは、本筋から外れますが、設備投資をする際に再度考えていただきたいポイントです。十分に利益やキャッシュフローが出ていれば問題ないですし、十分に出ていなくても今回の設備投資で十分な利益やキャッシュフローの増加が見込まれるのであれば問題ありません。しかし、時には必要ない設備に投資しようとしているケースもあるため、一度、立ち止まって冷静に判断していただきたいと思います。

利益やキャッシュフローが出ているまたは出そうであるならば、次の判断ポイントは、財務状態が健全かどうかという点です。これは前述しましたが、債務超過や過剰債務が見られるなど財務がきびしい場合、追加融資を受けるのはむずかしいでしょう。それでも、利益やキャッシュフローが出ていれば、どうしても投資しておきたいこともあると思います。その場合に有効なのはリースです。リースであれば、リース会社から財務状態も見られますが、それ以上に利益やキャッシュフローを見られますので、財務的にきびしい場合は優先的にリースを検討いただくのがよいと思っています。

次に、利益も出て財務も健全である場合の判断ポイントは、対象設備の使用期間になります。前述したように、再リースを長年続けるとリースの総支払額はどんどん増えて、融資による買取に比べて支払額が大きくなる可能性が高くなります。その意味では、5～7年程度で買い替える可能性が高い設備（パソコン等のシステム、エコー等の消耗が大きい機器、技術進化が目覚ましい機器）はリース向きですが、逆に10年以上同じ設備を使う可能性が高い場合（単純X線、CT、リハビリ関係の機器等）は、融資のほうが効率が良い可能性が高いのです。

また長期的な設備であっても、新規開業時や新棟建設時など財務がきびしい場合は、どうしてもリースで調達せざるを得ないと思います。この場合は、5年目のリース契約終了のタイミングが大事です。そこからさらに5年以上使うことが確実ならば、その時点で買い取ることも一つの手です。また逆に、今の財務状態は良くても、3～5年後に新棟建設等の大きな設備投資を予定している場合は、借入金残高を増やして財務の見かけを悪くするよりは、リースにしておくという考え方もあります。

＊　＊　＊

「融資とリースどちらが得か?」というご質問については、以上のように一概に結論を出すのはむずかしいと言えます。貴院の状況、対象設備に対する考え方、総支払額を整理して、総合的に判断をしていただけたらと思います。

Method 18

設備投資の基本的な考え方

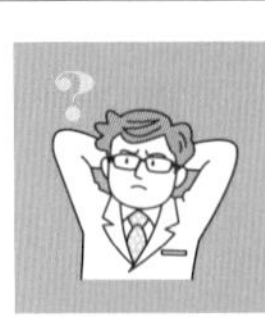

Q

100床の病院1つと診療所2つを運営する医療法人の事務長です。最近、事務長に就任したのですが、それまでは医事課と人事課の経験しかなく、現場から次々に上がってくる設備投資に対する適切な考え方がわかりません。何か指針のようなものはありませんか。

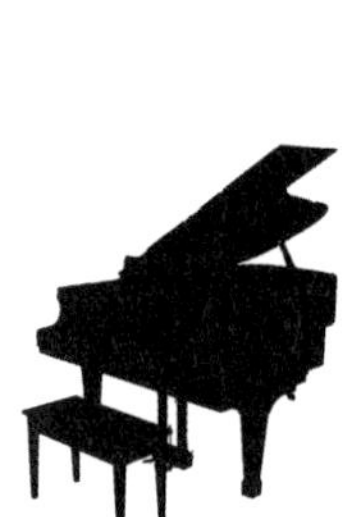

1　設備投資のパターンとその効果

ご依頼の医療機関の設備投資とは、新規に建物を建設する以外にも、ＭＲＩやＣＴ等の医療機器買替え、電子カルテ導入更新、内装や一部施設を改修というものを指していると思われます。設備投資は、患者1日当たりの収益を数千～数万円単位で積み上げている医療機関にとっては多額であり、また一度投資するとリース料や減価償却費等で多年度にわたって費用がかかるため、慎重で戦略的な意志決定が必要になります。

まず設備投資は、その投資対象・金額等において複数のパターンに整理できます。

①多額の費用、償却期間長期、診療報酬等対価設定なし：建物・設備

②多額の費用、償却期間長期、診療報酬等対価設定あり：高額医療機器
③少額の費用、償却期間短期、診療報酬等対価設定なし：内装改築、少額設備
④少額の費用、償却期間短期、診療報酬等対価設定あり：少額医療機器の一部
⑤費用は多様、償却期間は中期、診療報酬等対価設定一部あり：情報システム関連

この診療報酬上の対価と償却期間のバランスは非常に重要です。例えば、建物を新築する場合、一部の小さな加算（療養環境加算等）を除き、基本的には直接の対価はありません。つまり、建物が新しくなったことだけでは診療報酬上のメリットは得られず、効果としては集客力の強化や業務効率の向上、スタッフ満足度の向上といった、数値的に把握することがむずかしいものになります。また、そうした効果把握のむずかしさとは逆に、投資額は多額で、償却期間は長期間（10年以上）になるため、より慎重な経営判断が求められます。

これは、情報システムや内装の改装・改築においても同様です。システムや改装ならば投資額は、新築に比べると少ないですが、それでも通常の医療機関にとっては負担が重く、かつ償却期間も中期間（５年〜10年）となるため、やはり慎重な経営判断が必要になります。

一方で、高額医療機器や一部の低額医療機器には、診療報酬という対価が存在することが多いです。そのため、比較的検討しやすく、対象医療機器による検査等に対する対価（またはスペック増加による報酬上昇分）と患者数から、投資回収の目安を立てることで、導入判断の意志決定を行いやすくなります。ただし、診療報酬は2年に一度改定され、また患者数も予定どおりいかない場合があるため、一定の慎重な判断は必要です。

2　収益対投資比率を軸とした設備投資のベンチマーク

このような医療機関の設備投資について、ベンチマークをお示しします。図表3－15、図表3－16は、２０１３

図表 3-15　設備投資統計（病院）

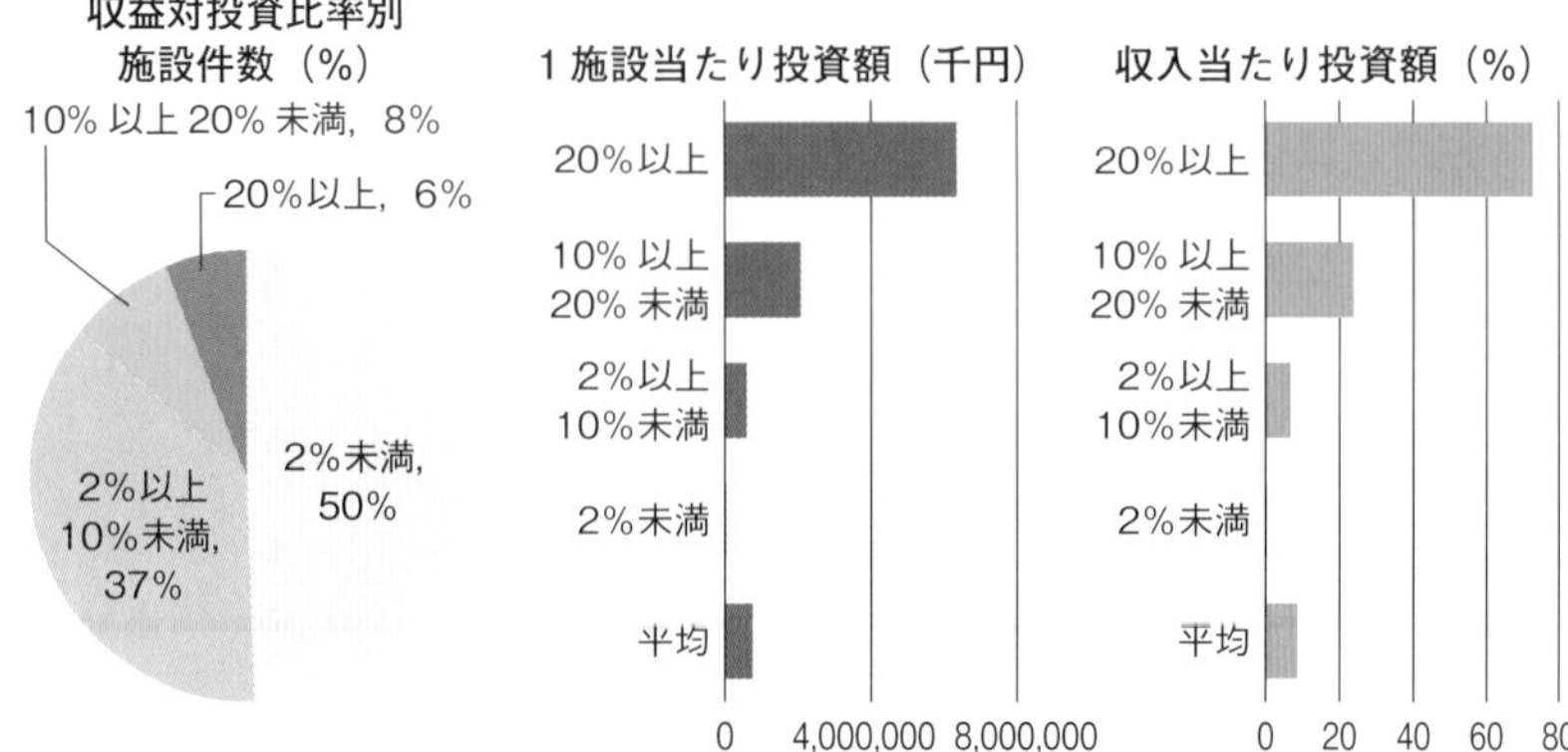

出典：厚生労働省「医療機関等の設備投資に関する調査結果報告書」，2013 年

図表 3-16　設備投資統計（診療所）

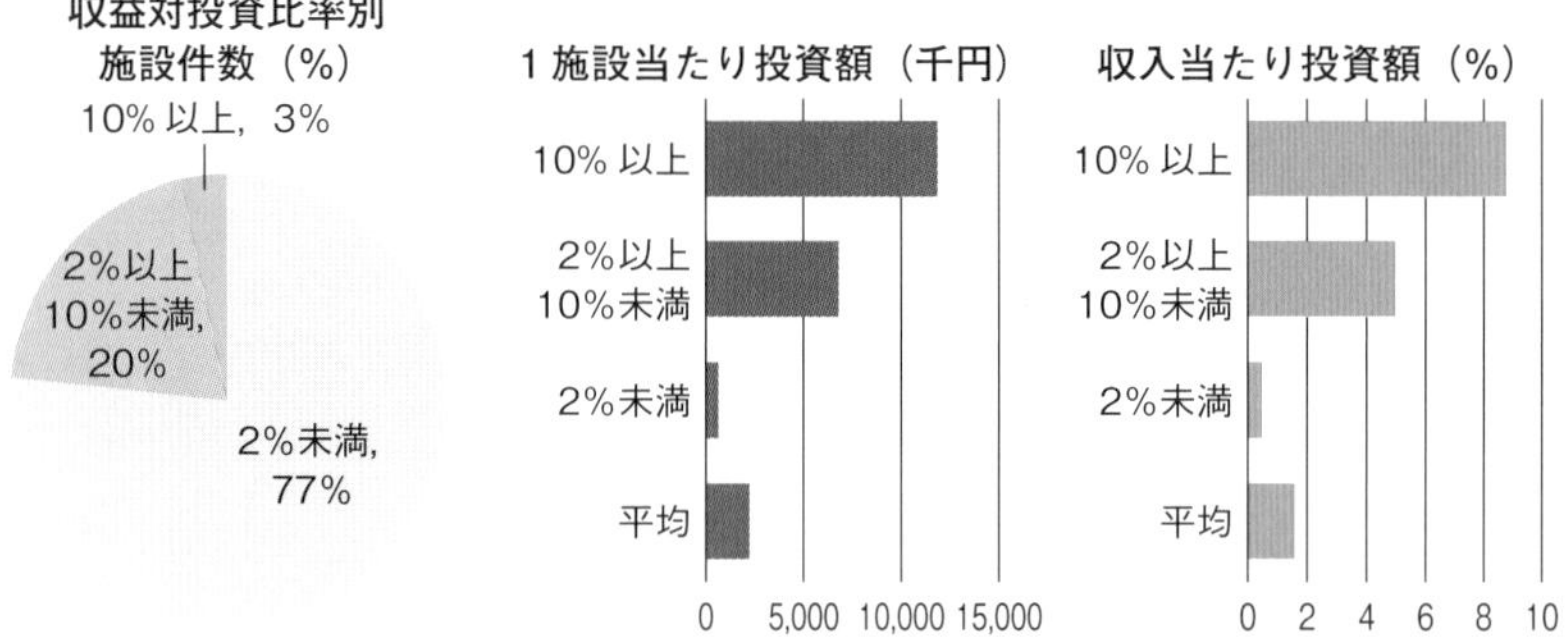

出典：厚生労働省「医療機関等の設備投資に関する調査結果報告書」，2013 年

（平成25）年度に実施された厚生労働省「医療機関等の設備投資に関する調査結果報告書」のデータです。ここでは、病院について、収益対投資比率の割合を軸として整理しています。まず、病院において、約半数の施設は収益に占める投資額の割合が2％未満となっています。その一方で、収益に占める投資額が20％以上の施設は全施設の6％になります。20％以上の投資をする施設が全体の6％であるということは、逆にいえば17年（＝1／0・06）に一度、施設は20％以上の投資を実施している、と解釈することもできます。

　また、施設当たりの投資額は、全体平均が7・5億円で収益費9％となります。ただし、全体の半分の収益対投資比2％未満の施設の平均値は4400万円で収益比0・5％です。その一方で、収益対投資比20％以上の施設は、平均して63億円（収益比73％）の投資を実施しています。つまり、病院の半数は年間0・5％程度の設備投資に抑制している一方で、15～20年に1度の割合で年間収益に匹敵する設備投資を行っていると解釈することができます。

次に診療所の場合ですが、診療所の77％は収益対投資比で年間2％未満の設備投資にとどまっており、収益対投資比で10％以上投資しているのは、全医療機関の3％にとどまります。また、診療所全体では、年間投資額は220万円、収益対投資比は2％となっており、収益対投資比2％未満の8割弱の施設は年間63万円で収益比0・5％の投資にとどまっています。収益対投資比10％以上の投資をしている施設でも、その投資額平均値は1200万円〔収益対投資比9％（注：元データから当社が前提を置いて試算した関係で10％以下となっている）〕にとどまっています。つまり、診療所の多くは、年間数十万円の投資であり、30年に1度（＝1／0・03）程度と開業してから一度あるかないかのタイミングで1000万円以上の投資に踏み切っていることがわかります。

3　投資額別にみる設備投資のベンチマーク

今度は、同じデータを基に、投資額別の投資対象を整理したデータを見てみましょう（図表3－17）。病院については、1年間で1施設当たり建物／設備61件、システム8件、機器備品419件、車両1・8件の投資を行っている状況です。こうして見ると件数は非常に多いですが、そのほとんどは1億円未満の少額投資であり、建物設備ではおそらくトイレの改修やエアコンの故障、機器備品は内視鏡の修理やエコーのプローブ購入等が含まれていると考えられます。ここで特筆すべきは、10億円以上の建物投資は年間平均0・13件となっていることで、これは逆に見れば、7・7年（＝1／0・13）に一度、10億円の建物投資を実施していると解釈できます。

図表 3-17

1 施設当たり投資件数（病院：件／年）

	建物・構築物	システム	機器備品	車両
10 億円以上	0.13	0.01	0.08	0.0
5 億円以上 10 億円未満	0.12	0.04	0.09	0.0
1 億円以上 5 億円未満	1.2	0.08	1.7	0.0
1 億円未満	59	8.0	417	1.8
小計	61	8.1	419	1.8

1 施設当たり投資件数（診療所：件／年）

	建物・構築物	システム	機器備品	車両
1000 万円以上	0.23	0.01	0.11	0.04
500 万円以上 1000 万円未満	0.12	0.00	0.28	0.10
500 万円未満	2.2	0.43	8.3	0.87
小計	2.5	0.4	8.7	1.0

出典：厚生労働省「医療機関等の設備投資に関する調査結果報告書」，2013 年

また診療所は、1年間で建物設備2・5件、システム0・4件、機器備品8・7件、車両1・0件の投資をしています。そのほとんどは500万円未満ですので、おそらくはこちらも壁の補修やエアコン入替、エコーブや心電計の修理等が多く含まれていると考えられます。またシステムは年0・4件ですので、投資自体が2・5年（＝1／0・4）に一度、また1000万円以上の建物設備は4・4年（＝1／0・13）に1度程度の投資となっているようです。

こうしてベンチマークとして見てみると、医療機関の設備投資は、病院と診療所では様相が大きく異なり、病院は少額投資も含めると1日1件以上の設備投資判断を行いつつ、15～20年に一度、収益に匹敵する大規模投資を行っている一方で、診療所は年間10～15件程度の少額設備投資を行い、大規模投資といっても建物の新築等はほぼ含まれず、1000万円程度の投資判断を4～5年に一度行っているようです。筆者の経験でも、病院はどうしても設備そのものが競争力や医療の質の源泉となる傾向があるため、常に多くの投資を行っていますが、診療所は院長一世代限りの施設も少なくなく、新規開業時に大規模な投資を整えたら、あとは機器の状態に合わせて少しずつ買い足すという印象があり、こうしたデータと合致しています。

4 事例1 外来棟改装にかかる投資判断

以上のように、設備投資の平均像は整理できましたが、実際の投資判断は、ベンチマークよりも投資対効果によって判断をするのが原則です。効果の見通しが立てにくい場合と立てやすい場合がありますが、ここではそれぞれの考え方をご紹介させていただきます。

1つ目の事例は、首都圏の郊外にある地域密着の100床の二次救急病院です。長年、地域で医療を提供してきたことから馴染みの患者が多く、経営的にも安定的な状況が続いていました。しかし近年、近隣施設の建替えがあり、新規開業の診療所ができたことで、外来患者数、特に新患の減少が著しくなってきました。医師の若返りやスタッフの入替え等も進め、医療機器の更新も行いましたが、なかなか低下に歯止めがかかりません。しかしながら、建物を新築するには経営体力的にも施設の耐久性的にもまだ早い状況だったため、外来棟の改装を行うこととしました。改装による集患がどの程度か見込みにくい状況でしたが、ここ3年間で1日平均5人の患者減であることから、この先2年間での外来患者減少見込みを10人／日と考え、この分の年間粗利1000万円（＝6000円／人×10人×250日×70%）の半分、500万円を改装予算として外来患者数の減少停止を目標としました。

500万円はかなり限られた予算ではありましたが、それでも壁紙の張り替え、天井の塗り直し、電灯交換と待合椅子の交換等を行うことができ、見た目は非常に明るく綺麗になりました。そして、波及的な効果として、外来スタッフもこの目に見える投資に対してやる気を出し、その結果、外来患者数の減少は歯止めがかかるどころか、前年比2～3%の増加に転じることとなりました。

こうした診療報酬等の対価が明確でない設備投資は、判断に迷うところでしたが、それでも患者視点／スタッフ視点を持ち込みつつ最低限の投資を行った結果、投資以上の成果を得ることができました。

5 事例2 CT買替えにかかる損益分岐点分析

2つ目の事例は、150床の都心型ケアミックス病院です。ここ数年、経営状況が思わしくなく、なかなか必要な投資も実施できない状況が続いており、結果として数世代前のヘリカルCTを10年間、騙し騙し使用してきました。しかし、医師や技師からの強い要望もあって、いよいよ買替えを行わなくてはならなくなりました。

この場合は、診療報酬によって対価を具体的に想定することができるので、投資対効果を測るための考え方として、損益分岐点分析を実施することが可能です。損益分岐点分析は、リース料やメンテナンス費用、また人件費等の、収益にかかわらずかかる費用（固定費）を、検査用ディスポ材また外部に読影依頼する費用等の1検査当たりにかかる費用（変動費）を除いた粗利でまかなうために、いくらの収益が必要かを試算する手法です。具体的には、以下の計算式となります。

損益分岐点売上高 ＝ 固定費／｛1－（変動費／売上高）｝＝ 固定費／｛1－（変動費率）｝

これを基に今回のケースでの損益分岐点分析を2通りの方法で実施しました（図表3－18）。

1つ目は、既存のCTはなかったものとして、純粋に新規投資としてのCTの損益分岐点を試算する方法です。この場合の固定費は、CTのリース料（2700万円×1・8％）、メンテナンス費用（年360万円）、放射線技師の人件費（年640万円：1・2人換算）になりますので、これらを合計して月132万円と試算しました。

次に変動費率ですが、外部に読影を依頼する費用（1470円）と雑費（10％）から、変動費率20％、つまり粗利率80％と試算しました。こうして月132万円の固定費を80％の粗利率で除した結果、165万円／月（6・6万円／日）が損益分岐点売上高となります。

また、CT検査の診療報酬単価1万4700円（＝CT撮影（900点）＋コンピュータ断層診断（450点）

図表 3-18 損益分岐点計算の基本的考え方

＜前提条件＞
・CT 撮影の保険診療：（単純撮影：16 列）1470 点
　＝ CT 撮影（900 点）＋ コンピュータ断層診断（450 点）＋ 電子画像管理加算（120 点）
・CT 導入費用：本体（2000 万円）＋ PACS（700 万円）（消費税込み）
・メンテナンス費用：360 万円（消費税込み）／年
・リース料：月当たり購入費用の 1.8%（消費税，保険込み）
・読影料：CT 1 枚につき 1470 円
・雑費（水道光熱費等）：CT 撮影料の 10%（1470 円）
・放射線技師人件費：常勤 1 名（520 万円／年／人）＋ 非常勤 1 名（120 万円／年／人）
　＊上記スタッフは，当該業務に専従扱い
・稼働日数：年間 300 日，月間 25 日
＜損益分岐点計算 1＞
・固定費 ＝ CT 導入費用のリース料 ＋ メンテナンス費用 ＋ 放射線技師人件費
　＝ 2700 万円 × 1.8% ＋ 360 万円／ 12 カ月 ＋ 640 万円／ 12 カ月
　＝ 49 万円 ＋ 30 万円 ＋ 53 万円 ＝ 132 万円
・損益分岐点売上高 ＝ 132 万円 ÷〔1 － 読影料 － 雑費（変動費）〕
　＝ 132 万円 ÷（1 － 0.2）＝ 165 万円／月 ＝ 6.6 万円／日
・損益分岐点患者数 6.6 万円／日 ÷ 1470 点（14700 円）＝ 4.5 人／日
＜損益分岐点計算 2＞
・旧 CT. 撮影点数 560 点，新旧 CT の導入費用差額 ≒ リース料
・損益分岐点売上高（増収分）＝ 新旧 CT の導入費用差額 ÷〔1 － 読影料 － 雑費（変動費）〕＝ 61 万円
・損益分岐点患者数 ＝ 61 万円／月 ÷（900 点 － 560 点）＝ 7.2 人／日

＋電子画像管理加算（120点）」で損益分岐点売上高6・6万円／日を除した結果、4・5人／日が1日当たりの損益分岐点患者数と試算されました。

2つ目の観点は、既存のCTからスペックアップすることで、費用・対価の増加分を元に損益分岐点分析を行う方法です。この場合、固定費の増加分はCTの導入費用（リース料）のみになります。そして変動費率は変わらないので、損益分岐点売上高は、61万円／月（＝2700万円×1・8％／0・8）となります。また損益分岐点患者数も診療報酬の増収分（ヘリカルCT→16列へのスペックアップ）で除したため、7・2人／日〔＝（61万円／月）／（900点－560点）〕と試算されました。

つまり、2種類の損益分岐点分析から導き出された損益分岐点患者数が、それぞれ、4・5人／日、7・2人／日となったため、1日8人以上が投資対効果の得られるラインと考えられます。そして、当院の場合は、1日のCT検査件数が9人であったため、すんなりと投資の意思決定を行うことができました。

＊　＊　＊

以上、設備投資に関する基本的な考え方、ベンチマー

ク、事例をご紹介させていただきました。設備投資の基本的な考え方は、やはり投資対効果を原則とすべきと考えます。ただし、効果の推測においては、診療報酬でわかりやすく試算できる場合と、そうした試算ができない場合があるため、一定の工夫が必要になります。また、そうした工夫は、どう緻密に行っても推測の域を出ないため、別な視点としてベンチマークや財務上の安定性といった観点を入れることとなります。

ベンチマーク的には、病院ならば通常は収益の1％前後での投資にしつつ、数年に1度は収益の10～20％、また20年に1度は収益並みの投資を行っていることがわかります。また診療所の場合は、収益並みの大規模投資は原則行わず、年間10～20件程度の投資を収益の2％前後の範囲で実施していることがわかります。これに設備投資に伴う借入金やリース料の負担を整理することで、投資判断の参考としていただけたらと考えています。

Method 19

予算管理とKPIモニタリング

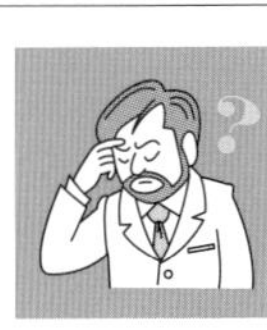

Q

地方都市にある150床（一般病棟50床×2病棟、療養病棟1病棟）の病院の事務長です。施設管理や機器調達を行っていますが、現場からの要望が場当たり的で整理できず、また施設改修等の大規模修繕も控えていて、その管理に頭を悩ませています。良い方法はありませんか。

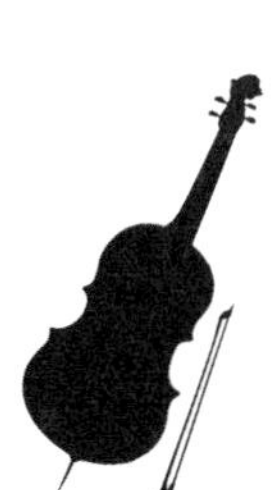

1　年間予算管理の実施

確かに、医薬品や人件費、通信費や水道光熱費等の日々の業務で発生する経費と異なり、設備更新や修繕といったものは、先読みができず場当たり的な対応になりがちです。また費用が多額になるにもかかわらず、突然、急な対応が必要になるなど、管理がむずかしい側面があります。

そこで検討していただきたいのは、年間の予算管理です。予算とは予算期間（一般的には1年間）における事業の具体的な取組み・業務・設備投資の計画を予測し、数値によって表示し、これを総合編成したものです。

予算管理とは確実性の高い1年間の予算を立てて、その予算を実現・管理できる体制を作り、日々の病院運営を

図表3-19　予算管理

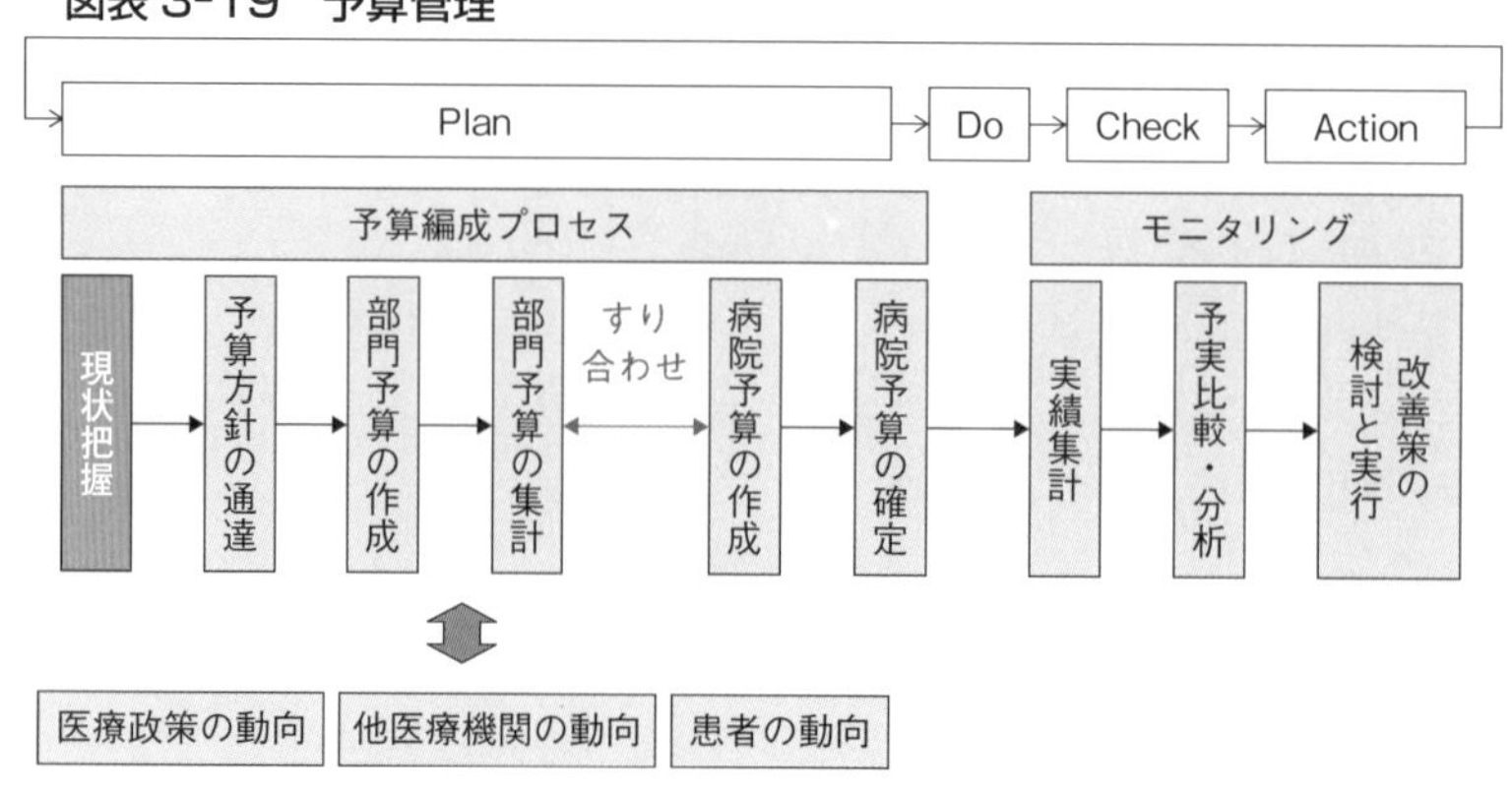

進めていくことです。予算を立てるためには、各部門における将来1年間の取組みの整理や、そのなかで必要となる資金（経費、投資）の整理が重要になります。また、設定した予算を基に、予算期間における利益、キャッシュフローなどの財務データや、患者数、入院・外来単価などの臨床指標（KPI）を病院管理指標として提示し、各部署の諸活動をモニタリングします。また、実際の動きを見ながら、1年間の期中においても必要に応じて活動の修正を促し、「PDCAサイクル」を回していきます。

予算管理とは、病院全般にわたる経営管理の手法の一つなのです。

2　予算管理の進め方

予算管理の進め方は、「予算編成プロセス」と「モニタリング」の2つに分けられます。「予算編成プロセス」はPDCAサイクルで言うP（Plan：計画づくり）、「モニタリング」はDCA〔Do：実行、Check：実績の把握、原因分析、Action：取組み（Do）の改善検討、改善策の実行〕となります。（図表3－19）

まずは、予算編成プロセスの進め方とその作業概要を説明したいと思います。4つのステップ①「現状把握」、②「次年度予算方針の策定・伝達」、③「部門予算の作成」、④「病院予算の作成」に沿って進めてい

図表3-20 予算編成プロセス

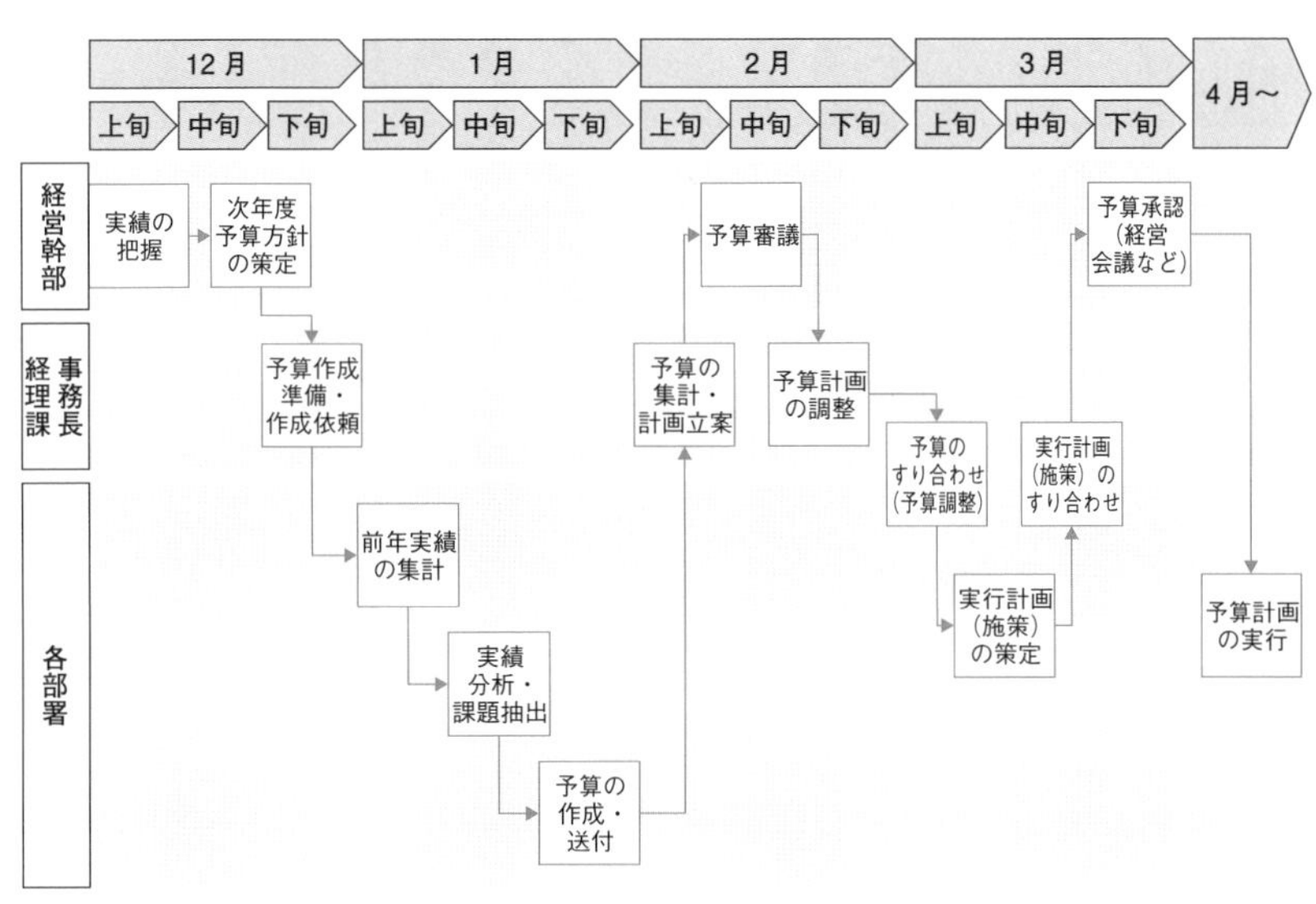

きます。これらのプロセスは、一般的には3～4カ月かけて実施します（図表3－20）。

例えば、4月から新事業年度となる場合は、前年の12月中に当該年度の実績見通しをまとめ、次年度の予算方針を練ります。翌年1月より予算編成が始まり、各部門が1カ月程度かけて予算を作成します。

各部門の予算を取りまとめる事務局は、事務長、経理などの事務部門が担うことが多いです。事務局は各部門に対して大きく2つの予算を依頼することになります。一つは各部門が管理している指標の予算、もう一つは、その指標を実現するために整備する必要がある医療機器、器具、設備等の投資予算です。

各部門は事務局からの依頼に基づき、実績を整理し、その実績をベースに次年度の戦略を構築し、そのうえで必要な指標を作っていきます。指標については、入院・外来単価、患者数などの収益面、医薬品費、人件費、各種販管費等の経費、施設修繕、機器更新、新規投資等の財務に関わる数値と、重症度や在宅復帰率などの施設基準を満たすために必要な項目も含まれます。

事務局は、まずは各部門から上げられた予算を積み上げるかたちでとりまとめ、病院の予算を作成します。ここでポイントとなるのは、各部門との予算の「すり合わせ」です。最初は各部門から上がってきた予算を積み上げることからスタートしますが、各部門から上がってきた予算を単純に積み上げると、予定よりも多額の経費・投資になってしまう傾向があるため、部門との間で優先順位をつけながら全体をまとめていきます。

実際は病院の経営状況によって異なると思いますが、一例として投資（修繕、設備更新、新規投資）の優先度では以下のような基準が用いられています。

①優先度高：既存機器があり、もしも故障した場合、患者への医療行為上大きな支障をきたすもの

②優先度中：新しく施設基準を取得するために必要なもの、患者サービスおよび満足度が向上するもの、従業員の業務効率が向上するもの

③優先度低：新規分野への参入や、既存サービスの付加価値向上、職員のモチベーション向上等につながるもの

投資優先度の高い項目は、医療行為を行ううえで必要な医療機器など、最低限必要なものです。優先度中の項目は、増収、コスト削減など財務を直接的に向上させるものと、医療や業務の質を向上させる目的などが考えられます。優先度の低い項目としては、患者への医療行為や財務的に直接影響しない職員のモチベーションに関わる項目などが挙げられます。ただし通常の判断では優先度が低くても、経営判断として意図的に最優先に引き上げることもあります。このあたりは、常に同一基準で優先度をつけるよりも、経営の肌感覚をもってそれに合わせた投資を行うという意味で、重要なポイントとなります。

また、投資予算は、日々の運営で突発的に起こる設備や医療機器の故障等も想定しておく必要がありますので、全体の投資項目の予算額の２割程度は、予算調整額としてプラスしておくことをお勧めします。

３　経営幹部と現場との「すり合わせ」と仕組み作り

臨床等の指標（ＫＰＩ）に関しては、現場からは経営幹部が期待しているより少し低めの現状維持の数字が出てくることが多いです。そのため、各部門から上がってきた数字を見つつ、戦略的な意義を加えて、少し引き延ばした数値で、各部門とのすり合わせを行うことが多くなります。

この「すり合わせ」は、指標や投資予算の数字の調整だけでなく、経営幹部と現場（各部門）との意識・目線合わせの目的もあります。「すり合わせ」を通して、病院が置かれている現状、今後の病院の方向性、その方向性のなかで当該部門に果たしてほしい役割など、経営陣の考えを現場に伝え、現場には経営陣の思い、考えを理解してもらうことを想定しています。

現場とのすり合わせが済み、病院予算を取りまとめることができたら、次に行うのは、その予算が実現できるようにするための施策と管理の仕組み作りです。予算として数字だけ作っても、その数字が実現できなければ絵に描いた餅となってしまいますので、施策作りは重要なプロセスです。

施策作りにおいても、「すり合わせ」は重要になります。各部門に、予算を達成するための施策を考えてもらったうえで、事務局は各部門と「誰が（どの部署が）」（Who）、「何の取組みを」（What）、「いつまでに」（When）、「どのように進めていき」（How）の３Ｗ１Ｈを明らかにし、施策の「見える化」を意識しながら、施策をすり合わせていくことが必要です。（図表３－21）

病院予算と施策がまとまれば、次は承認プロセスです。事務局が会議等で経営幹部に病院予算を説明し、予算の内容を理解、承認してもらうことで、経営陣が病院予算を進めていく決意を表明することが重要です。また、経営幹部が承認した病院予算を職員に説明することも重要です。予算を達成するために、病院全体で施策を推し進めていくという機運を高め、実行に移していくことが求められます。

図表 3-21　施策管理表（例）

部門	目標	施策	KPI			終了時期	20XX 年 XX 月進捗状況	20XX 年 XX 月進捗状況
			現状	年間目標	改善幅			
医局	入院ならびに外来患者増加に貢献する							
		・患者向け勉強会を定期開催して，地域住民に対する疾患啓発により，外来患者の増加に繋げる						
		・可能な限り，外来患者への投薬は原則 28 日までとする						
医事課	査定を請求金額の 0.3% に減少させる							
		・手術・検査レセプトを中心にダブルチェックを実行する						
		・運営会議で月 1 回，査定レセプトの内容を共有する						
	長期未収金の管理と回収を進め，資金繰りを改善させる							
		・定期的（月 1 ～ 2 回）に，対象者を訪問し，長期未収金の回収に対応する ・医事課会議を開催し，毎月管理するようにする						
		・運営会議で月 1 回，未収金の管理状況（残高および対応状況）を報告する						
検査科	臨床検査部門にて新規職員が臨床検査だけでなく，エコー検査（心・腹部）にも対応できるように人材育成を行う							
		・臨床検査の業務を把握して業務を円滑に遂行できるように指導する						
		・放射線技師の指導のもと，入院透析患者の定期検査を一緒に実施する（入職日～ 4 カ月目） ・入院透析患者の定期検査を 1 人で運営できるようにする（5 カ月目以降）						
透析センター	透析登録患者 100 名（入院 40 名，外来 60 名）を確保する							
		・透析クリニックとの連携を強化するために医療連携室と連携して定期訪問・情報交換を行う						

4 モニタリングの実施

予算編成プロセスのあとは、モニタリングに移ります。モニタリングは、①実績集計、②予実比較・分析、③改善策の検討と実行の3ステップになります。この3ステップを1カ月ごとのサイクルで進めることがポイントです（図表3－22）。

モニタリングを進めるうえでのポイントは以下の4点です。

（1） 財務・臨床指標の数値をきちんと管理する仕組みを整える

（2） 実績を職員に報告する機会を定期的に設け、部門責任者に参加してもらう

（3） 会議では部門責任者から実績を報告してもらいつつ、予算と実績との差異が生じている場合、その原因・課題も説明してもらう

（4） 施策の改善が必要であれば、改善策を提示してもらう

まず、財務・臨床指標の数値をきちんと管理することが重要です。どんな施策も作りっぱなしでその後の成果モニタリングがなければ、なかなか前に進みませんし、実際の成果が不透明になってしまいます。経理や医事課の協力はもちろんのこと、各種臨床指標については、医師や看護師も交えたデータ取得の仕組みを構築することが必要です。この場合、最初からデジタルに集められればよいのですが、それがきびしい場合は、日報というかたちで報告を取り、それをどこかの部署で入力するというプロセスでもよいでしょう。

会議体の設置については、予算管理のために新たに会議体を設けなければいけないわけではありません。予算は立てていないが、患者数、単価、請求点数などの指標（ＫＰＩ）について、部門の責任者が集まって実績を共有する会議を行っているのであれば、その会議の内容、進め方などを見直すのがよいと思われます。むしろ、会議の場を単なる報告の場とせず、課題の列挙や解決策のディスカッション等につなげる仕組み作りが重要です。あらかじ

図表 3-22　モニタリング資料（例）

病院基本データ		目標	X年X月実績	差異	前年同月	差異	コメント
1日当たりの外来患者数							
一般病棟	病床稼働率						
	平均在院日数						
療養病棟	病床稼働率						
	平均在院日数						
地域包括ケア病棟	病床稼働率						
	平均在院日数						

部門別	指標	目標	X年X月実績	目標との差	前年同月	差異	コメント
○○病棟	新規入院患者数（外来，××苑）						
	転棟患者数（療養，包括ケア病床）						
	退院患者数						
	在宅復帰率						
	重症度，医療・看護必要度						
□□病棟	新規入院患者数						
	退院患者数						
	在宅復帰率						
	患者1人1日当たりリハビリ単位数						
	重症度，医療・看護必要度						
△△病棟	新規入院患者（転棟含む）						
	退院患者数						
	医療区分2と3の患者の割合						
外来	1日当たり初診患者数						
	1日当たり再診患者数						
	時間外の外来受診者数						
リハビリテーション科	患者1人1日当たりリハビリ単位数						
	セラピスト1人1日当たりリハビリ単位数						
	脳血管疾患等総単位数と実患者数						
	廃用症候群リハ総単位数と実患者数						
	運動器リハ総単位数と実患者数						
	呼吸器リハ総単位数と実患者数						
	外来リハ総単位数と実患者数						
	訪問リハ総単位数と実患者数						
	訪問リハ相談件数						

め共有する情報は配布しておく、会議の場で司会が他部門等の発言を促すなど、なんらかの潤滑油的な取組みを同時に検討していきます。

モニタリングを進めていくうえでむずかしいのが、(3)原因・課題の説明と、(4)改善策の提示です。患者数、単価、請求点数などの実績を報告する機会を設けている病院においても、実績のみ報告していることが多く、前月や前年同月と比較して、差異の原因・課題を出して、改善策まで踏み込んで議論しているところは少ないです。モニタリングでは、予算を達成するために、予算と実績との差異の原因と課題出しまで掘り下げて分析し、その改善策の提示まで議論していくことが重要となります。

＊　＊　＊

最後に予算管理を進めるうえでのポイントを整理したいと思います。

①予算は経営陣と現場とが「すり合わせ」をして、現実的で実行可能なものを作り上げる
②数字を作るだけでなく、その数字を達成できるための施策(取組み)を考え、その取組みを進めていく
③予算が絵に描いた餅にならないためにも、定期的に「モニタリング」していく
④モニタリングでは、原因、課題まで掘り下げ、改善策の提示まで繋げて考える

予算管理はPDCAサイクルの活動であり、日々の業務を積み重ねて継続的に行う取組みであるため、終わりのない大変な活動です。しかし、目の前の行ったことだけに対応するのではなく、少し先(1年程度)を見据えて、予測を立てながら進めることで、先が見えない不安感が解消されると思います。また、各スタッフ自らが管理できる予算をもつことで、モチベーション向上に繋がる場合もあります。あまりむずかしく考えすぎず、最低限のルールを意識しながら、まずは始めてみることが大事です。

【出典】　産労総合研究所「病院羅針盤」

Method 20

建設計画の進め方

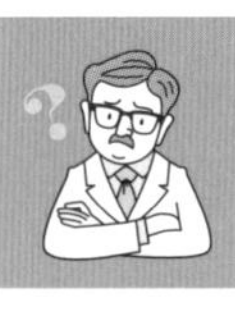

Q

当院は建物が築40年と老朽化しており、建替えが必須の状況です。たまたま近隣に現状と同規模との建替用地が売りに出たため、こちらを購入して本格的な建設計画に進もうと思っていますが、病院としての施設建設は40年ぶりであり、院内のスタッフで建替えの経験を有する者もおりません。建設計画策定のプロセスや留意点等を教えてもらえますか。

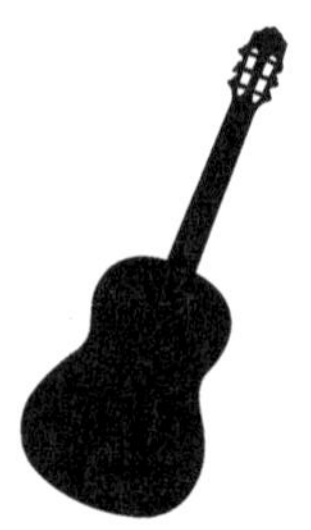

40年ぶりの建替計画とのことで、スタッフの皆様も大変心待ちにしているとともに、失敗が許されないという思いがあるかと思います。また非常に大きな投資であり、建て替えるまでの時間もかかることから、手順を追って進めていきたいと考えておられると思います。病院の新棟等の大きな建設にあたっての手順は、次のとおりです。

1　建替えの背景

まず建替えにあたって、背景を整理する必要があります。独立行政法人福祉医療機構が実施した病院の施設整備動向アンケート調査では、建物の老朽化の解消が最も多く、次いで耐震化整備となっております。建替えの理由においては、病棟機能の転換などもあるため、何の目的でいつまでに建て替えないといけないのかを整理する必要があります。もし現状の建物でも耐震等に問題がなければ、リフォームや増改築で対応できる場合もあります。新築とリフォームでは、投資金額が10倍近く異なることもありますので、慎重な整理が必要です。

また、建替えによって増患を図るという話をよく耳にしますが、厚生労働省が実施した2014（平成26）年受療行動調査を見ると、病院がきれいで設備が整っているということは、病院を選択するうえではさほど大きなポイントになっていないことがわかります。病院を建て替えたからといって、患者がたくさん集まるわけではないので、それが主な目的で建替えをする場合は注意が必要です。

2　建替えにあたっての戦略

建替えにおいては、事業戦略が最も重要です。特に周辺環境や自院の経営状況を分析したうえで、強みが市場ニーズとマッチしているのか、競合と共存していけるのか、将来の人口減少でも患者数の獲得ができるのかなど、中長期的にみて事業が安定的に継続できる計画を描くことが必要です。

特に新棟のような大規模投資は、先々20～30年かけて回収する投資にあたるため、診療報酬や地域の人口動態を見据えて、長期的な展望に立って戦略を練る必要があります。その長期的展望のなかで、投資計画、収支計画、キャッシュフロー（資金繰り）計画を分けて構築します（図表3－23）。

3　詳細な事業計画

投資計画では、新棟を建設するにあたって一時的にかかる費用を整理します。土地の購入、設計費・建設費、医

図表 3-23　事業計画立案

1. 事業の背景
2. 周辺市場分析
   1. 人口動態
   2. 医療機能の需給状況
   3. 医療従事者の充足状況
   4. 商圏の設定・人口状況等
3. 競合・連携施設
   1. 医療施設のリストと特徴，分布
   2. 地域医療施設のポジショニング整理
4. 各施設の現状と課題
   1. 施設状況
   2. 職員状況
   3. 経営状況（収支）
   4. 外来患者（数，属性，疾病）
   5. 入院患者（数，属性，疾病，入院ルート）
   6. その他分析（病院との連携状況）
5. 跡地利用基本方針
   1. 売却か有効活用か
   2. 活用時施設構成（医療，介護）
   3. 施設別機能・スタッフ数・機器
6. 基本方針策定
   1. 現状の強みと弱み（SWOT 分析）
   2. 地域ポジショニング
   3. 重点分野の基本方針
   4. 施設間連携・地域連携のあり方
7. 新棟建築要件の整理
   1. 必要な施設基準
   2. 居室数と面積
   3. 機器
   4. 投資予算等
8. 事業計画
   1. KPI 設定，KPI 目標
   2. 施設基本計画（ボリューム，機能，予算）
   3. 投資計画
   4. 収支計画
   5. 資金繰り・返済計画

療機器の新規導入費用に加えて、新棟建設計画では病床のベッドや待合室の椅子等も新規購入することが多いため、これらについても試算が必要です。また不動産取得税、登録免許税等も想像以上に多額になりますので、注意が必要です。

収支計画では、新棟建築後の患者数・単価の見通しによる収益や、そのための医業原価、人件費、各種販管費を試算します。最も保守的な試算は、現在の収支のままで新棟の費用増（減価償却費、賃借料、各種税金、支払金利）だけを見込む方法です。ただし、一般的には新棟の費用増を現在の収支のままで支えられることは少ないため、新棟効果による増収等の試算を行います。この場合の新棟効果は、新しくなったから単純に患者数が増えるというような見通しではなく、地域の環境変化や、新棟による具体的な競争力向上での増患効果など、できる限り要因を整理する必要があります。

最後のキャッシュフロー（資金繰り）計画は、大きく2つの要素から構築します。一つは、事業費に合わせた資金調達です。資金調達は自己資金と銀行借入が一般的ですが、補助金や旧資産の売却等も出てくることが多いため、併せて調達方法を整理します。調達方法が整理できたら、具体的な資金繰りを、できれば日次、最低でも月次で構築します。建設費の支払いがいつで、その資金をいつ調達するのか、また移転に伴う収益減等の影響と、その分の資金手当など、新棟建設前

図表 3-24 全体の流れイメージ

準備	基本構想	基本計画	基本設計	実施設計	工事業者選定	新病院完成
・移転の意思決定 ・移転候補地選定 ・移転検討組織の立上げ ・新病院方向性検討	・新病院方向性確定 ・補助金の検討, 相談 ・設計者選定方法の検討 ・事業計画書の立案 ・金融機関への融資相談	・移転候補地確定 ・測量 ・院内の建設担当者決定 ・設計者選定（指名, プロポーザル等） ・事例見学 ・ゾーニング計画 ・基本計画図立案	・建設委員会立上げ ・大型医療機器方向性決定 ・各諸室の決定 ・仕様, 設備ランク等の決定 ・基本設計図確定 ・実施設計図着手の承認	・構造, 設備, 機械設備の確定 ・中, 小型医療機器レイアウトの確定 ・工事, 工事外項目確定 ・実施設計図確定 ・確認申請	・工事業者選定（入札見積り等） ・VECD 検討（VE：仕様変更, CD：コストダウン） ・施工業者契約 ・地鎮祭 ・着工 ・総合定例, 分科会	・消防, 建築, 医療課等の検査 ・引渡し ・医療機器, 備品搬入, 引越し ・運用シミュレーション ・内覧会 ・グランドオープン

から建設後数年間にわたって計画を立てる必要があります。

ちなみに今回の相談では、「近隣に現在の病院の敷地と同規模程度の土地が売りに出た」という内容ですが、この病院は40年前の建設のため、廊下や居室が現行の医療法に適合されていない可能性が高く、同規模の病院を建て替えた場合でも、延べ床面積が約1・2倍以上大きくなることがあります。これは、関係法令や施設基準において廊下幅など共有部等の面積を広くとる必要があるためです。そうなると、容積率が同じ場合、病床数を減少する、外来規模を縮小する――など、新病院の計画をどのようにすべきか考えなければなりません。病院の建替え用の敷地がなかなか出てこない地域も多いため、出てきた敷地でどういった戦略を考えるか、検討が求められます。

4 設計施工の実施

設計施工は、一般的には図表3－24のような段取りで進めていきます。まず、事前準備をして、事業戦略等の基本構想を練り、建物の大まかな配置図等の基本計画を立て、具体的な図面に落とす基本設計を行います。基本設計ができあがったら、それを構造や設備に落とす実施設計を書き上げ、工事業者を選定して工事を実施し、竣工となります。病院側としては、基本設計までが非常に重要で、多くの意志決定を迫られるプロセスになります。

このなかで重要なポイントは「基本計画」の院内建設担当者決定、設計者選定、「基本設計」の実施設計図着手の承認、「業者選定・工事」の施工業者選定、「新病院完成」の運用シミュレーションです。特に院内の建設担当者は、病院運営をしながら建替えを円滑に進めるためには必須です。病院のより細かいニーズに対応すればするほど調整業務が必要となり、業務を円滑に回すためにはファシリテート力がある人材を担当者にすることが重要となります。

ここでポイントの一つである、設計者選定について少し詳しく整理したいと思います。

まず設計事務所には、デザインを優先する事務所と、機能を優先する事務所があります。病院設計においては、一定の機能性を求めないと使い勝手が悪くなるため、ある程度病院設計の実務経験がある事務所を選ぶのが大切です。コストが安いからと経験の少ない事務所を選ぶ場合は、院内に病院設計経験者を入れるなどの工夫が必要になります。

図表3－25では、一般的な設計者の選定方法を示しています。最近は、計画案・組織・担当者・設計料といった全体的な比較のできるプロポーザル方式を採用しているところが多いです。また、工事費が上昇傾向にあるなかで、工期圧縮・工事費抑制・入札不調を防ぐために、設計段階で施工業者の技術を導入させるデザインビルド方式や設計施工一括方式も耳にするようになりました。

また、設計事務所選定においては、計画案や設計料に加えて、設計担当者をしっかり見てください。担当者には、設計・工事と、病院側の意向を汲み取って進めてもらうことになるので、コミュニケーションが円滑にとれる・相性が合うなど、一緒に新病院を作ってゆくパートナーとして選任できるかが重要なポイントとなります。

設計者が決まると、経営陣、各部門の管理職者、部門ごとの管理職＋現場スタッフで、設計者とそれぞれ打合わせをしていきます。このほかに病院内のみで行う会議を必要に応じて実施し、それ以外は建設担当者が個別で動き

図表3-25 設計者選定の方式について

選定方式	主たる評価	特徴
プロポーザル方式 計画案と会社の技術・実績・体制等の組織や人を評価する方式	計画案 組織 設計者	・計画案や組織，担当者を審査できるため，全般的に審査でき，かつ適任者も選定できる。選定後に詳細設計を行うため，設計内容については法人側の意向を反映できる ・会社を選定してから設計にかかるため最も時間がかかる
コンペ方式 設計の提案内容を競わせて評価する方式	設計案	・最も優れた案を採用するため，規制にとらわれない提案を求められる。複数から検討できる ・設計案協議のため過去の実績や経験は問わない。選定後に大きな設計変更は行えない
資質評価方式 技術・実績・体制等の組織や人を評価する方式	組織 設計者	・計画案を求めない分，審査期間が短い。組織や担当者の比較検討ができる。費用をかけずに実施できる ・計画案の提出は求めないので計画案の比較検討ができない
競争入札方式 仕様などを予め定めて設計料を入札させる方式	設計料	・価格のみで競うため，設計者選定において透明性が高い設計料を競うため，設計料が抑えられる ・設計条件や仕様を事前に決めるため，実際の設計で制約が多く変更がむずかしい。担当者の評価はできない
特命方式 法人の意向で1社を指名する方式	—	・審査がない分早く，かつ費用をかけずに選定できる。また幅広い設計事務所に声がけできる ・複数案の検討，費用の比較がむずかしい
デザインビルド方式 設計者と施工者を同一期に選定する方式	組織 計画案	・設計段階から施工技術（技術，工法，工事費）を盛り込んだ設計ができる。工事発注業務が軽減される ・施工者よりの計画となる可能性がある。補助金が適用できない可能性がある
設計施工一括方式 設計と施工をゼネコンに一括発注する方式	組織 計画案	・工期短縮，コスト縮減効果が期待できる。工事入札での不調リスクが低減。施工者の技術を活用した設計が可能 ・施工者側に偏った設計となりやすく，設計者や発注者のチェック機能が働きにくい

ながら必要事項の確認や調整を行います。すべての打合せにはこの建設担当者が入り、全体の調整・全体管理を行います。特に設計・工事の打合せでは、話が二転三転することが多いのですが、その経緯を知り、上手に調整するのが建設担当者の役割になります。

ここでのポイントとして、発言力の強い人や部署の設計要望が反映されやすくなるので、うまく調整に入らないと本当に必要な部門の整備ができずに使い勝手が悪くなる可能性もあるため、注意が必要です。また、この話し合いの場で大切にしてほしいのは、各部門同士の話し合いで、より良い部門関係構築ができるようにコミュニケーションやディスカッションをうまくファシリテートすることです。院内コミュニケーションや各部門の意向を知る機会はなかなか多くありませんので、病院を作るうえでそれぞれの意図を理解しつつ、よりよい院内関係を築いていただければと思います。

最後に、設計が決まったあとの工事業者選定とその監理についてです。工事業者の選定は、プロである設計士とともに進めますが、そのなかで、価格だけではない要素も検討をしておくことをお薦めします。最終的には入札になるとしても、1次、2次という審査の段階を作り、1次では実績や担当者の経験等によって選別しておくとよいでしょう。また業者が決まったあとも気を抜かず、設計士と建設担当者を中心に、工事業者との密な建築会議を行う必要があります。壁紙や床の素材、照明器具や医療機器の配置等、工事に入ってから決まりはじめるものも多いため、ここをないがしろにすると使い勝手に悪影響を与えてしまう可能性があるからです。

＊　＊　＊

以上、新棟建設計画にあたっての基本的な考え方とプロセスをお示ししました。建替えを検討するにあたっては、その背景を整理し、事業戦略と各種計画を練り上げてから臨んでいただきたいと思います。

設計にあたっては、設計事務所に完全にお任せするのではなく、病院内の要望をきちんと整理し、設計者や各部門同士で密なコミュニケーションを取って進めましょう。鍵となる病院側の建設担当者は、部門ごとの要望をすべて把握し、経営陣・管理職・各部門スタッフ・設計者の間を取りもち、調整、会議のファシリテートを円滑に進める必要があるため、ぜひ、適任者を選定いただきたいと考えています。

【出典】　産労総合研究所「病院羅針盤」

第4章 「組織管理」編

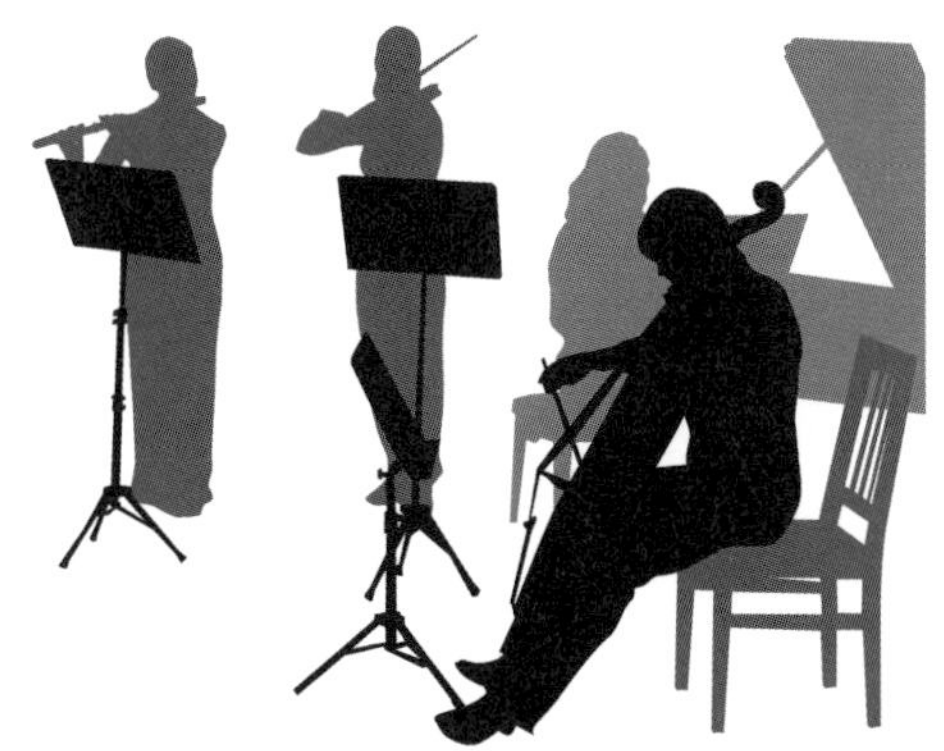

Method 21

医療機関におけるマネジメントとは
～その考え方と活用事例～

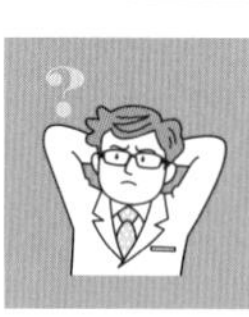

Q

私は首都圏の自治体病院200床の病院長です。これまで副院長として、院長の補佐に努めてきましたが、院長の定年退職により、今年の春、私が院長を拝命しました。院長に就任してから悩んでいるのが、院内のマネジメント方法です。病院におけるマネジメントにはどのような考え方や方法があり、他院ではどのように実践しているのでしょうか。

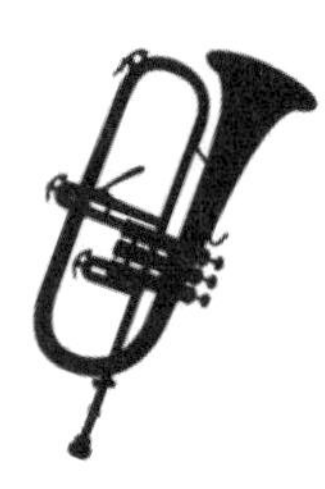

1　組織におけるマネジメントの定義と次元

医療機関とはいえ、人が集まって組織を作り、一定の目標をもって運営されているという点においては、医療機関におけるマネジメントも通常の組織と変わりがないと考えられます。マネジメントにおける最も古い教科書の一つであるP・F・ドラッカーの『マネジメント』では、マネジメントの役割を次のように定義しています。

① 組織に特有の使命、すなわちそれぞれの目的を果たすために存在する。

② 仕事を通じて働く人を生かす。組織こそ自己実現を図る手段である。

③ 自らの組織が社会に与える影響を処理するとともに、社会の問題の解決に貢献する。

つまり、組織をある目標に対して動かし、またその過程を通じて組織に関わる人々の自己実現を果たすように導くことがマネジメントの役割であると言えます（図表４－１）。

図表4-1　マネジメントとは？

マネジメント

“組織に成果をあげさせる”

組織

社会

自己実現
地位・お金

役務・時間
アイデア

個　個　個

成果

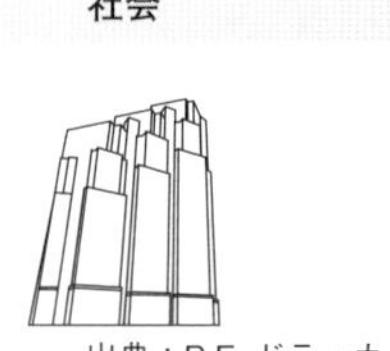

出典：P.F. ドラッカー

また、マネジメントには次元があり、それは次のように説明されています。

① **時間の要素が介在する。存続と健全さを犠牲にして、目先の利益を手にすることに価値はない。しかし未来は現在からしか到達できないので、基礎をしっかりさせなければならない。**

② **マネジメントは管理する。成果の小さな、縮小しつつある分野から、成果の大きな、増大する分野に資源を向けなければならない。そのために昨日を捨て、明日を想像しなければならない。**

つまり、組織を動かしていくための視点として、短期的な目先の利益に囚われるのではなく、中長期的な組織の存続や健全運営を意識しなければならず、そのために、組織が手がけるべき分野（事業）の取捨選択が必要なのです。

こうした定義によれば、マネジメントとは、単純な人事管理や組織作りにとどまらず、組織が特定の使命・成果を達成するための制度、仕組み、システム、マーケティング、財務等すべての行為であると言えそうです。

2　医療機関のマネジメント

では、これを医療機関のマネジメントとして捉え直したとき、どのような理解になるでしょうか。筆者は次のように考えています。

1・理念、ビジョン、使命を定義
2・戦略の策定
3・必要な経営資源の調達（人・物・金）
4・日々の管理、指標のモニタリング
5・組織・制度設計
6・教育・研修
＋
7・価値観、文化を醸成

まず、組織がもつ理念、ビジョン、使命を定義します。これは、地域医療に貢献する、医療の発展に寄与する、患者さんのニーズに応える――等、組織のそもそもの存在意義に当たるものです。

そのうえで戦略を策定します。地域医療に貢献するという使命のもとでも、〝何で貢献するか〟という問への答は多様です。救急車を積極的に受け入れる、高度ながんの手術を行う、早期リハビリに力を入れる、緩和ケアと看取りをきちんと行う――といった選択肢があります。地域ニーズや行政の方向性、自院がもつ資産（人、施設、ネットワーク等）を整理し、使命を果たしつつ組織が健全なかたちで存続できる戦略を選ぶ必要があります。

戦略が定まったら、それに見合った人・施設・機器・お金・ネットワーク等の経営資源を調達することになります。良い施設、高い機器、スキルと経験の豊かな人材ばかりを集められれば高いレベルの組織ができるように思いますが、実際には資金には限りがありますし、必ずしも高い機器が万能だったり効率性が高いというわけではないため、費用対効果を念頭に、バランスのとれた経営資源の配分を行うことが必須です。

こうして経営資源を用意して運営がスタートしたら、日々の状況を管理、モニタリングする必要があります。ここで大事なのは、漫然と経営状況を見るのではなく、今注力している活動は何か、効率よく成果を出すために重要な指標は何かを考え、それに合ったモニタリングを考えて、日々運営や投資配分等の修正を行っていくことです。狭義のマネジメントとも言えますが、日々の管理をきちんと行うことは、マネジメントの中核業務の一つです。

もう一つの中核業務が、組織・制度設計です。これは、組織図を書いて主要な役職を指名するというレベルにとどまらず、各スタッフのスキルやレベルを正確に把握し、常に適切な役割を与えるように微修正することも含まれます。また、常に経営トップの判断を仰がなくてもいいように、ルール化可能な仕組みは制度やマニュアルとして定着させることも重要です。

さらに医療機関では、特に〝人〟が重要な資産であるため、〝人〟を活かすための教育・研修も重要です。看護師のクリニカルラダーのような体系的なキャリア体系・スキル定義ができればより望ましいですが、日々のカンファレンスや日常業務における先輩から後輩、医師からコメディカルスタッフへの指導も重要な取組みです。

これらを組み合わせながら医療機関のマネジメントを行っていくのですが、筆者はこれに加えて、〝価値観、文化を醸成〟することも重要なマネジメントであると考えています。これは、何を正しいと考え、何を規範にしながら日々の業務やスタッフの判断が行われていくかということの中核になります。医療機関は人が集まって組織ができているだけでなく、サービスの提供相手も人間（患者さん）であり、人が人に直接的にサービス提供するという特徴があります。この特徴のもとでは、個々人の判断や考え方、動き方が直接患者さんに伝わってしまうため、その個々人の価値観を醸成しておくことが、非常に重要であると考えています。

3　有名病院でのマネジメントの活用事例

さて、こうしたマネジメントの考え方のもとで、特に経営が優れていると言われている医療機関は、どのような工夫を行っているのでしょうか。代表的な３つの民間病院について、文献や論文、各医療機関のホームページ等で公開している情報をもとに、当社がそのマネジメントの特徴を以下にまとめました（図表4－2）。

① 聖路加国際病院

聖路加国際病院は〝最高の医療を最良のホスピタリティで〟という理念のもと、急性期医療と高いレベルの看護ケアの両面に力を入れる運営を心掛けてきました。特にケアについては、看護大学を併設し、看護への向き合い方・道徳教育等にも力を入れています。また、クオリティインディケーター（ＱＩ）という臨床指標を定義して院内外に公表し、その各指標をどのようにして改善するかという取組みを徹底しています。こうした明確な指標があり、かつ公表されていることは、関わる部署のスタッフにとっても明確な目標設定となり、行うべき業務が明確になるという良さがあります。また、病院や大学等の多様な事業があるため、事業部制を採り、各事業部の裁量を高めているのも特徴と言えます。

② 青梅慶友病院

次は青梅慶友病院です。その理念である〝豊かな最晩年の実現〟という言葉からもわかるとおり、慢性期や終末期の医療に特に力を入れています。

マネジメントの特徴の一つは、病棟師長に大幅な権限移譲を行い、病棟ごとに異なる運営、異なる雰囲気を作ることを奨励していることです。本来、病院は一体で運営したほうが効率も良いですし、患者から見てもスタッフから見ても病棟間の移動が楽になります。しかし、青梅慶友病院ではあえてその効率性の一部を諦め、各病棟スタッフが自主性をもって患者さん一人ひとりに向き合えるように、権限移譲を進めています。この場合、各師長が人格的にもスキル的にもしっかりしていることが大事ですが、そのことを補完するために、全従業員による３６０度評価を取り入れ、またその結果を人事考課にリンクさせています。これは説明するのは簡単ですが、実現するのは非常にむずかしい取組みです。各スタッフの判断やスキルが重要となる医療機関という組織において、成功したマネジメントの一例と言えるでしょう。

図表4-2 医療機関におけるマネジメント事例（文献より）

聖路加国際病院	・理念“最高の医療を最良のホスピタリティで” ・医療の質を測定するQI（クオリティインディケーター）の導入と公表 ・QIに基づく，各種勉強会，講演会の開催 ・事業部制導入による，組織の自立性確保
青梅慶友病院	・理念“豊かな最晩年の実現” ・病棟師長への大幅な権限移譲と病棟ごとの個性を尊重 ・全従業員参加による360度評価の実践 ・360度評価の絶対評価と上司による相対評価による人事考課
亀田総合病院	・理念“全ての人々の幸福に貢献する愛の心をもって，つねに最高水準の医療を提供し続けることを使命とする” ・日本初のマネジメントの試みを数々実施（ISO，JCI，電子カルテ） ・徹底した情報開示（院内の情報共有，地域医療機関・患者向け開示） ・患者さまが一番の思想と，ニーズ把握・実現の実行力

出典：各施設のホームページ
「Quality Indicator 2011　医療の質を測り改善する」福井次矢監修　聖路加国際病院QI委員会
「組織マネジメントのプロフェッショナル」高橋俊介　ダイヤモンド社
「日本で一番大切にしたい会社2」坂本光司　あさ出版，「患者さま中心の病院経営」齋藤貴浩

③ 亀田総合病院

亀田総合病院は、〝全ての人々の幸福に貢献する愛の心をもって、常に最高水準の医療を提供し続けることを使命とする〟という理念のもと、常に最先端のマネジメント手法や最先端の医療を追い求め続けています。

日本で初めて全病院に電子カルテを導入し、またその内容を周辺の連携医療機関に開示するという取組みをはじめとして、ＩＳＯやＪＣＩといった国際的なマネジメント基準も積極的に取り入れています。また、情報開示を徹底し、アニュアルレポート（年次報告書）として経営状況を開示するのみならず、カルテ開示にも積極的に取り組んでいます。

4 一般的な病院におけるマネジメント活用事例

ここまで、全国的に有名な民間病院のマネジメント事例を見てきました。では、マネジメントとは、こうした著名な医療機関にしかないのかというと、決してそういうことはありません。普通の一般的な医療機関にもマネジメントは必要であり、そのやり方を少し変えるだけで、経営や医療内容が大きく変わる可能性を秘めていま

す。

そこで、筆者がコンサルティングで関わったマネジメント改革の事例をいくつかご紹介します（図表４－３）。

①ケアミックス病院（150床）

１件目は、１５０床のケアミックス病院です。決して経営的に悪い状況ではなかったのですが、スタッフの離職が続き、組織全体が不安に包まれるようになって、経営陣に対する不満も出てくるようになっていました。そこで、当社が関わることになりました。

まず、経営陣全体で戦略を見直し、そのうえで幹部を中心に経営陣の考え方を浸透させるためのワークショップを行い、部署ごとの年間目標もこのワークショップに合わせて組み立てていきました。その結果、院内は落ち着きを取り戻し、各部署も温度差はありますが、それぞれが目標を追いかけて動く組織に変わってきています。

②自治体病院（150床）

２件目は１５０床の自治体病院です。人件費率が高く、自治体が支えきれなくなり、指定管理者制度を活用して民間医療機関のマネジメントが導入されることになりました。その後、当社が経営支援を行うことになりました。まず、病院の戦略的な方向性を確定し、ＢＳＣ（バランストスコアカード）を用いて、幹部職員の意識合わせを行っていきました。その結果、徐々に経営が改善し、３年目には安定経営を実現するに至りました。

③精神病院（400床）

３件目は４００床の精神病院です。創業者オーナーが経営に無頓着だったこともあり、数年前に民事再生になってしまいました。当社が関わり始めた当初は会議一つ満足に成り立たず、院内には疑心暗鬼が蔓延し、まともな人材から辞めていく状況でした。そこで会議体を見直し、委員会も設置しました。また、幹部職員向けに経営数値や臨床数値を徹底して開示することでマネジメントの信頼感を取り戻し、並行して「嘘や噂は許さない」「前向きで患者さんや経営のためになることを評価する」という価値観を導入し、経営は一気に改善に向かいました。

図表４-３　マネジメント改革事例（株式会社メディヴァ実績）

1. 一般病院（150床）
・一般，回復期，療養のケアミックス病院 ・スタッフから病院の方向性が見えない，また患者の自己負担が高いといった疑問が上がる ・当社が支援し，経営陣で理念や方向性を固め　→　幹部職員を含めてワークショップを開催　→　その後全部署が理念に沿った個別目標を提示　→　それに沿ってモニタリングを実施 ・病院の方向性についてや患者自己負担の不満は減った。経営的には改善中
2. 自治体病院（150床）
・一般，結核の一般急性期病院 ・人件費率が高く，経営不振となり，民間病院に経営委託が実施された ・その後，当社が支援し，病院の戦略的な方向性を確定（回復期の導入，リハビリ強化等） ・BSC（バランストスコアカード）により，幹部職員の意識あわせを行い，同時にリハビリスタッフを確保するなどして，徐々に経営改善へ
3. 精神病院（400床）
・一般精神病院，経営不振で民事再生へ ・当社が民事再生のスポンサーの一社となり，６年間に及ぶ支援を実施 ・再生当初はまともな議論もできないため，全幹部職員を集めた会議・委員会を毎週実施，途中で徐々に人材が集まったため委員会等を切り離し，幹部職員には徹底した経営数値を開示。直近では，理事会と経営会議を完全に切り分け，現場の迅速な意志決定を促進

＊　＊　＊

以上のように、規模、医療内容、経営状況にかかわらず、医療機関にとってはマネジメントが重要なテーマになります。明確な戦略を定めて、それに向けてバランスの良い経営資源を用意し、さらに日々のモニタリングを丁寧かつしっかりとやっていけば、自ずと経営は改善していきます。これを実現するには、経営者が経営の勉強をするだけでなく、良い組織を作る、患者さんのためになることを考える、スタッフが良いかたちで働けるように環境や価値観を整える――といった意識が重要です。ぜひ良いマネジメントを実現して、良い医療機関を作っていっていただけたらと思います。

【出典】

「Quality Indicator 2011 ［医療の質］を測り改善する」監修：福井次矢、編集：聖路加国際病院ＱＩ委員会、インターメディカ

「組織マネジメントのプロフェッショナル」高橋俊介、ダイヤモンド社

「日本でいちばん大切にしたい会社２」坂本光司、あさ出版

「『患者さま』中心の病院経営」齋藤貴浩

Method 22

医療機関組織の特徴と組織作りのポイント

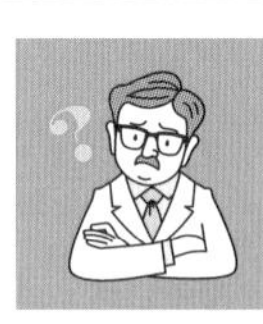

Q

当院は、地方都市のターミナル駅に位置する、150床のケアミックス型病院です。息子への代替わりを機に、組織のあり方や今後の方向性を考えるようになりました。医療機関における組織の特徴と組織作りのポイントを教えてください。

1　医療機関の組織の特徴

まず、医療機関の組織の特徴として、筆者は、⑴入退職が多い、⑵専門職が多分野にまたがっている、⑶施設によって年齢構成がまちまちである——の3つのポイントがあると考えています。

⑴　入退職が多い

1つ目は、入退職の多さです。医療・福祉系の平均的な離職率は15％程度です。これは、業種別では7位に当たる数値です。金融業や製造業は10％以下ですから、いかに多くの方が毎年離職しているかがわかると思います。年間15％が離職するということは、平均的には7年間でスタッフが全員入れ替わることと同義です。当然、一部の中

図表 4-4 医療業界の求人倍率（2019 年３月）

	有効求人数	有効求職数	就職件数	有効求人倍率	
				2018 年３月	2019 年３月
医師，歯科医師，獣医師，薬剤師	9,866	1,660	71	6.50	5.94
保健師，助産師，看護師	63,210	24,984	3,550	2.51	2.53
医療技術者	26,713	8,489	900	2.94	3.15
その他の保健医療の職業	21,765	10,234	933	1.86	2.13
社会福祉の専門的職業	77,297	25,080	4,747	2.84	3.08
職業計	1,592,963	1,111,022	88,512	1.37	1.43

出典：厚生労働省，一般職業紹介状況　2019 年３月

核職員は10年以上勤続することも多いですから、実際には2、３年の勤続で退職する職員が多くいることを示しています。

これらの高い離職率を後押ししているものの一つが、医療界の慢性的な人手不足であると考えられます。図表４－４は、２０１９年3月の業種別平均求人倍率です。医師と薬剤師が同じカテゴリーに入るなど見にくい面はありますが、それでも医師・薬剤師５・94倍、保健師・助産師２・53倍、医療技術者３・15倍という倍率は、全職種平均の１・43倍と比較して非常に高い水準です。これだけ高ければ、退職してもすぐに次の職場を見つけることが可能であり、安易な離職を促しているとも考えられます。

(2) 専門職が多分野にまたがっている

２つ目の特徴として、専門職が多分野にまたがっていることが挙げられます。筆者が思い当たるだけでも、医師、歯科医師、薬剤師、看護師、助産師、保健師、准看護師、臨床検査技師、放射線技師、臨床工学技士、理学療法士、作業療法士、言語聴覚士、社会福祉士、精神保健福祉士、臨床心理士、医療事務（国家資格ではない）――など、ざっと数えて17種類もあります。これに各医師や看護師の専門分野まで入れれば、１００種類は下らない数の専門家が関わっているのが医療機関です。これほど多職種が関係する職場は、他業種では少なく、医療界特有ではないでしょうか。そのため、職種同士の役割分担や派閥意識、また専門分野に当てはまらない雑務や狭間業務がおろそかになるなど、医療機関特有の課題が発生してしまう傾向があります。

また、年収で見ても、その範囲は多岐にわたります。年収が違えば、どうしても価

値観や生活水準に違いが生じるため、基本的なコミュニケーションの土壌が揃わないことも課題であると考えています。

(3) 施設によって年齢構成がまちまちである

(3)は筆者の経験によります。図表4－5は、当社が何らかのかたちで関わった3つの病院における年齢構成別の職員数分布です。その年齢分布がまったく異なることに気づくと思います。以下、それぞれの背景を説明します。

A病院は一般急性期の病院です。大学を出て研修を終えたばかりのスタッフが毎年定期的に入職するルートがあり、30代前半が主戦力となっています。比較的若いスタッフを確保できるため、40代、50代の採用には積極的でなく、結果として、30代で入職してそのまま残った方が管理職になるという組織になっています。

B病院は療養型がメインの病院です。療養型メインのため、どうしてもやる気のある若いスタッフを採用することができないのですが、逆に急性期病院でバーンアウトしてしまった人材や、体を壊して無理が利かない人材、また様々な理由でワークライフバランスを考える人材が集まっています。慢性的な人材不足でもあるため、40代、50代についても積極的に中途採用しており、結果として年齢分布がばらつく傾向があります。

最後のC病院は慢性期の精神病院です。この病院は一度経営危機に陥ったことがあり、そのときにスタッフがまったく確保できず、定年延長や嘱託採用等で60歳以上の人材も積極的に確保してきました。その結果、60代、70代の多い、高齢寄りの年齢構成となっています。

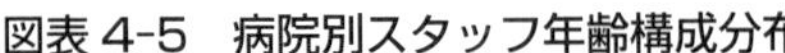
図表 4-5　病院別スタッフ年齢構成分布

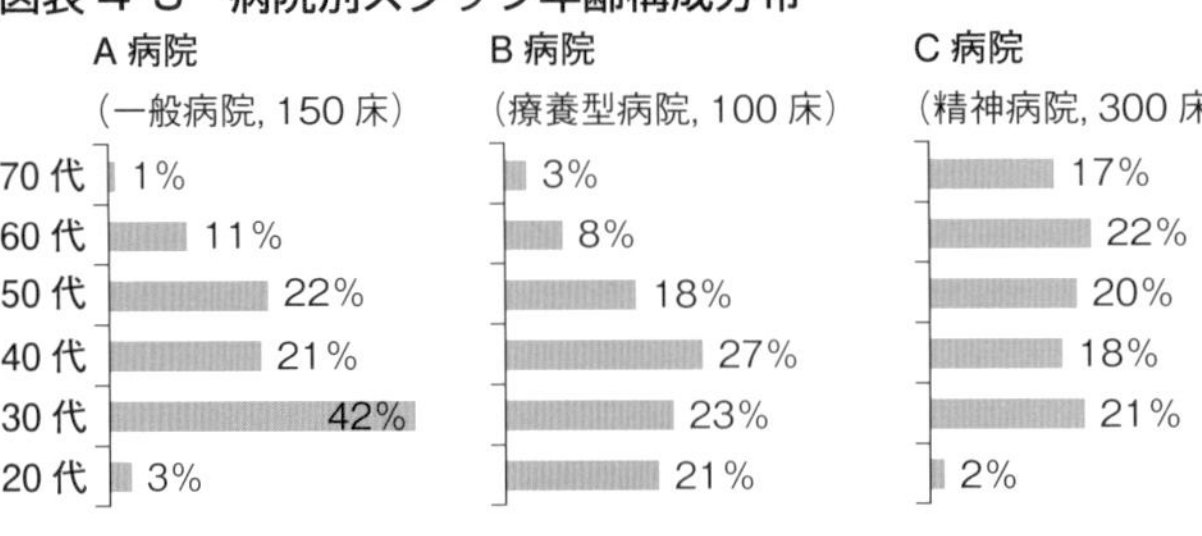

これらの年齢構成の違いは、そのまま病院のもつ医療やサービス、組織文化の違いとなって現れます。若いスタッフが多い病院は元気と活力があるため、目的を明確化してそれを評価に結びつけると、非常に大きなエネルギーとなって運営が進みます。ただし目標設定を間違えると不満も増え、一気に大量退職という流れになることもあるので、注意が必要です。中高齢者が多い職場は辛抱強い傾向があり、注文の多い患者や重症の患者でも許容できる懐の深さがあることが多いようです。ただし、組織の柔軟性に欠けるため、新しい取組みや技術の導入には苦労させられることも多いと感じます。

2 医療機関の組織課題

こうした医療機関の組織のポイントを押さえると、医療機関が独自に抱えている組織上の課題も整理できると考えています。筆者が考える医療機関の組織課題は、(1)コミュニケーション不足、(2)異質な価値観のぶつかり合い、(3)ルールの解釈の相違――の3つです。

(1) コミュニケーション不足

コミュニケーション不足は、スタッフの離職率が高く、専門分野が多岐にわたることと関係しています。それに加え、日々目の前の業務に没頭させられ、隣の部署や別の病棟を気にかける余裕がないことも一因です。

離職率が高ければ、どうしても顔を知らないスタッフが常に存在することになります。ましてや専門分野が多岐にわたり、かつ毎日が忙しければ、結果として顔をあわせたり会話をしたりするスタッフは限定されます。そうなると、他職種や他病棟のことがわからなくなり、そのため異質な存在として捉えてしまう傾向があります。

(2) 異質な価値観のぶつかり合い

異質な価値観のぶつかり合いも、非常に重要な課題です。これは、前述の離職率の高さや専門分野が多岐にわたることも原因ではありますが、それ以上にそれぞれの職種を選択した一人ひとりの社会的背景が大きく異なることが重要だと考えています。

例えば、医師は、そもそも両親や家族が医師であることも多く、医学部に進学・卒業できたことを考えても、一定以上の経済的水準を保ってきた方が多くいらっしゃいます。一方で、看護師やコメディカルのなかには、その職種を人生の目的とした人もいれば、医学部を目指したくても様々な要因で進学できなかった方も一定数いらっしゃいます。また、看護助手や医事職員のなかには、若いときには別な仕事を選んだものの、その後の様々な生活の変化や就職先の事情により、やむを得ず今の仕事に就いている方もいらっしゃいます。

こうした背景とともに価値観の違いを生んでいる要因の一つが、所得格差です。良い悪いという議論ではなく、専門職の間には、明確な所得格差が存在しています（図表４－６）。その結果、住居、食事、日々の生活などの一つひとつにも差が生じており、さらに医療機関によっては年齢の違いも生じているため、なかなかお互いの考え方や価値観を理解するのがむずかしくなっています。

⑶　ルールの解釈の相違

ルールの解釈の相違は、離職率の高さと相まって、各専門職が専門職であるがゆえに起きる課題と考えています。どういうことかと言うと、多くの医療機関では中途採用の新入職員を入れる際、わずかなオリエンテーションしか実施していません。なぜなら各職種はそれぞれ一人の専門家であり、専門家であるなら外来や手術、病棟といった部署ごとの基本的な役割と仕事を理解しているという暗黙の了解があるからです。これは一面的には正しいのですが、よく考えれば、同じ職種、同じ部署におけるルールの解釈については、説明がなされずに業務が進められるということを指しています。

実は、この点が非常に問題なのです。例えば、同じように看護師として病棟管理をしてきた人材であっても、薬の管理、患者さんへの接遇、看護記録の記載方法、そしてそもそも組織文化として患者さんの自発性を促すのか、

図表 4-6　医療職の平均年収

	登録者数	平均年収	出典
医師	327,210 人 (平成30年)	1169 万円 (平成31年)	医師・歯科医師・薬剤師調査，賃金構造基本統計調査
歯科医師	104,908 人 (平成30年)	570 万円 (平成31年)	医師・歯科医師・薬剤師調査，賃金構造基本統計調査
薬剤師	311,289 人 (平成30年)	562 万円 (平成31年)	医師・歯科医師・薬剤師調査，賃金構造基本統計調査
看護師	1,660,071 人 (平成28年)	483 万円 (平成31年)	日本看護協会，賃金構造基本統計調査
保健師	62,118 人 (平成28年)	400 万円	日本看護協会
助産師	39,613 人 (平成28年)	530 万円	日本看護協会
正看護師	1,210,665 人 (平成28年)	483 万円 (平成31年)	日本看護協会，賃金構造基本統計調査
准看護師	347,675 人 (平成28年)	403 万円 (平成31年)	日本看護協会，賃金構造基本統計調査
臨床検査技師	198,638 人 (平成30年)	461 万円 (平成31年)	第２回臨床検査技師学校養成所カリキュラム等改善検討会，賃金構造基本統計調査
放射線技師	69,334 人 (平成22年)	502 万円 (平成31年)	全国厚生労働関係部局長会議，賃金構造基本統計調査
管理栄養士	205,267 人 (平成27年)	357 万円 (平成31年)	厚生労働省健康局健康課栄養指導室，賃金構造基本統計調査
理学療法士	125,372 人 (令和２年)	410 万円 (平成31年)	日本理学療法士協会，賃金構造基本統計調査
作業療法士	60,413 人 (平成31年)	410 万円 (平成31年)	日本作業療法士協会会員統計資料，賃金構造基本統計調査
言語聴覚士	18,544 人 (平成31年)	366 万円 (平成23年)	日本言語聴覚士協会
臨床工学士	27,630 人 (平成22年)	459 万円 (平成23年)	全国厚生労働関係部局長会議（厚生分科会）資料
社会福祉士	245,181 人 (平成31年)	456 万円 (平成23年)	公益財団法人社会福祉振興・試験センター
精神保健福祉士	89,121 人 (平成31年)	456 万円 (平成23年)	公益財団法人社会福祉振興・試験センター
医療事務	25 万人	421 万円 (平成23年)	13 歳のハローワーク

それともできる限りお世話をするのか――といった点について、医療機関によって様々な考え方ややり方があると思います。ところが、確認を怠り、各スタッフが自分の経験と価値観で業務を進めてしまうと、「このやり方はおかしい」「私が知っている方法と違う」という批判につながってしまいます。

3　医療機関の組織作りのポイント

では、上記のような課題をクリアしながら組織作りを進めるには、どのような観点を大事にしたらよいでしょうか。筆者の経験では、(1)会議・業務・オフタイム、それぞれのコミュニケーション活性化、(2)価値観の明文化と繰り返しの確認、(3)ルール・決まり事をシンプルにし、書面にする――の３つの考え方が重要だと思います。

(1)　会議・業務・オフタイム、それぞれのコミュニケーション活性化

(1)は、普段の日常業務だけでは補いきれないコミュニケーションの多層化を生み出すことです。

まず会議の場でよく見かけるような、現場が報告して院長や管理職が確認して終わりという会議のやり方を改める必要があります。現場の報告や問題提起に対して、他の参加者がどう思うのか、またそれと異なる意見はないのかということを地道にファシリテーション（運営）するべきです。それができると、部署間での横のつながりをオフィシャルに組み立てていくことができます。

一方で、オフタイムにおける活性化も一定の範囲で大事です。医療機関によっては、年1回の社員旅行や数回の慰労会等を行っているところもあります。これはこれで意味がありますが、それに加えてクラブ活動や部署を越えた飲み会の奨励など、垣根を越えて様々な世代や職種のグループができるように促すことも重要な手です。

⑵ 価値観の明文化と繰り返しの確認

価値観の明文化と繰り返しの確認は簡単に見えますが、3つのポイントで一番むずかしい取組みです。

まず、経営陣が一つの価値観を共有する必要があります。一般的に医療機関の経営陣が話し合うのは、戦略や収支、組織や人事に関することが多いと思います。しかし、これを支える価値観、例えば〝患者さんを一番に考える〟という理念があるとき、診療報酬がつかないけれども患者サービスに結びつくことをどこまで行ってよいのか、またそれをスタッフ一人ひとりが自発的に考えて行動する自由度をどこまで与えるのか、そして、どういう行為や発言をしたときに職員を誉め、逆に咎めるのか――ということを経営陣が一致した見解としてもつ必要があります。これがばらばらだと、職種ごと、ポジションごとに異なる方向に突っ走ったり、必ずどこかの部署に怒られるので萎縮して動けなくなったりする組織が出来上がってしまいます。

そして、価値観は紙に書いたくらいで広めることはできませんので、常に経営陣が口に出して伝え、何か素晴らしい出来事があったときや、逆に問題があったとき、その価値観に照らし合わせて評価し、誉めたり咎めたりする必要があります。経営陣にとって、自分たちの価値観を明確にもち、それを広めることは非常に大変ですが、組織作りにおいては重要なポイントとなります。

⑶　ルール・決まり事をシンプルにし、書面にする

最後の⑶ですが、これは最近、診療所を含めた多くの医療機関で、看護マニュアルや業務マニュアルというかたちで整備が進みつつある方法です。マニュアルにこだわりすぎて画一的な業務をしてしまうのは問題ですが、一方で離職率が高い職場においては、その職場ごとのルールを明文化し、書面で記しておくことは重要な対策になります。その書面があれば、何か職員間でやり方に関するもめ事が起きた際に、マニュアルに添うのか添わないのか、またそもそもマニュアルに修正が必要なのかといった点が明確になり、論点が明らかになります。

4　経営に余裕がないからこそ意識を高くもつ

以上が、筆者が考える医療機関組織の特徴と組織作りのポイントです。かつて、医療機関の経営はもっと楽で、そのために余剰人員を抱えたり、教育目的で通常業務と異なる時間を取ることもできたように思います。また、経営と運営がぎすぎすしていない分、スタッフ間の協力関係も比較的容易にできる医療機関が多かったのではないかと想像しています。しかしながら、現在、医療機関の経営はどこもかつかつで余裕がありません。人員についても、不足したら採用するという状況が続いており、教育や研修に時間を割くことがきびしい現場も多いようです。しかし、だからこそ、経営陣は組織作りに対して意識を高くもち、価値観やルール、積極的なコミュニケーションの活性化に努めていただきたいと思います。

近年、職員がうつ病となって休職したり、あるいは休職したものの職場復帰できずに退職に至るケースが少なくありません。うつ病については、その症状等によって障害年金を受給できる可能性もあることから、その情報提供を行うとともに、休職制度を整備するなどして、そもそもこのようなことが起きないように職場でコミュニケーションをとっておくことが求められます。

Method 23

スタッフのモチベーション向上策

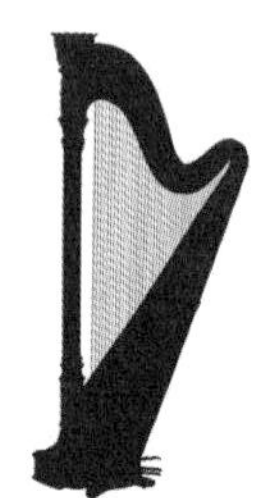

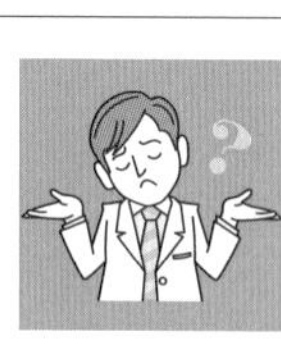

Q

当院は、首都圏郊外にある100床のケアミックス病院です。最近、スタッフの離職が多く、苦慮しています。離職の理由として、「給料が低い」、「人間関係が悪い」、「モチベーションが湧かない」ということが挙げられています。

1　離職・退職についての現状を理解する

医療機関にとって、スタッフ確保は常に重要なテーマです。また、限られたスタッフに効率良くかつ効果的に働いてもらうためには、スタッフのモチベーションの維持・向上は重要な対策の一つです。

ここでは、モチベーション向上そのものについて説明する前に、現在の病院が置かれている状況を簡単に理解してみたいと思います。まず「メソッド22」（210頁）でご紹介した、離職率（退職率）についてです。医療福祉系の離職率は、おおむね15％と高い水準となっています。これをまずは貴院のデータと比較してください。「1年間の離職者数÷ある時点（統計上は1月1日）での在籍者数」が15％より高ければ、離職者数が多いといえます。

図表４-７　退職理由の分析

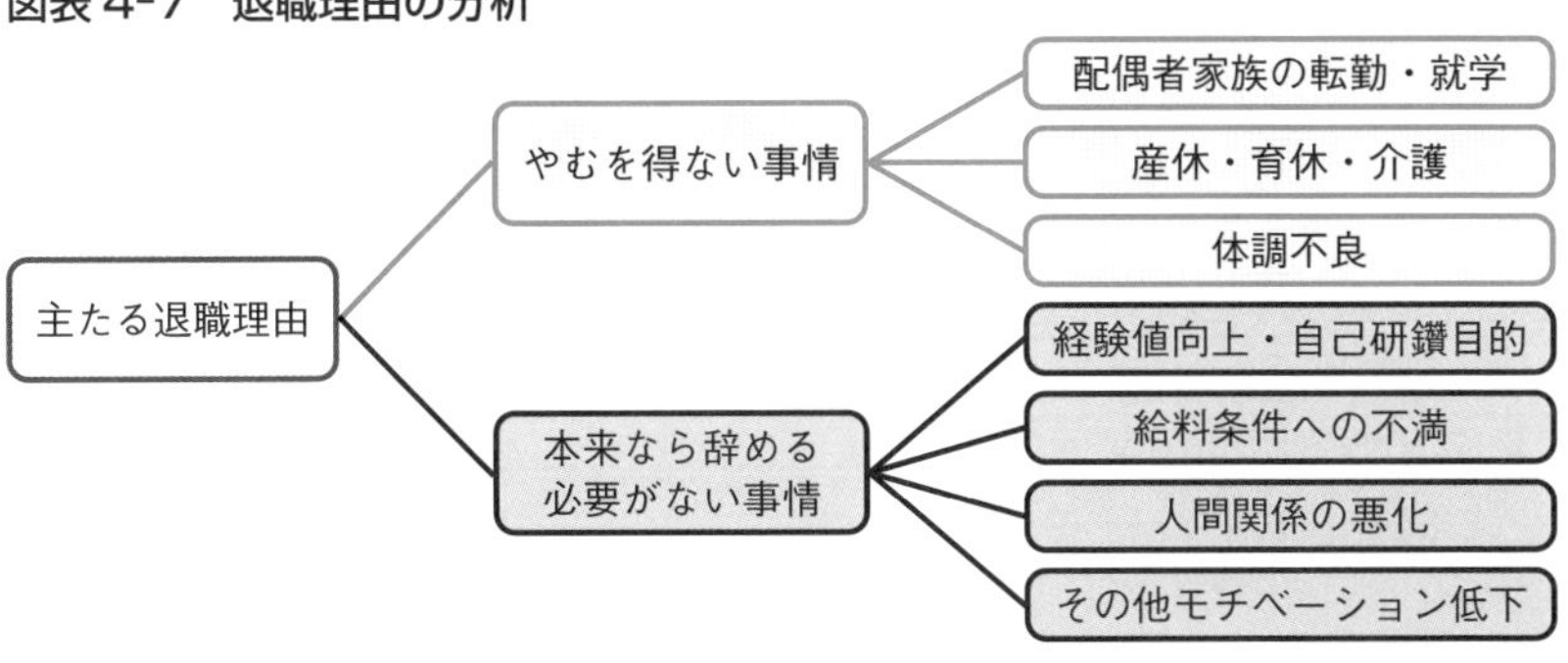

15％より低ければ、平均的にはそれほど多くないと言えます。

また、退職理由についてもある程度の理解と分析が必要です。図表４－７は、主たる退職理由を分解したチャートです。まずは、「やむを得ない事情」と「本来なら辞める必要がない事情」とにある程度分解して理解します。やむを得ない事情としては、配偶者や家族の転勤、学校入学を機に転居を決めたケースや、産休・育休・家族介護に伴うもの、また本人の体調不良が挙げられます。ただし、制度と本人のモチベーションによっては産休等や病気療養後に復職の可能性もあるので、一概にやむを得ないとは決めづらい側面があります。

また、病院の体制や組織、人事制度次第では、辞める必要がなかった退職理由もあります。例えば、給料条件への不満、人間関係の悪化、モチベーション低下等です。また、経験値向上や自己研鑽のためという理由もあります。退職理由はある程度相互に関係していて、人間関係の悪化がモチベーションの低下につながったり、給料条件への不満が自己研鑽へ走らせたりという場合もあります。ともあれ、貴院で働く意欲が失われたことに変わりはなく、広い意味でモチベーションが失われたと考えてよいと思います。

2　モチベーションについての古典的理論

それではモチベーションを向上させるにはどうすればよいでしょうか。少し教科書的になりますが、まず２つの古典的な理論をご紹介します。

① マズローの欲求5段階説

1つ目は、マズローの欲求5段階説です。人間の欲求は5段階で構成されていて、低次の欲求が満たされると、より高次の欲求を求めるという考え方です（図表4－8）。

一番下の生理的欲求は、食事や睡眠など生物として生きていくための最低限の欲求です。2番目の安全欲求は、生活が安心・安全であり、戦争や犯罪といった危害から守られたいという欲求です。3番目の社会的欲求は、組織に属したい、友人が欲しいという社会的な立ち位置に対する欲求です。

3番目までは、日本で医療機関に勤めている従業員については、ほぼ満たされていると言っていいと思います。確かに個人個人で見れば、病気を抱えていて生理的な不安を感じていたり、家族に問題を抱えていて常に不安を感じている方もいるかもしれませんが、医療機関がきちんと約束した報酬を支払い、法的に問題ない運営を続ける限りは、意識する必要性は低いと考えられます。

図表 4-8　マズローの欲求五段階説

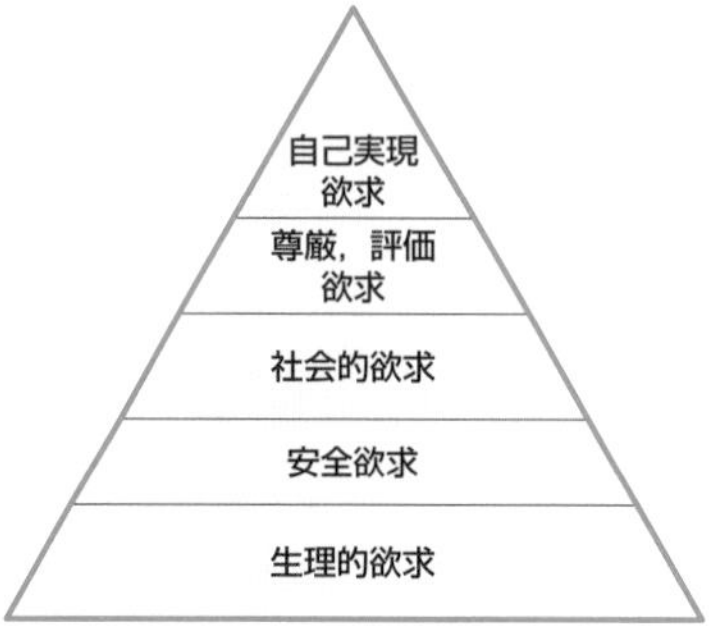

次の4、5番目が問題です。4番目の尊厳、評価欲求は、「他者から認められたい」「尊敬されたい」「評価してほしい」という欲求です。5番目の自己実現欲求は、「自分が望んでいる姿になりたい」「自分が立てた目標を達成したい」という欲求です。この4、5番目は、医療機関で実はないがしろにされがちな欲求です。

医療機関の場合、そもそも医療・介護職を選んだ時点で、一定の社会的な評価を得ることができます。また日常的にも、患者やその家族から他の業種では得られないような感謝やお褒めの言葉をかけられる機会も多いでしょう。そのため、医療機関をマネジメントしている側は、あえて仕事の意味を説明したり、本人の努力を認めて褒めたりしないで済ませることが多いように思います。つまり、働いている側から見れば、自分を認めて褒めてくれるのは患者とその家族だけで、上司やスタッフからは尊厳、評価の欲求を満たすことができず、結果として組織への帰属意識が下がることになります。

また、自己実現についても、医療機関ではその支援を行っているところが少ないのが現状です。確かに、長年にわたって医療・看護・介護に携わっていれば、業務に手慣れてきて、毎日同じ業務を問題なく実施すればよいという意識になりがちです。しかし、一生懸命スタッフの成長を考えている組織では、常に最新の医療動向を把握し、最新の医療やケアを行うためにどうするかをスタッフとともに考え、必要に応じて研修に出すといった人材への投資を怠っていません。そうした環境下のスタッフは、自然と自分の短期的・中長期的な目標を設定して、それに向けて自己研鑽し、その実現をバネにさらに頑張るという好循環が続いています。そうした意識のある組織では、スタッフのモチベーションが自ずと異なることは想像できると思います。

② ハーズバーグの動機付け・衛生理論

さて、もう一つ、モチベーションに関する古典的考え方を紹介します。それは、「ハーズバーグの動機付け・衛生理論」と呼ばれているものです。この理論は、仕事に対する満足度について、満足を与える要因（動機付け要因）と不満足を与える要因（衛生要因）は異なるものであり、どちらかを満たすとどちらかが満たされないという相反の関係にはならず、2つの独立した要因が組み合わさって、従業員の満足度を決めていると考えています。

図表4－9はこの理論の骨格となっている分析です。3000人以上の従業員にヒアリングを行い、満足を与える要因として答えられた項目を右側、不満足を与える要因として答えられた項目を左側にして、グラフ化しています。これを見ると、〝達成〟や〝承認〟、〝仕事そのもの〟や〝責任〟といった項目は、従業員の仕事に満足を与えやすい項目であることがわかります。また、〝会社の方針と管理〟、〝監督〟、〝監督者との関係〟、〝労働条件〟や〝同僚との関係〟は、不満足を誘発しやすい項目であることがわかります。また〝給与〟については、どちらかというと不満足を誘発する要因ですが、少しだけ満足を誘発する要因であることもわかります。

この考え方は、前述のマズローの欲求5段階説とも重なる点があり、医療機関の組織運営にも示唆を与えてくれます。医療機関の場合も、従業員の満足を引き出すには、本人がやる気を出せるような仕事の与え方をし、適度な権利と責任を与え、結果として業務アウトプットに対して達成感を感じられるようにすることが大事です。また、それを承認して、さらに先に進んでいくプロセスも大事だと考えられます。例えば、感染症予防や褥瘡対策といった基本的な看護についても、その対策そのものを1つのテーマとして委員会に委任して、目標をもって従事してもらうことや、従業員の個人的な業務として、特定の患者のケア等を任せることでその患者に対して思い入れをもたせ、かつその患者さんの治療に達成感を感じてもらうような対応です。

図表4-9　ハーズバーグの動機付け・衛生理論

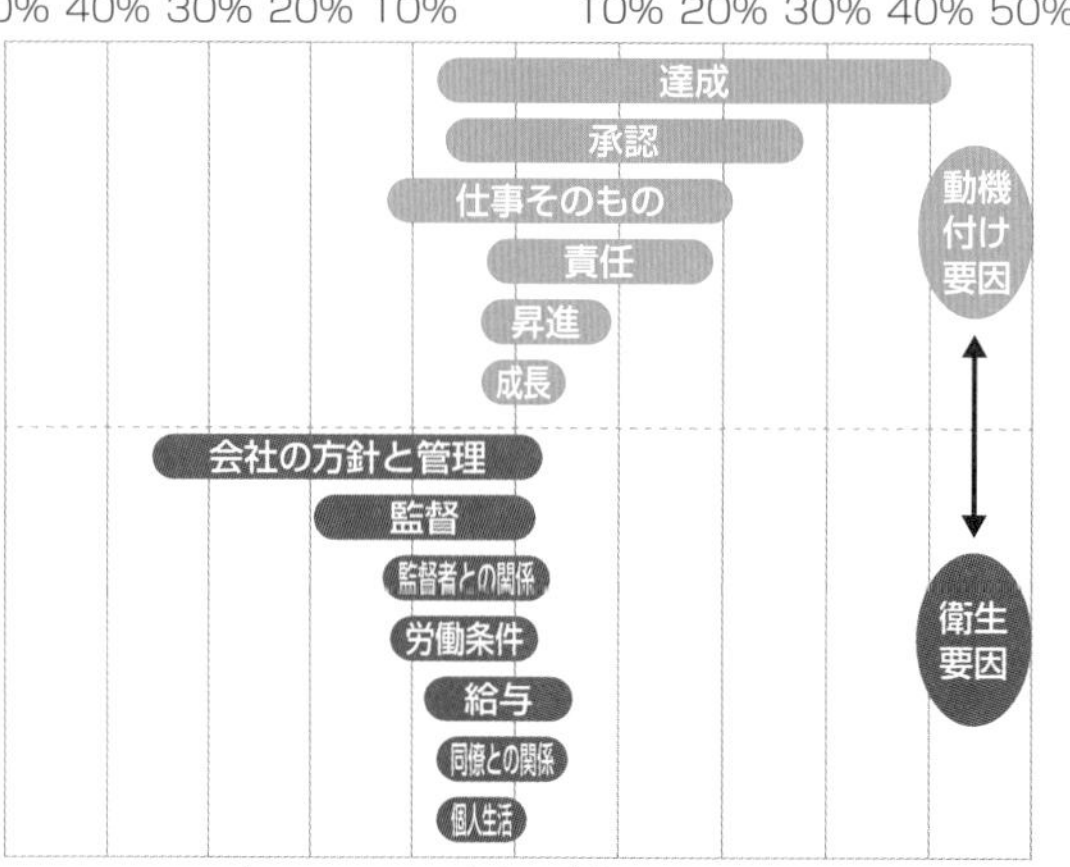

フレデリック・ハーズバーグ「モチベーションとは何か」より

また不満が出やすい項目への対応として、中間管理職の管理者スキル向上を仕掛けることや、どうしてもうまく管理できない場合は、異動や降格も視野に入れて組織運営をすることも重要だと考えられます。

給与や報酬アップはモチベーションを上げるためのわかりやすい手法ではありますが、筆者の経験でも、どれだけ良い条件を提示してもその効果は一時的で長続きせず、さらに貪欲に給与や報酬を求められることが多いですから、慎重な活用が必要だと感じています。

活用方法としては、例えば、前述した評価や承認、また達成した業務へのご褒美というかたちにして、半期や1年ごとの個人評価のなかで報酬アップを実現するような手法がよいのではないかと思います。

3 医療機関のモチベーション向上策

古典的な2つの理論に基づいて、モチベーション向上策を整理してきました。最後にこうした理論を踏まえて、医療機関において従業員のモチベーションを向上させるための方法論を整理してみたいと思います。

まず、いきなり給与や報酬を引き上げたり、目的やストーリーがなく人事制度を変更するのは避けたほうがよいでしょう。あらゆる行為には裏表があります。当社の事例でも特定のスタッフの報酬を上げたことで、周りのスタッフからやっかみを受けて、かえって居づらくなってしまったこともありますし、仕事を楽にすべく残業を減らす仕組みを作ったら、「残業代が減って生活ができなくなるから困る」という話になったことがあります。

そのため、モチベーション向上においても、病院全体としての仕組みや目標を設定するところからスタートします。具体的には図表4－10に示したように、組織をきちんと定義したうえで、個人個人の業務内容を定義することから始めます。当然、シフト次第で外来と病棟を兼務するスタッフもいると思いますが、その場合も外来・病棟それぞれにおける業務内容をある程度定義して本人と合意しておく必要があります。

次に、医療機関の経営目標を部署や個人の経営目標に落とし込み、スタッフ一人ひとりと合意します。そのうえで一定期間（半年～1年間）業務を行い、当初の目標との乖離を整理して評価し、本人にフィードバックします。

このフィードバックのプロセスは非常に大事で、2～30人程度の小規模な組織ならば組織のトップ（理事長・院長）が個人面談を行うべきですし、それ以上の組織でも相応の役割のある管理職が一人ひとりときちんと向き合って話をすべきです。そのなかで、個人個人の成長やモチベーションに対する思い（達成感・人間関係・お金などについて）を聞き出すことができるからです。

こうして評価とフィードバックを行いながら、年に1回程度の割合で昇給や昇格も検討していきます。この場合も意識すべきは、昇給後・昇格後に役割や業務が広がっていくのか、そのうえで次の目標がどう変わるのかをきちんと再定義することです。

また、フィードバック面談によって得られた従業員の意見やニーズを吸い上げ、組織としての制度設計に活かしてもらいたいと思います。従業員のモチベーション維持向上・職場環境改善といった目的で検討されることが多い院内保育所の設置、繁忙期等の特別手当、社員旅行なども、マネジメント側の思いつきというよりは、こうした従業員の声を寄せ集めるなかで決めていくことで、想定どおりの効果を得られるようになっていきます。

図表 4-10　モチベーション向上のための目標管理制度

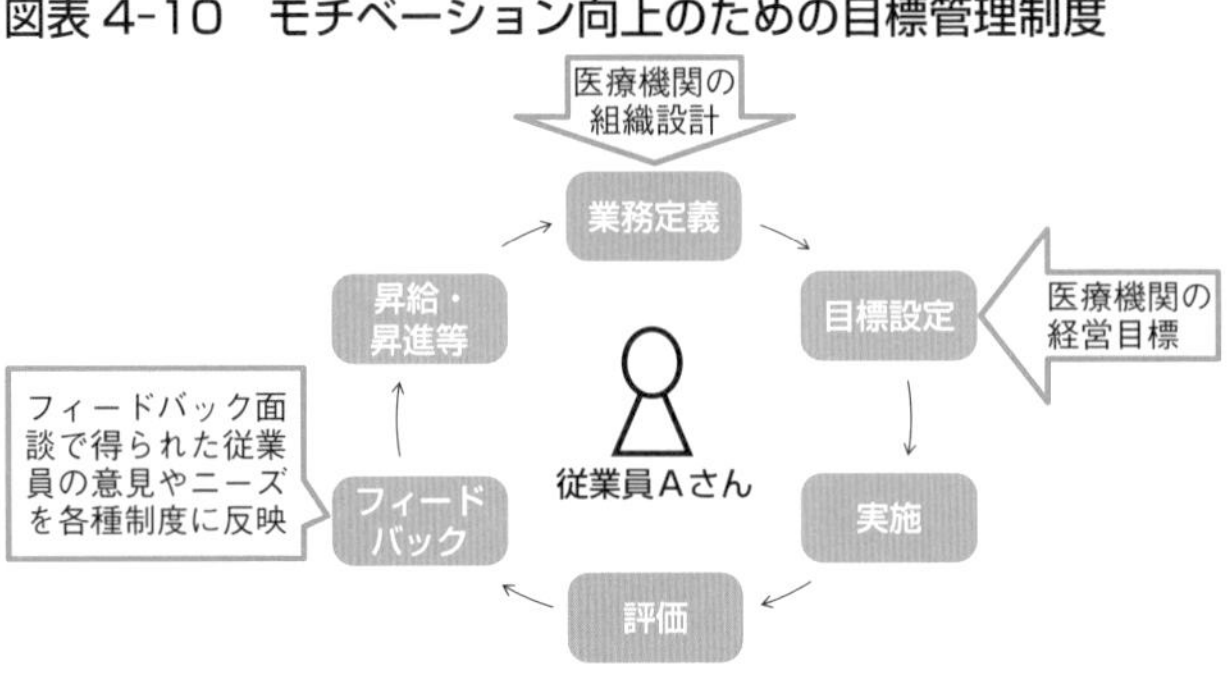

＊　＊　＊

貴院のような中規模病院において、従業員のモチベーションを向上させるうえで重要なテーマは、管理職の育成です。前述した個人の目標管理制度を動かすのも、経営側のメッセージを伝えるのも、また従業員の声を集めてくるのもいずれも管理職の役割です。管理職がうまく立ち回れない組織では、どうしても組織が安定せず、離職率も高くなる傾向があります。

これ以外にもスタッフのモチベーションには、スタッフの性格による違いや、チーム内での人間関係による違いなどもありますが、基本的な考え方の一つとして、上記の目標管理制度を検討するのがよいと思います。こうした点を考慮しつつ、ぜひ従業員のモチベーション向上に努めていただけたらと思います。

Method 24

人材確保に向けた採用プロセスの強化

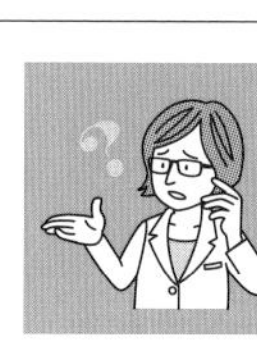

Q

首都圏にあるケアミックス型の病院の事務長です。長年、医師や看護師等の専門職人材の採用に苦しんでいます。大学医局も医師を引き上げ始めていますし、地域での看護師の取り合いが長年続いています。採用プロセスを強化するには、どうしたらよいでしょうか。

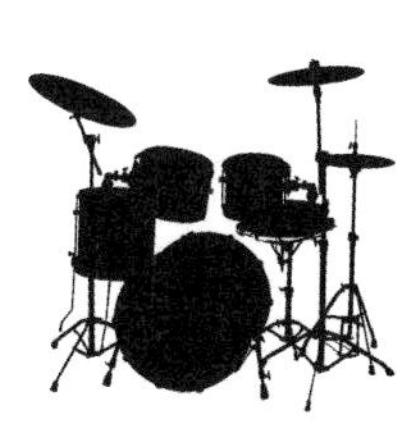

採用プロセスを強化し、より良い人材を必要な人数、適切なタイミングで採用したいということですね。それには採用プロセス全体から自院における課題を特定し、そのうえで採用ルート別に対策を練る必要があります。

一般的な採用プロセスは、採用計画→採用手法の検討→選考→入職手続き・フォローとなります（図表４－11）。

採用計画では、どんな人材（職種、スキル、属性）を何人、いつ採用するのかといったことを決めます。特に退職者の補充の場合は人材とタイミングが重要ですし、新年度一括採用の場合は人数が大事になります。また採用計画にあたっては、募集要項の内容を固めることも重要です。給与条件をどのように提示するか、福利厚生についてどこまで提示するか、それによって競合先との差別化をいかにして図るかといった点が重要です。そのため、募集条件を決めるためには自院の状況を整理するだけでなく、競合先の募集条件を収拾・分析して、競合先に見劣りし

図表 4-11　採用のプロセス

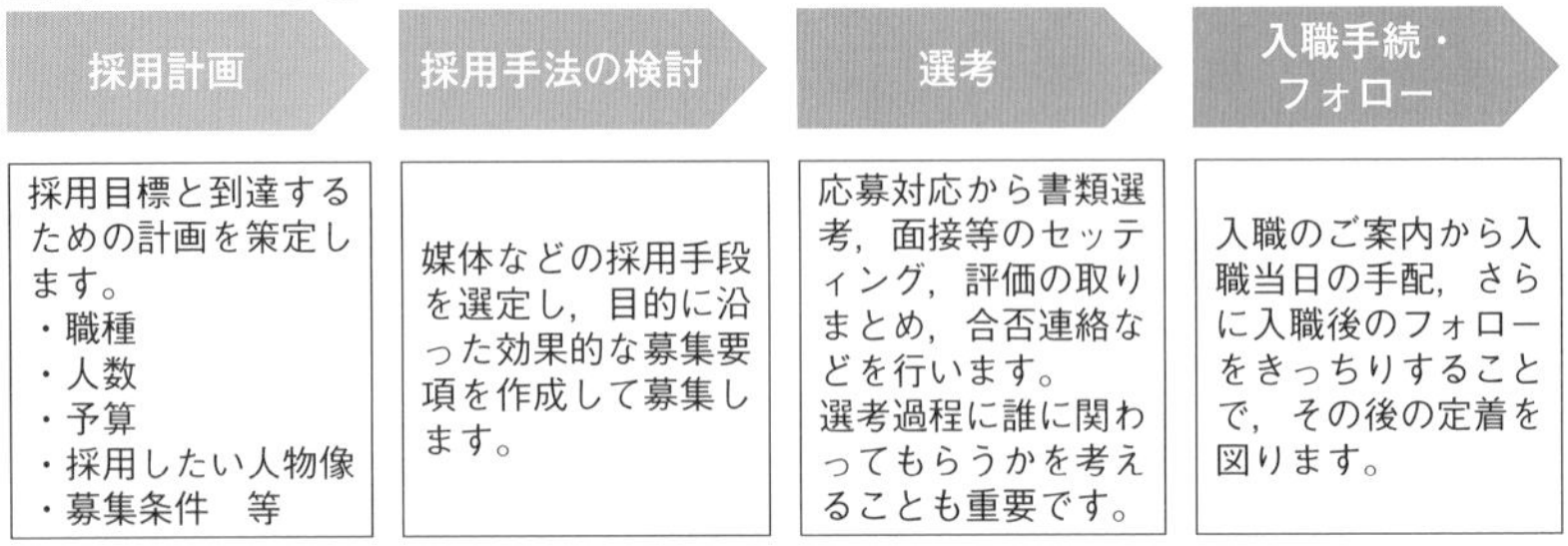

採用計画	採用手法の検討	選考	入職手続・フォロー
採用目標と到達するための計画を策定します。 ・職種 ・人数 ・予算 ・採用したい人物像 ・募集条件　等	媒体などの採用手段を選定し，目的に沿った効果的な募集要項を作成して募集します。	応募対応から書類選考，面接等のセッティング，評価の取りまとめ，合否連絡などを行います。 選考過程に誰に関わってもらうかを考えることも重要です。	入職のご案内から入職当日の手配，さらに入職後のフォローをきっちりすることで，その後の定着を図ります。

ない書き方を検討する必要があります。

競合先に見劣りしない募集要項は、嘘をつかない範囲で、競合先よりも魅力的に見せる必要があります。主な要素は、募集対象・報酬・福利厚生・メッセージです。募集対象は、職種や年齢、資格等、必要とする人材の属性を定義します。ただしあまり狭く定義するとそれ以外の方が募集しなくなりますので、ある程度緩くしておくことをお薦めします。報酬については、募集対象における自院での最低報酬・最高報酬を見ながら、競合先と差がつかない報酬を出すことが大事です。ただし嘘は後々のトラブルになりますので、事実を前提に、最低報酬を引き上げるためには募集対象を絞ったり（一定の経験年数等）、最高報酬については様々な前提のなかで可能な報酬を設定することになります。また福利厚生やメッセージも重要です。ここでも〝働きやすい職場です〟、〝みんな若くて元気です〟よりは、なにか具体的な事実とつなげていくことが大事です。〝平均年齢○歳の若い（ベテラン）の職場です〟、〝車通勤可能です〟、〝週休2日可能です〟といったような自院の働き方の良い点を整理して、示していくことをお薦めします。

次の採用手法の検討では、どの媒体にどのようなかたちで募集をかけていくのかを決めていきます。一般的な採用ルートは、①求人媒体、②エージェント、③コネ・紹介――です。求人媒体は、無料のハローワークやeナースセンターおよび自院ホームページが一般的ですが、各人材紹介会社が提供している有料媒体もあります。インターネット以外では、地域限定の折り込み広告や各種看板等も媒体の一つになります。とはいえ最近は一部の介護職や事務職を除いてインターネット媒体が一般的ですし、多くの応募者は様々な媒体を見たあと、興味をもった病院のホームページを見に来ますので、ホームページの充実は必須となります。

エージェントは、最近一般的になりつつある採用手法で、医療職に強い人材紹介業は数百件あります。また実際に当社支援先でも平均して医師や看護師の３～４割はエージェント経由になりつつあります。エージェント経由の難点は、紹介料が高い（年俸の15～25％）ことですが、最近の状況としては、一定数エージェント経由も許容しないと必要採用数を確保できない傾向があります。

エージェント経由での採用を成功させるポイントは、エージェントの担当者との関わり方にあると考えています。多くの医療機関関係者は、エージェントを必要悪とみなす傾向があり、頼まざるを得ないけど気乗りしないという面があって、担当者にも冷たく当たってしまう傾向があります。しかし、これをエージェント担当者側から見れば、冷たく当たられた印象はその医療機関の印象になり、また医療機関と距離があることで求人者が必要とする情報を十分に収集できないことにもなりかねません。つまり、エージェント担当者との間できちんとした関係を築き、必要な情報提供等を行うことが、第一歩となります。また、こうした関係性が築けると、次にエージェント担当者側から、「募集要項をこう変えませんか」「こんないい人材がいるのですが求人ありませんか」といった提案を受けられるようになります。こうした情報が大変貴重な情報になりますので、ぜひ、活かしてほしいと思います。

最後にコネ・紹介です。コネ・紹介では、社内スタッフ向けの紹介料設定（1人紹介ごとに3万～10万円を紹介者に進呈）をしていることがあります。この取組みは効果ゼロとは言いませんが、実際には限定的と考えています。つまり、人材を紹介する紹介者にとって、「お金のために知人を売った」と思われることは不名誉なことであり、知人との関係においても問題がある可能性があるからです。むしろコネ・紹介ルートを強化する一番の近道は、自院のスタッフを大切に扱い、医療機関としての将来性を示すことです。自院のスタッフが職場を良いところだと思い、将来性があると思えば、知人との間で話を出してくれる可能性があります。また当院が魅力的に話されれば、その知人は当院に興味をもち、当院スタッフを通じて応募してくれる可能性が高まります。

応募があったあとは、次は選考となります。選考でも、一部の医療機関では、採用面接に来た人材を大切に扱わないことがありますが、それはあってはならないことです。大切に扱う医療機関では、面接者の都合を考慮して面接時間を決定したり、時間どおりに面接を始めて終わったり、面接には一定の責任者（事務長、看護部長や院長）が出てきて対応し、時にはその人が院内を案内したり、面接中も一方的に話を聞くだけではなく、質問を聞き出してきちんとした回答をしたりしています。

こうした面接者を大切に扱う選考は、多人数を採用する場合にはとても負担になりますが、多人数を採用する場合はその分多人数を不採用にする可能性があるため、より心して対応していただきたいと思います。採用する人が大事なのは当然ですが、不採用になった方にも丁寧な対応や不採用になった理由をきちんと説明することで、将来の再応募につなげたり、時には患者さんとして戻ってきてくれる可能性があるからです。そのため、選考における面接は、ある程度の定型化・マニュアル化しておくことをお薦めします。例えば、次のようなプロセスです。

① 面接官の自己紹介をきちんとする
② 最初に軽く院内を案内する
③ 相手の自己紹介と応募動機を聞く
④ こちらから質問する（最低でも2、3は）
⑤ 自院の紹介をして逆に相手の質問を聞く
⑥ 採用の可能性が高ければ条件等の確認をする

こうして最低限のプロセスを決めておくことで、不採用になる方にも一定の礼儀をもって接するかたちを取ることができます。

次に適切な選考基準についてですが、「人柄×経験×スキル」といった多様な評価軸がありますので、それぞれ医療機関ごとに自院ならではの考え方を用いていただきたいと思います。ただ、当社の経験でいくつか最低限のポイントを申し上げると、以下のようになります。

① 短期間で次々に職場を変わる方は問題があることが多い
② スキル資格に目を奪われず、一緒に働きたい人柄かどうかを見極める
③ 服装や身だしなみ、笑顔といった最低限の見た目も重視すべき

こうした点は、最低限押さえていただきたいと思いますが、それでも採用時の見極めが採用後に当たる確率は経験上50％程度でしかありません。どうしても採用は短時間での人物評価となりますので、面接での説明が素晴らしかった方が実は仕事はできなかったとか、面接では説明も要領を得なかったのに働き出したら寡黙で真面目に業務を遂行するといった例は数多くあります。一生懸命選考していただくのは大前提ですが、それでもうまくいく場合・いかない場合が半々となるので、ある程度割り切っていただけたらと思います。

最後の入職手続き・フォローについては、採用が決まった方の不安を取り除くような丁寧な対応をお願いしたいと思います。特に、一部の医療機関では「専門職×経験者採用」であることから、採用時のオリエンテーションをほとんどしない施設もあります。確かに専門職として知識を有し、一定のスキルを有することは間違いがないのですが、それでも組織によって業務プロセスも書類記載もコミュニケーションの仕方も異なることが多く、組織文化も違いますので、最初のオリエンテーションにおいて自院の理念や大事にしていること、業務上の注意点は丁寧に説明してほしいと思います。

ここまでが、当社が考える一般的な採用プロセスと各プロセスにおける留意点です。最後に採用に関する重要な視点をお伝えしたいと思います。それは、採用もマーケティングとして考えてほしいということです（図表４－12）。採用についても、市場（求人）があって、その対象者が自院を認知して、ホームページや口コミで調査し、興味をもって応募・面接をして、就職となります。

図表4-12　採用マーケティング

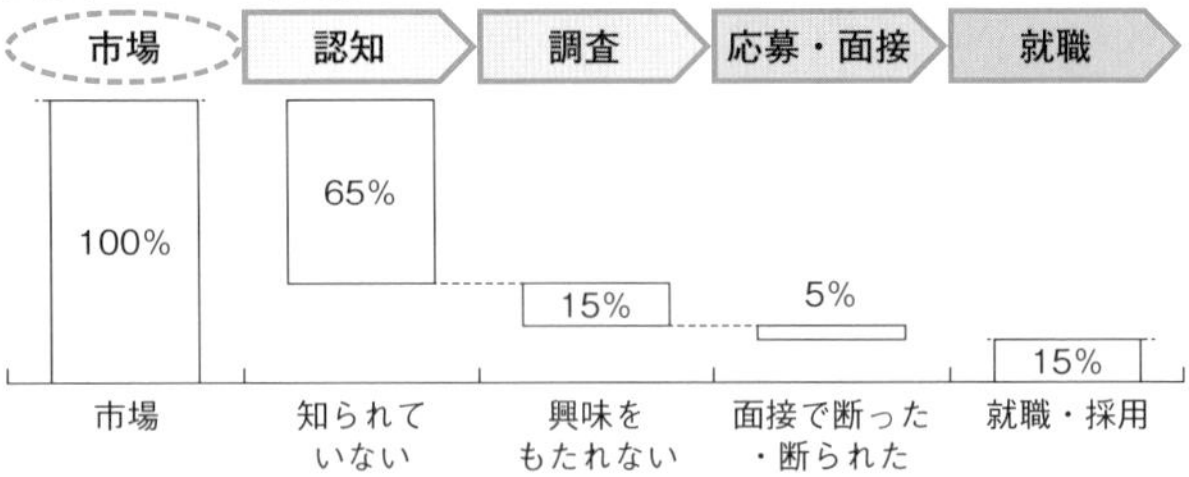

市場 → 認知 → 調査 → 応募・面接 → 就職

市場	知られていない	興味をもたれない	面接で断った・断られた	就職・採用
100%	65%	15%	5%	15%

つまり、まずは地域において転職・就職を考えている医療者全員が市場になります。看護師で都市圏ならば数千人～数万人いる可能性がありますし、過疎地なら数人かもしれません。まずはこの市場に対する感覚をもって、数万人から募集するならば少し尖ってでも目立つ募集をする手もあります。逆に数人に対してアプローチするならば、最初から媒体ではなく個人個人をコネで当たっていくしかありません。

次に求職者に、当院を認知し調査してもらって、興味をもっていただき、求人募集への問合せや面接につなげていきます。求職者ごとに働き方の希望は異なります。特定の技術や疾患に興味がある方や、ワークライフバランスを大事にしている方、家からの距離や高い給料を判断基準にしている方もいるからです。そのうえで、応募・面接を経て就職となります。つまり、採用においてもマーケティング的な考え方をもつことで、より効果的効率的な人材採用に結びつくこととなります。

以上が、当社が考える採用プロセスとその強化のあり方です。最後に一つ補足しておきたいのは、採用を強化するならば、まずは自院のスタッフを大事にしてほしいという点です。自院のスタッフを大事にすることで、前述したようにコネ・紹介入職が増える可能性はありますし、スタッフを大事にするとそのスタッフが患者さんを大事にしたり、退職後も自院の良い評判を広めてくれる確率が高まります。そうしたスタッフを通じて地域におけるプレゼンスを高めることが、結果として良い人材が応募して定着することにつながるからです。採用は、小手先の手段ではなく、組織マネジメントの一貫として戦略的に取り組んでほしいと思います。

【出典】 産労総合研究所「病院羅針盤」

Method 25

人事制度構築のプロセス

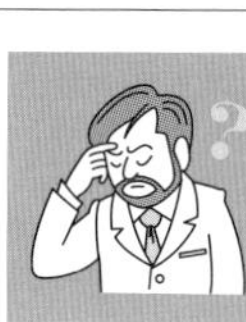

Q

当院は、地方都市にある150床のケアミックス病院です。スタッフ不足は一段落してきたのですが、継続してスタッフの生産性を高めるため、またスタッフの満足度を高めるために人事制度の見直しを検討しています。人事制度構築のプロセスについてご教示ください。

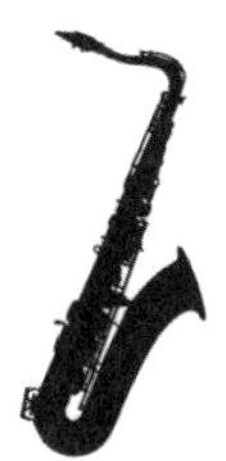

病院の人事制度について、スタッフの生産性向上と満足度向上を目標として再構築したいということですね。

まず人事制度のあり方についてですが、それは作ることが目的ではなく、人事制度によって、経営的な目標を成し遂げることが大事であり、あくまでツールであることを理解してもらいたいと思います。つまり、人事制度としてどれだけ精緻にまた複雑に作り上げたとしても、結果として目的に適わない場合は、その人事制度に意味はありません。逆に、きっちりした制度ではなく院長一人の判断と口頭面接だけによるシンプルな人事制度であっても、それによって目的を果たせるならば、役割は十分果たしていることになります。

つまり最初に考えるべきは、自院がもつ経営理念や経営戦略から導き出される組織・人事方針であり、求める人物像の特定です（図表４－13）。例えば、高度急性期医療を手掛けるならば、最新の医療に対する向上心があって、また緊急対応も可能な体力を有する人材が重要になりますし、慢性期医療や介護が中心ならばご高齢の方の悩みや抱えているものに理解があり、治療よりはケアに優れた人材が必要になる場合もあります。また、チームワークやコミュニケーションはいずれの組織でも必要になりますが、それでも、一人ひとりがプロフェッショナルとして独り立ちしていてそれぞれの専門性を活かすことで成り立つ組織と、一人ひとりの専門性は高くなくても常に連携と相談をすることで業務を遂行する組織では、求めるチームワークの質が異なります。

最初にこうしたことを明確にすることで、そもそもどのレベルの人事制度が必要なのか、また人事制度で重要視すべき点は何かといった、人事制度構築の軸足が自然と定まります。

図表 4-13　人事制度の全体像（概念図）

■経営理念や経営戦略に基づき，人事方針や求める人材像を設定します。求める人材像を実現するための制度設計を行います。

■人事制度のうち，役職・等級制度，人事評価制度ならびに給与・賞与制度が基幹人事制度にあたります。

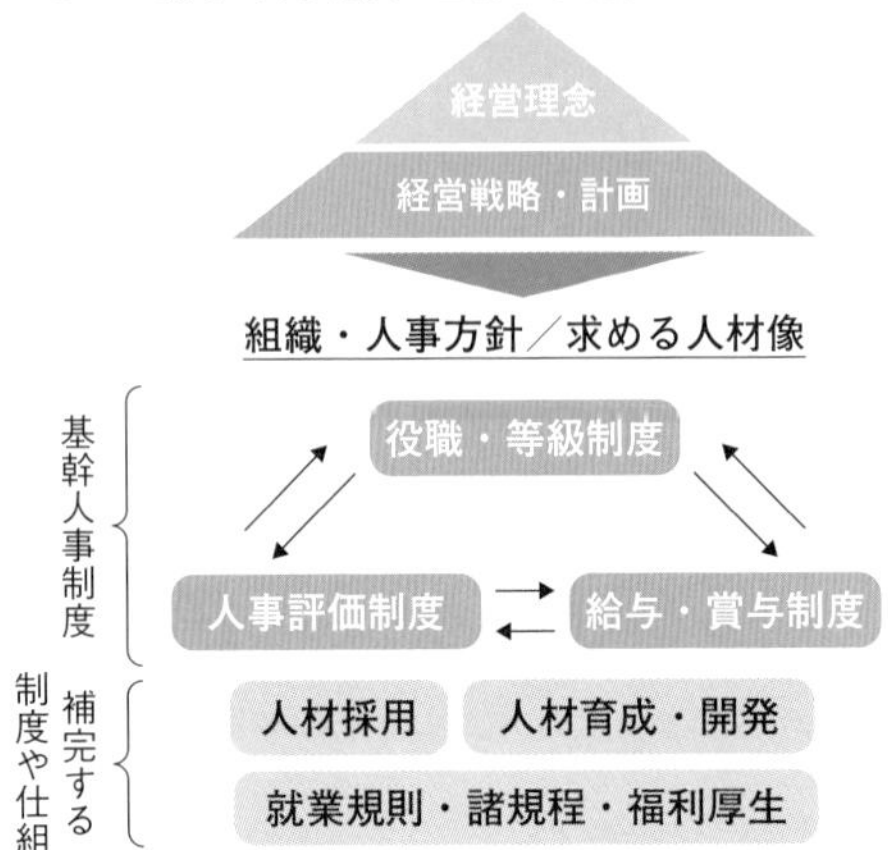

次に、人事制度を成り立たせている基本的な制度を3つ紹介したいと思います。①役職・等級制度、②人事評価制度、③給与・賞与制度――です。

役職・等級制度は、自院が求める組織のあり方と組織の構成要素である管理職等の「職位×職種」に応じた期待職務を決める仕組みです。

次に人事評価制度は、役職・等級制度と連動しながら自院が求めるスタッフのスキルや素質、働き方を決め、それぞれについて評価軸を定めたうえで、各スタッフを定期的に評価するというプロセスで成り立ちます。

最後に給与・賞与制度は、人事評価で定めた評価軸に沿って評価を行い、役職・等級制度と連動しながら、各スタッフの給与や昇給、賞与額を定める仕組みです。

図表4-14 人事制度構築のプロセス

■医療機関としての戦略をふまえ，人事方針を固め，基幹人事制度（等級制度，評価制度，給与制度）の設計を行います。
■途中，職員アンケートで職員の声を集めたり，説明会の開催により制度構築の目的等を職員と共有することで，院内全体の制度に対する納得感を得ながら進めていきます。

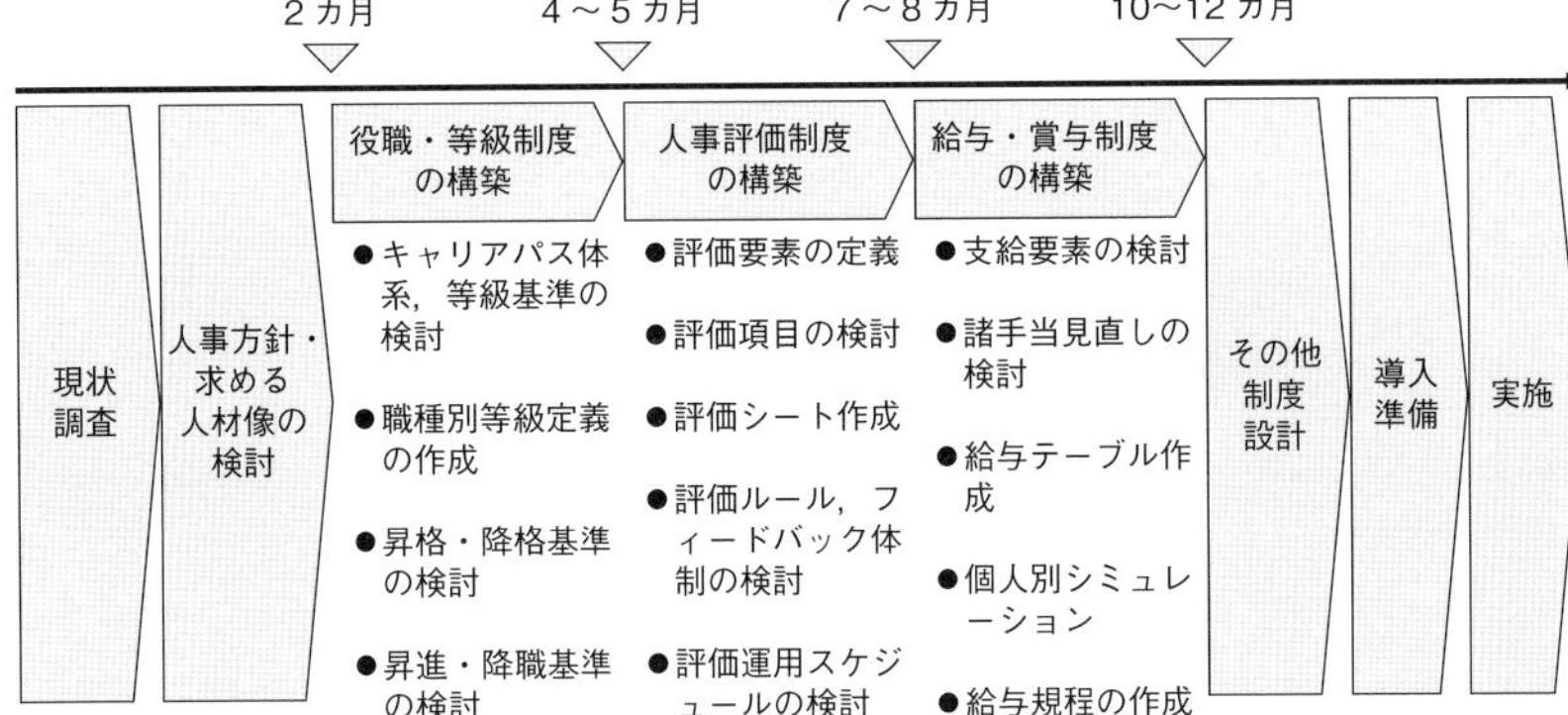

また、自院が求める人材で組織作りを進めるためには、こうした人事制度だけでは不十分で、補完する仕組みとして、採用や研修等の人材育成、また就業規則・諸規定や福利厚生などがあります。つまり良い人材を採用し、人事制度と歩調を合わせながら育成し、またそうしたスタッフに報いるため（時に罰するため）に諸規定や福利厚生を活用する必要があります。

ここでは人事制度の具体的な構築プロセスについて、もう少し整理を進めたいと思います（図表4－14）。まず人事制度を構築するには現状調査から始めます。組織が存在して日々動いている以上、明示的な人事制度ではなくてもスタッフを評価し報いる何らかの仕組みはあるはずです。それが院長や一部の管理職の独断の場合もありますし、10年前に業者を入れて作った制度がそのまま硬直化している場合もあるとは思いますが、それを整理して課題を見極めることが大事です。そして課題を見極めたら、自院が求める人物像を定義します。前述したように自院の理念・戦略に合わせて、求める人物のスキル・意欲・属性・専門性等を整理したかたちです。

求める人物像が定まったら、役職・等級制度→人事評価制度→給与・賞与制度の順番に制度設計を進めます。役職・等級制度では、まず自院における職種（医師、看護師、各種コメディ

図表 4-15　役職・等級制度①

■役職・等級制度は，処遇と育成，また配置などの基準となる制度です。
■医療機関における役職･等級制度は，組織のなかで求められる職務のレベル（能力など）の違い，職種による職務の種類（仕事）の違いを鑑み，バランスのとれた仕組みを構築することが必要です。

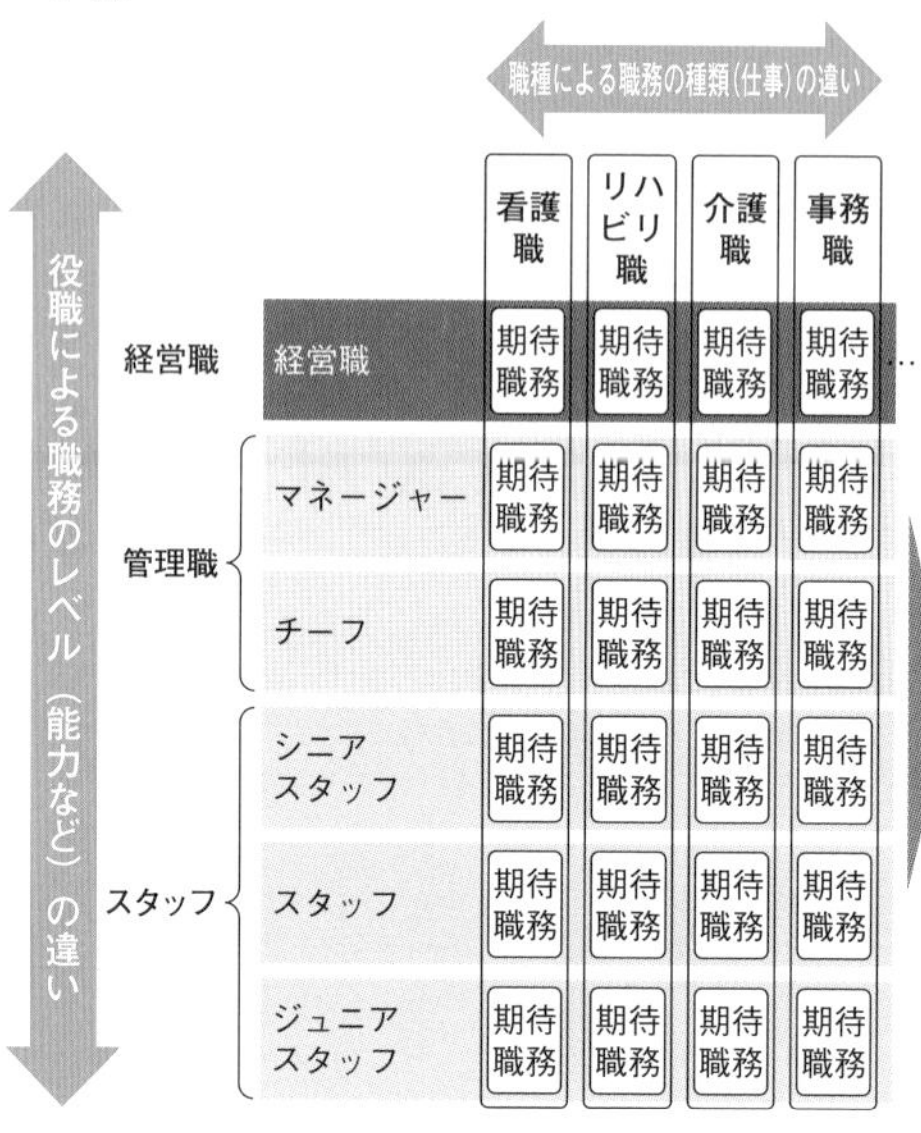

＊職務一覧表の作成は必須ではありません

カル、事務）と役職（経営職、管理職、シニアスタッフ、ジュニアスタッフ）をマトリックスにして（図表４－15）、マス目ごと、つまり「ある職種×ある役職」において期待される職務を整理していきます。例えば、「看護師×管理職（師長）」においては、下記のようなものが求められるでしょう。

【部門目標設定】 部門の方向性や目標の設定

【日常業務】 日々の業務を滞りなく進めるための組織管理やシフト調整、申し送りや会議の実施

【リスク管理】 感染症や医療事故を予防する仕組み作りと発生時の対応

【育成】 スタッフ一人ひとりの成長に合わせた研修制度作りや日々の指導

【接遇】 患者や家族に対する丁寧な対応や必要な医療的説明

当然、これが「看護師×ジュニアスタッフ」ではまったく異なり、看護師として最低限のスキルの習得や適切な情報把握と記録、日々の研

纃といった内容となります。

こうしてあらゆる「職種×役職」についての職務の整理がついたら、次はその「職種×役職」におけるグレードの定義を行います。グレードとは、その「職種×役職」において求められる職務を遂行するために必要な基本的能力であり、次のグレードに上がるための昇格要件の整理を行います。このグレードを細分化したものが等級です。

こうして役職・等級制度を構築したら、次は人事評価制度の構築です。人事評価は、大きくは能力評価と目標評価に分かれます。能力評価は、そのスタッフが保有しているスキルや技術、またコミュニケーション等の能力を評価するものです。目標評価は、一定期間においての業務目標の達成度を評価するもので、「病床稼働○％」「入院患者○人」といった経営指標的なものや、「転倒転落事故○件」、「インシデント・アクシデントレポート○件以上」といった業務的なもの、また「研修参加率１００％」といった育成に関わるものもあります。また、患者満足度や患者満足度調査における再利用意向といった、接遇に関わるものを設定するケースもあります。

これらの人事評価項目は、能力評価であれ目標評価であれ、自院が求める人物像を明確に表したものにしなくてはなりません。また完璧な人物が世の中には存在しない以上、スキル・技術・意欲・向上心・接遇・コミュニケーション・資格といった主要項目のすべてで１００点を目指すような評価制度よりも、スキルや技術の一部などの限定的なもので、かつメリハリのはっきりしたもののほうが、スタッフに対して経営としてのメッセージが伝わりやすくなります。

また人事評価は作って終わりではなく、年１、２回は人事評価プロセスを動かす必要があります（図表４－16）。人事評価プロセスは、一般的にはまずスタッフに評価シートを配布し、一定期間における自己評価や目標設定を行ってもらいます。その各スタッフが作った評価シートを回収したうえで、直属の上長による１次評価、その１次評価を受けて経営陣等が全体での調整や修正を図る２次評価を行います。２次評価では、その次に続く昇給・賞与・昇格も念頭に置きながら、スタッフ間の評価調整を行っていきます。そして評価が確定したら、上長等により

図表 4-16　一般的な人事評価のプロセス

評価シート配布	評価シートの記入方法などを説明する。
自己評価・目標設定	自己評価をし，目標（自身の目標）を記入してもらう。 その後，上長（1 次評価者）に提出する。
1 次評価	上長が評価を記入する。
2 次評価	1 次評価の結果を補正し，全体の順位付けをする。 1 次評価の結果に疑義がある場合は 1 次評価者に確認する。
評価確定	2 次評価の結果から，各職員の評価を決定する。
フィードバック面談	評価結果を伝達する。目標や課題の共有も行う。 原則として 1 対 1 で行う。
昇給・賞与・昇格への反映	評価をもとに昇給・賞与額を算定する。 評価を参考に等級の改定も行う。

個人個人に対するフィードバック面談を行います。このフィードバックは非常に重要で、そのなかで、各スタッフに不足しているものや課題、逆に評価できる点を整理し、次の成長の方向性を示していきます。そして、確定した評価と併せて、昇給・賞与・昇格を確定していきます。等級制度を導入している場合は、昇格と別に等級の設定も行います。このプロセス設計ができあがると人事評価制度は完成となります。

最後に給与・賞与制度です（図表4－17）。給与・賞与制度は、図表右にあるように等級（役職）が上がるごとに給与が上がり、等級と等級の間には給与額にも差がある制度であることが理想的といえます。しかしながら、実際には多くの医療機関は中途採用も多く存在していて、制度を作って実際のスタッフの等級と給与を当てはめると、一部に逆転現象が見られてしまうことがあります。これは、給与・賞与制度を明確に構築する前には、人材を必要とするタイミングやその人材の前職の給与等に引きずられることが多く、致し方ないと考えています。また無理に制度に実態を合わせると、スタッフ間で不満が高まり、結果として退職者が多く出てしまう場合もあります。そこで、この場合は、現状の等級・給与の状況から、理想的な等級・給与にもっていくことを考え、2～5年くらいの時間をかけて人事評価で調整をすることになります。

図表4-17　給与・賞与制度

■職種ごとの相場価格がある程度あるため，職種手当または給与テーブルを職種ごとに設けることを検討します。
■各職種のなかでも，等級ごとに，給与レンジ（上限額・下限額）を設定することが望ましいと考えられます。
■基本給とは別に，個人の属性や勤務形態を反映した手当，賞与算定基準についても検討します。

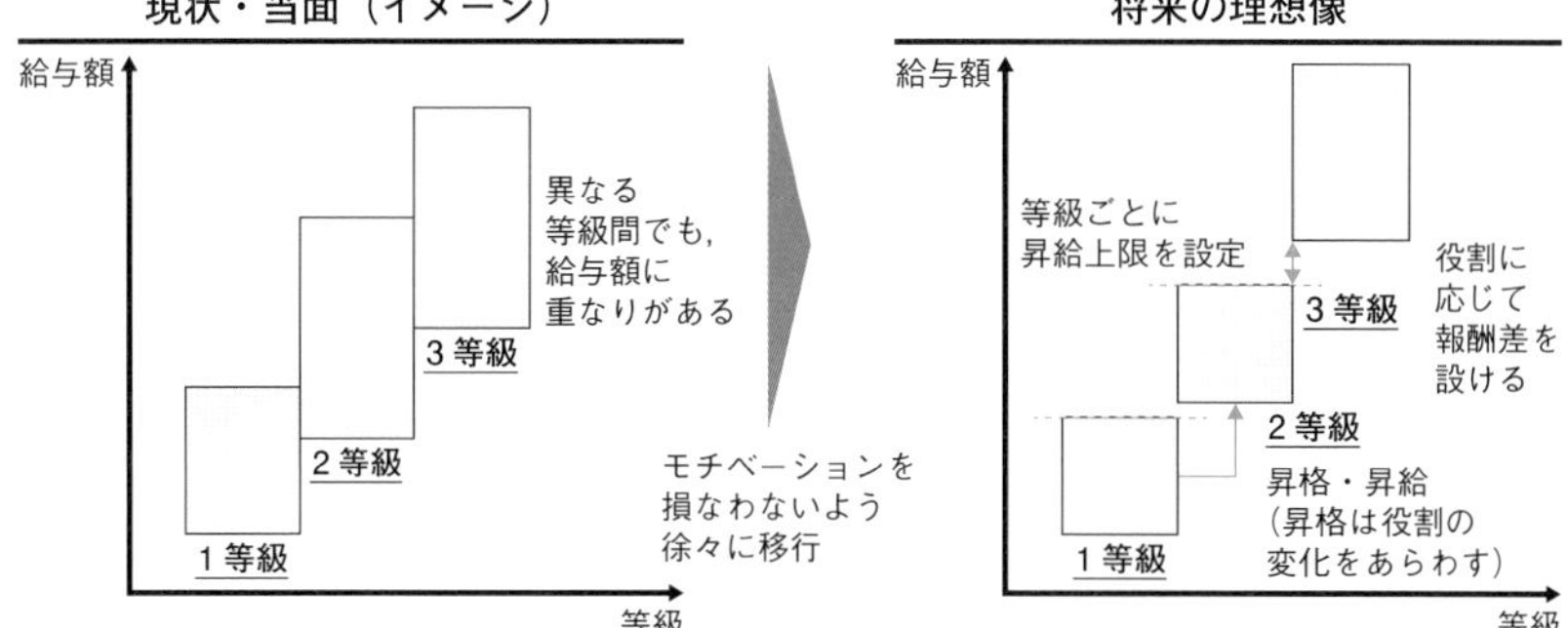

こうして人事制度としての役職・等級制度、人事評価制度、給与・賞与制度を構築したら、制度構築の山場は終了です。あとは、この制度を後押しするような研修や福利厚生、また採用の修正等をかけつつ、具体的な導入準備をして導入を進めることとなります。この導入に当たっても、スタッフにおける意識改革や激変緩和措置を講じることは多く、例えば最初の1年間、人事評価はするけれども給与・賞与については従前の考え方のままとする方法などです。この場合は、各人は1年間にわたって自分の評価や改善点を知りそれを修正する時間をもちつつ、実際に評価が導入された場合の処遇のイメージももつことができるようになるため、組織に与えるインパクトは少なくてすみます。

以上が、人事制度構築における一般的な考え方とその構築・導入のプロセスです。繰返しになりますが、人事制度は、組織をあるべき方向性に導くための手段の一つにすぎません。そのためこうした枠組みに拘束される必要はなく、最低限、組織の役職と求められる職務の定義、定期的な人事評価の実行とその評価内容をスタッフに理解してもらうこと、人事評価に合わせた処遇（昇給、賞与、昇格）のルール作りができれば十分とも言えます。貴院の現状とあるべき姿に合わせた人事制度を構築していただけたらと思います。

Method 26

院内連携の改善

Q

当院は、郊外にある300床の急性期病院です。7対1入院基本料の施設基準厳格化に対して、院内の多職種で協力しながら進めてきましたが、重症度を重視して軽症患者の退院を急いだ結果、病床稼働率が大幅に下がってしまいました。そこで病床稼働率向上を次の目標にしたところ、今度は、平均在院日数が伸びて重症度の基準クリアがきびしくなりました。経営的にバランスのとれた運営を実現するには、どのようにしたらよいでしょうか。

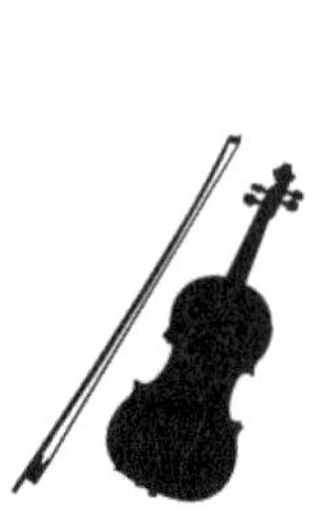

1　院内連携の構造

まず、一口に院内連携と言っても、その構造には複数の種類があり、円滑に進めるためのポイントはそれぞれ異なります。そこで、まずは院内連携の典型的な3類型をご説明したいと思います。

図表4－18～4－20に示したのは、下記3種類の院内連携の構造です。

① 患者さんの疾病や容態に対する専門職種間の連携（図表4－18）
② 患者さんの容態変化に応じた、より適切な治療環境に移ってもらうための連携（図表4－19）
③ 患者さんの受け渡しをする業務プロセスにおける異職種間の連携（図表4－20）

① 患者さんの疾病や容態に対する専門職種間の連携（図表４－18）

これは、医療における専門性の補完関係を表しています。感染症委員会や褥瘡委員会等で取り上げられる複合的な課題に対して、専門家が複数集まってそれぞれの専門性の立場で意見を述べ、合意形成を図る連携です。これは、手術や放射線治療といった複雑な治療行為を行う場合でも同じ構造です。主に、同一の場所・同一の患者等について複数の専門家が情報交換をしながら、患者の治療レベルを引き上げることを目的に、院内で連携していく構図です。

この院内連携においては、各専門家が適切な専門性を発揮することが重要です。各スタッフが一定レベル以上の専門性を有すると同時に、連携の参加者がお互いの意見を尊重することで補い合っていきます。また、この連携には中核となる指導者またはファシリテーターの存在が欠かせません。指導者またはファシリテーターが連携の目的を定義し、各人の意見を取り入れながら、全体を一つの方向性に導いていくことが求められます。

図表４-18　院内連携の３類型　その１
①患者さんの疾病や容態に対する専門職種間の連携

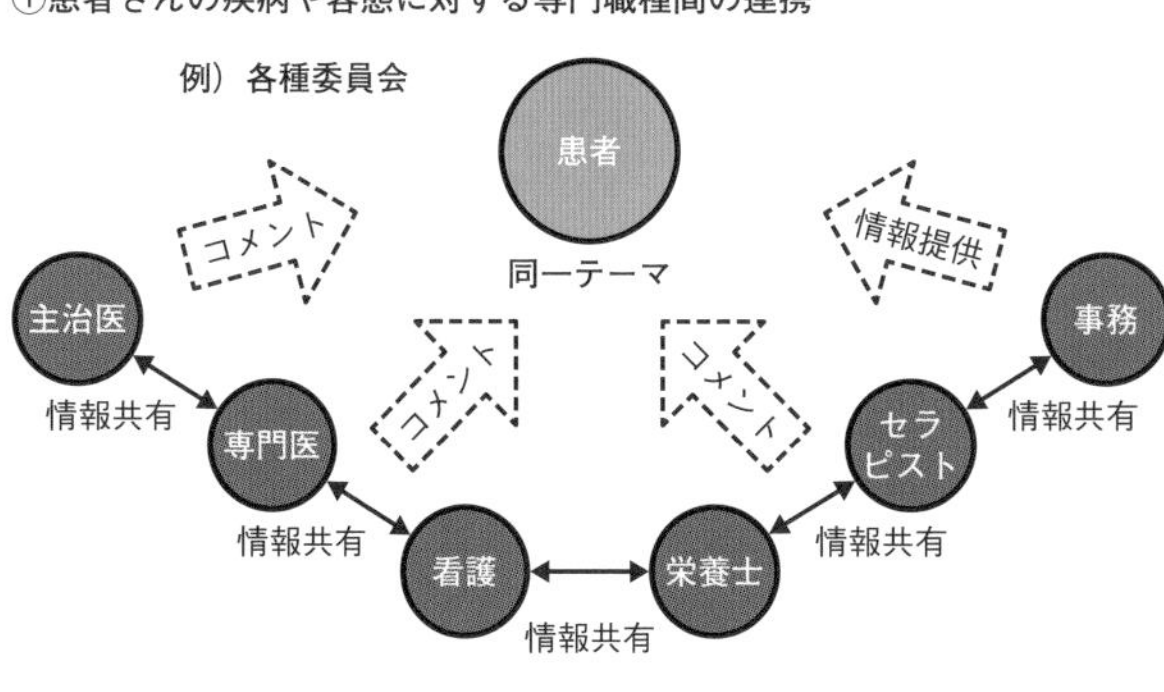

② 患者さんの容態変化に応じた、より適切な治療環境に移ってもらうための連携（図表４－19）

これは院内転棟や、法人内での外来から入院、入院から退院といったケースで、患者さんに適切な療養環境を提供することが目的となります。この場合は、同じ専門性をもつ従事者（医師と医師、看護師と看護師など）が連携して、患者さんに途切れなく適切な療養環境等を提供するように整備しなければなりません。

この連携でのポイントは、連携に順序があるということです。例えば、今の主治医から次の主治医へ、今の病棟担当看護師から次の病棟担当看護師へ――などというようにです。この順序があるため、連携を始める側の意志決定や情報提供、そのタイミングが連携の一つのポイントとなります。連携を受ける側は、患者が来るのか来ないのか、来るならいつなのか、どういう容態で来るのか――といった情報について詳しく報告を受ける必要があります。そのため、連携を始める側が、治療方針等を決めると同時に一定の情報を受ける側に渡し、連携するその瞬間まで適宜適切な情報提供やコミュニケーションを取っていく必要があります。

また、連携を受ける側が自分たちの都合だけで受入れを断り、制限をかけると、連携は断裂し始めます。その意味では、日頃から連携を始める側・受ける側の双方がそれぞれの状況を整理して、ある程度情報共有を進めていくことが鍵となります。

③ 患者さんの受け渡しをする業務プロセスにおける異職種間の連携（図表4－20）

これは外来や入院における日々の業務において、患者さん（やスタッフ）が専門的な診断や検査等のために院内を移動して、一つひとつの専門的な対応を受ける流れを示しています。

図表4-19　院内連携の3類型　その2

②患者さんの容態変化に応じた，より適切な治療環境に移ってもらうための連携

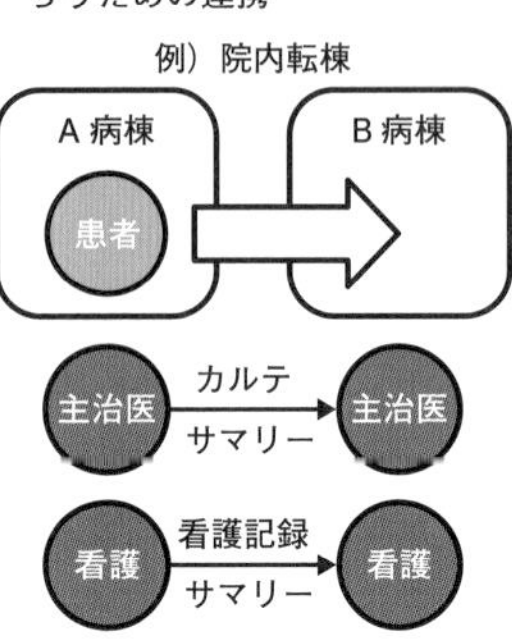

外来の例では、事務が受け付けし、看護師が問診し、医師が診察して各種指示箋を作成し、それを受けて検査技師が検査、看護師が処置等を行い、帰りに会計に寄る――という流れになります。入院では、その日の予定に基づいて看護師が問診（様子うかがい）し、検査し、その結果を受けて医師が診察し、また引き続き看護師がケア（食事等）を継続する――という流れになります。

この院内連携では、専門の異なるスタッフがやるべきことを行って次につないでいく構造になっています。特に、患者さん自身が動くことや、スタッフ同士が顔を合わせて情報共有する接点が限定されてい

図表4-20 院内連携の３類型 その３

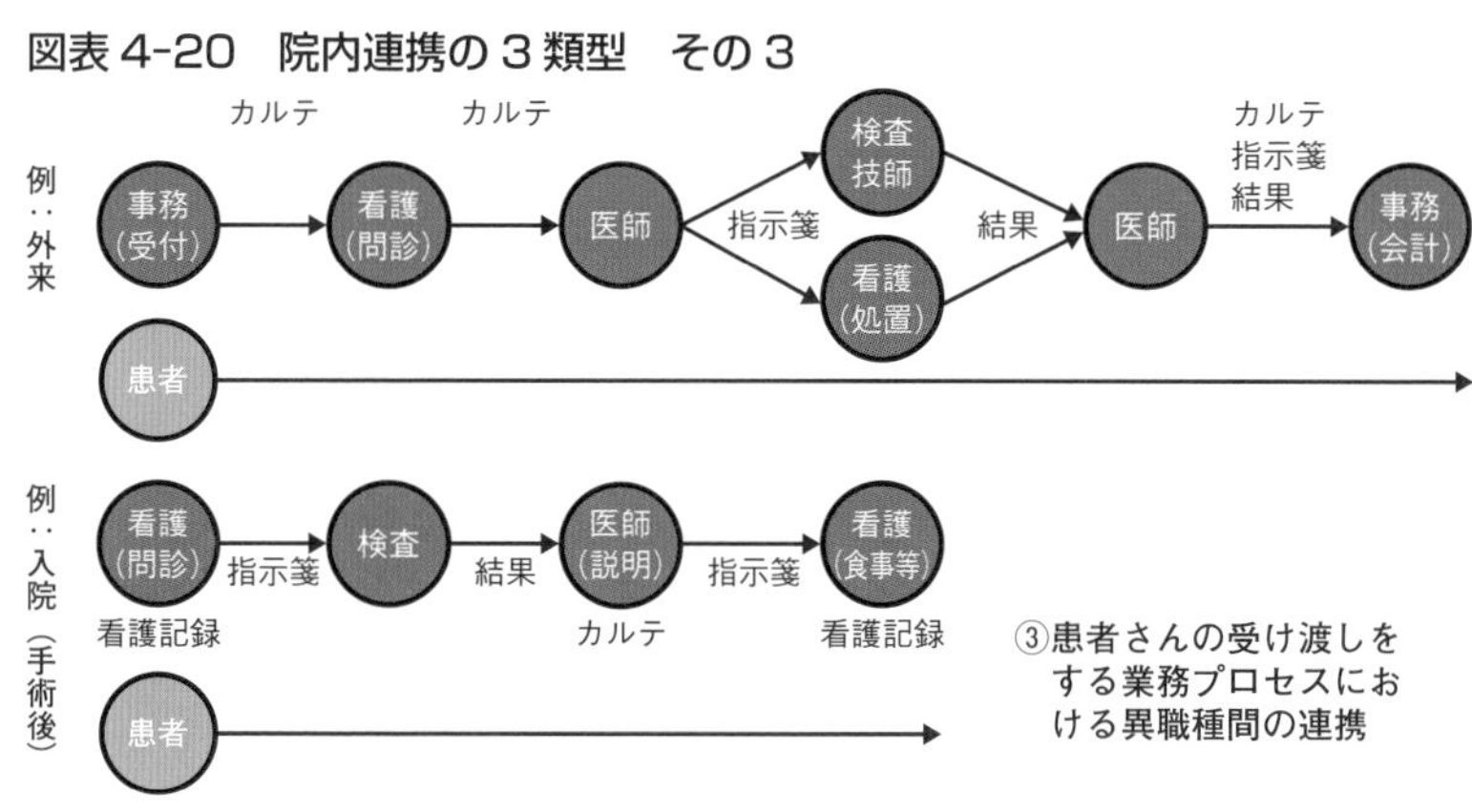

ることから、事前の約束（業務範囲の定義、業務フローやマニュアル）と記録（カルテ、指示箋、各種結果）が重要です。また、専門性と業務が異なるスタッフ同士で連携するのですから、少し踏み込んでお互いの業務内容等を理解しておくと、連携がスムースに進みます。

2 今回の課題における問題点

今回ご質問された貴院の場合、上記の院内連携の構造で言えば、「②患者さんの容態変化に応じた、より適切な治療環境に移ってもらうための連携」に関する問題になると思います。ただし、患者の入退院が絡むために、院外との接点となっている地域連携室や救急部門、退院調整看護師といった職種が関わる点と、連携の目的が病床稼働、重症度、平均在院日数と複数あり、どれか一つだけを達成しても最終目的に至らない点が課題です。

そこで、今回の連携における全体構造を関連図に示します。図表4-21は、今回のテーマである入院関係の指標を整理したものです。

図の構造を説明しますと、まず、3ルート（**A・救急依頼件数**、**C・紹介件数**、**D・外来依頼件数**）からの入院患者の受入れからスタートします。このうち救急については、**B・救急依頼応需率**が指標として重要になると考えられます。

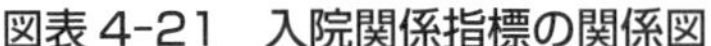

図表 4-21　入院関係指標の関係図

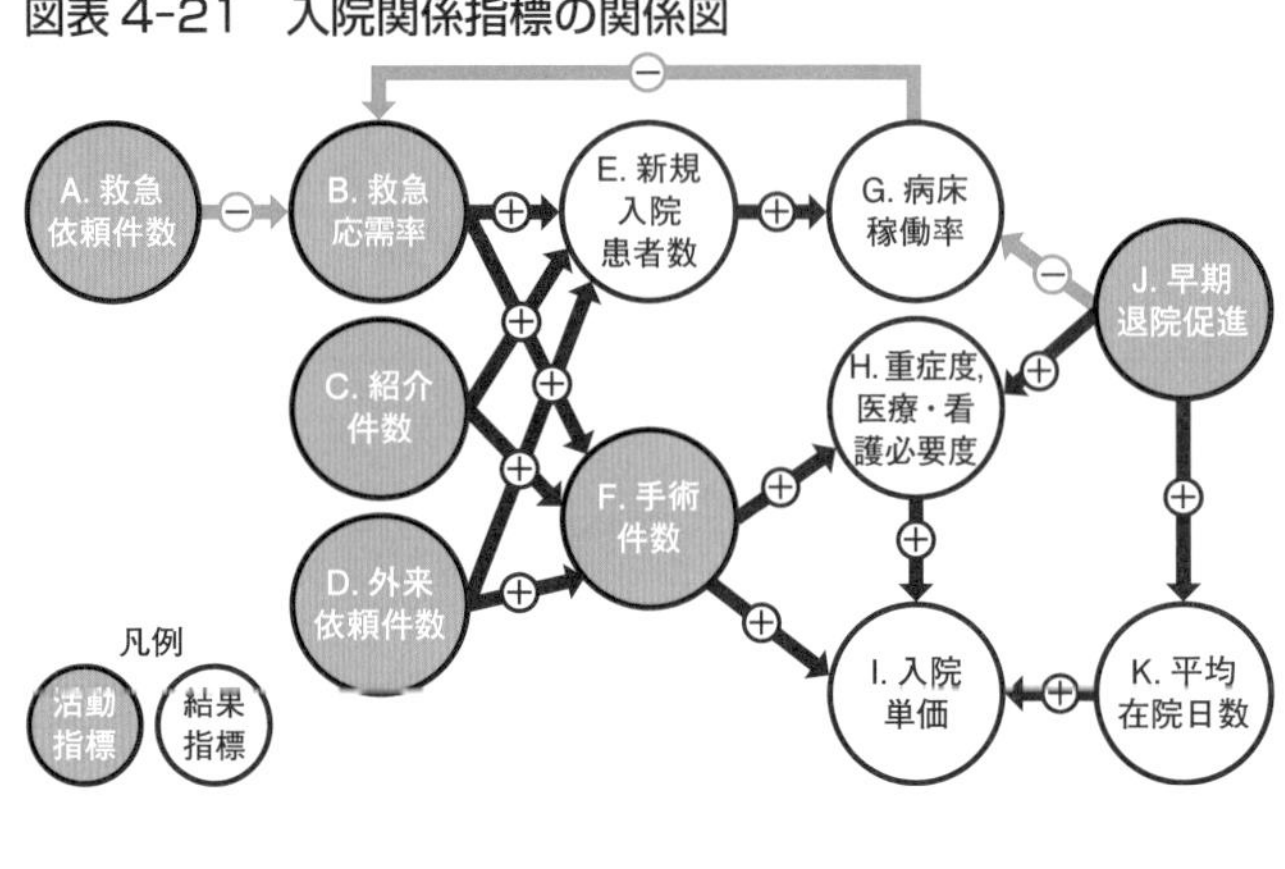

また、それぞれからの患者紹介が増えると、一般的には**E・新規入院患者数**と**F・手術件数**が増えることが予想されます。そして、**E・新規入院患者数**が増えると**G・病床稼働率**が増え、**F・手術件数**が増えると**H・重症度、医療・看護必要度**と**I・入院単価**が増えます。

しかし、ここで構造を複雑にする要因が入ってきます。それは**J・早期退院促進**です。パスの導入や退院調整の活性化により早期退院を進めると、**G・病床稼働率**は下がる一方で、軽症患者から退院が進められれば**H・重症度、医療・看護必要度**は上がっていきます。また、**K・平均在院日数**が短縮され、**I・入院単価**は上がっていきます。

ここでさらに複雑さを加えているのは、**G・病床稼働率**と**B・救急依頼応需率**の関係です。病床が満床に近くなると救急で断るケースが増え、結果として稼働率を下げ、重症患者も減らしてしまう可能性があります。

つまり、一つの指標の動きが、全体ではプラスにもマイナスにも働く可能性があり、常に全体のバランスを取ることが重要になるということです。

ここで、分析のための視点を一つ入れたいと思います。それは、各指標には、スタッフや組織が能動的に関わることができる活動指標と、複数の活動の結果としての結果指標がある点です。例えば、**A・救急依頼件数**は営業や受入れ対象の拡大などで広げられる可能性があり、また**B・救急依頼応需率**も、病棟が満床かどうかの問題はありますが、スタッフの活動によってある程度動かしていくことができます。

一方で、病院経営に直結する**G・病床稼働率**や**I・入院単価**は、複数の要因の結果としてしか見ることができず、直接能動的に関わることができないため、結果指標となります。つまり、連携する各部署にとって重要なのは活動指標である一方で、病院経営は結果指標によって左右されるため、この2種類の指標を基に、院内連携を上手に行う必要があるということです。

3　入院から退院に至る院内連携を効果的に行うための仕掛け

以上の分析を踏まえ、貴院において病床稼働と重症度、平均在院日数のバランスを高いレベルで取るための施策を整理いたします。

① 一段階高いレベルでの問題意識・目的意識の共有
② 情報、データ、指示等の記録と見える化
③ 相互の業務に対する理解と、業務をつなぐ差し出す手
④ 日常における顔が見える関係作り

① 一段階高いレベルでの問題意識・目的意識の共有

まず、関係するスタッフそれぞれが、今回の指標の関係図から全体像を理解し、そのうえで病院経営を上向きに導くための意識合わせを行う必要があります。それぞれがそれぞれの活動目標を追いかけるだけではうまくいきません。活動目標を追いかけつつ結果目標を共有して、お互いの業務のスピード感や負荷を調整しないと、全体のバランスが取れないからです。この構造を理解したうえで、全体の目標を共有する必要があります。

② 情報、データ、指示等の記録と見える化

次に、こうした指標を日々記録し、その記録をデータ化したうえで、見える化する必要があります。今回の分析

は単純化したため、用いられているデータにはすでに指標化されているものが多いと思いますが、救急応需率一つとっても当番医別や曜日別、患者の状態別等の情報があるはずです。それらは重症度とも密接に関連するため、記録し、共有することが大切です。

③ 相互の業務に対する理解と、業務をつなぐ差し出す手

こうして全体像が見えたら、次にお互いの業務に対して、連携を円滑に進めるために手を差し伸べることも重要です。具体的には、救急応需率を高めるために救急部署だけで対応するのではなく、病棟側の状況が許せば病棟からヘルプの人材を出したり、逆に病棟が満床だったら、救急側が病棟の代わりに患者さんを一時預かるという対応です。お互いのちょっとした融通と気遣いで連携がレベルアップしていきます。

④ 日常における顔が見える関係作り

データを見るだけではお互いの置かれている状況がなかなか理解できないため、日頃からの顔が見える関係作りは重要です。委員会や懇親会等で顔を合わせることもあれば、ジョブローテーションを活用してお互いの業務と人材を知るスタッフを多く作ることも大事です。こうした取組みによって、お互いの状況を理解しながら、全体の目的を達成することに貢献できる人材が育っていきます。

＊　＊　＊

以上が、貴院における院内連携をより効果的に進めるための現状分析と対策案です。院内連携のむずかしさは、同じ病院でありながら専門も業務も異なる職種が、様々なかたちで問題解決に当たらなくてはならないことにあります。また、活動指標と結果指標が異なるように、病院の指示や良かれと思って動いた各スタッフの日々の活動目標が、結果として病院経営にマイナスに働いてしまうこともあります。そのため、こうした構造を関係するスタッフが理解し、共有しながら連携を進めていく必要があります。経営者には、こうした構造を理解しながら、スタッフへの指示や組織作りを進めていただき、効果的に院内連携を活用してもらえたらと思います。

第5章「財務管理」編

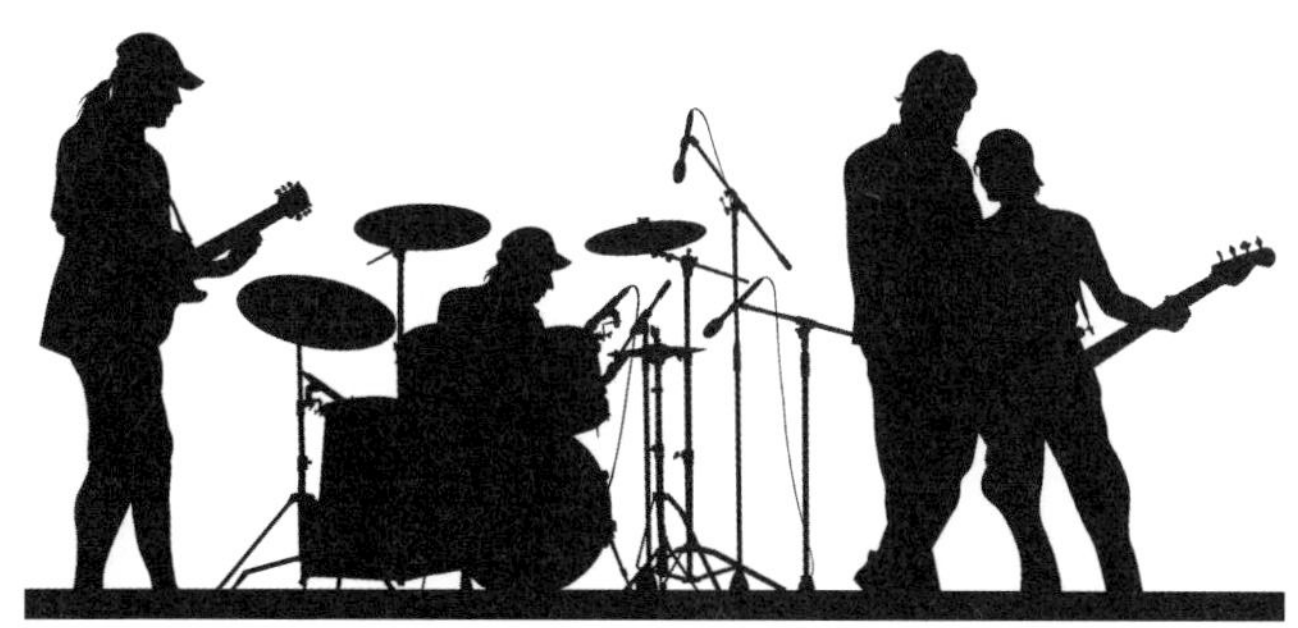

Method 27

診療所経営における財務諸表の見方と分析活用法

Q

当院は、開業して5年目の内科診療所です。経営も安定してきており、次の積極的な展開として健診の事業を強化したいと思っています。健診強化にあたって情報システムの購入を検討していますが、その投資対効果の考え方を教えてください。

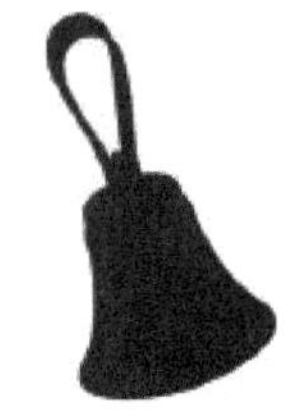

こうした前向きな積極投資のご相談は、元気が出るものであり、さっそくシステムの選定やメニューの構築といった前向きな話に進みたいところです。しかし、ここは一歩立ち止まり、まずは経営の状況を確認しておくことが大切です。経営が安定化しているかどうか、また前向きな投資を行うことができる状況なのかどうかを整理し、そのうえで投資に対しての検討を進めましょう。

1　医療機関の財務諸表の分析

図表5－1は、典型的な診療所の損益計算書（profit and loss statement：P／L）です。このP／Lは、一定の

期間（月間や年間）における売上と費用、利益を整理したものであり、医療機関では通常、顧問税理士さん等が毎月作成しているものです。多くの院長先生方も、自院については定期的に確認されている資料だと思います。

では、このP／Lをどのように分析したらよいのでしょうか。まず最初に見ていただきたいのは、利益の項目です。利益は、本業の収支を表す医業利益、医業利益から財務的な活動（主に金融機関の借入金利）を引いた事業全体としての収支を表す経常利益、経常利益から税金を引いた税引き後利益があります。そして、一般的には本業と財務を合わせた経常利益を目安とすることが多いのです。例では、経常利益は680万円／年ほどで、売上対比では10％程度となっています。この10％という数値がポイントです。一般的に医療機関の利益率は病院で5％前後、診療所で5～10％と考えられるため、このケースでは悪くない平均的な利益率となっています。

図表 5-1　一般的な診療所のモデル損益計算書

		金額（千円）	売上比	備考
医業収益	保険診療	68,600	99%	5,200 円／人× 40 人／日
	住民健診	600	1%	
	（小計）	69,200	100%	
費用	医業原価	8,300	12%	
	人件費 （院長報酬）	26,900 （18,000）	39% （32%）	院長 1 名，看護師 1 名， 事務 2 名，諸経費込み
	賃料	7,200	10%	15,000 円／坪× 30 坪
	減価償却費	2,200	3%	内装他
	リース	4,200	6%	X 線，エコー，電子カルテ他
	委託費	4,800	7%	血液検査他
	その他	8,100	12%	水道光熱費，広告宣伝費等
	（小計）	61,700	89%	
医業利益		7,500	11%	（院長給与除く）
	支払金利	−700	−1%	
経常利益		6,500	10%	
	税金	−2,720	−4%	
税引き後利益		4,080	6%	

次に、この平均的な利益率の医療機関の場合、コスト構造はどのように見ていけばよいのでしょうか。医療機関で最も費用がかかるものは人件費です。人件費率は、利益の次に重要な指標と私は考えています。この医療機関のケースでは、人件費率39％と4割を割っています。一般的に、医療機関で人件費率4割は低めと考えられており、人件費を抑えている、または人件費以上の売上を稼いでいることで上手な経営をしていると判断できます。

ただ、ここで一つ注意してもらいたい点があります。それは、人件費には院長の給与を含めるかたちにして比較してほしいということです。この例では、年間１８００万円の院長給与が人件費に含まれています。この給与は医療法人であれば普通に人件費として計算されますが、個人開業の場合には、人件費として換算されません。個人開業の場合、最後の利益に院長人件費が含まれるかたちとなるため、分析を進めるうえでわかりにくい構造になっています。そこで、お勧めの方法は、院長給与を一般的な金額（１８００万～２４００万円程度）に設定し、その分を人件費に含めて利益を考えていただく方法です。それができると、最終的な利益率に意味が出てきます。

図表 5-2　一般的な診療所のモデル貸借対照表（千円）

資産の部				負債および純資産の部			
	流動性資産	現金	5,000	負債	流動性負債	買掛金	8,000
	流動性資産	売掛金	10,000	負債	流動性負債	未払金・預かり金	2,200
	流動性資産	未収金	200	負債	流動性負債	リース負債	10,000
	流動性資産			負債	流動性負債	短期借入金	0
	流動性資産	（小計）	15,200	負債	流動性負債	（小計）	20,200
	固定資産	建物	20,000	負債	固定負債	長期借入金	20,000
	固定資産	土地	0	負債	固定負債	（小計）	20,000
	固定資産	医療機器	15,000	負債	（小計）		40,200
	固定資産	リース資産	10,000	純資産	自己資本		10,000
	固定資産			純資産	繰越利益剰余金		10,000
	固定資産	（小計）	45,000	純資産	（小計）		20,000
		合計	60,200		合計		60,200

さて、それ以外の項目はどう見ればよいでしょうか。診療科目や業態（介護を含むかどうか等）でかなり異なりますが、一般的に医業原価は10～20％程度、賃料は10％以内となることが望ましいと考えています。また、売上については、平均的な内科医療機関は１日の患者数40人程度、単価が５０００円強であることから、１日当たり20万円、１カ月を24日稼働で４８０万円、１年で５７６０万円程度が目安となります。

実は、この売上目安にも様々な意味合いがあります。一つは、５０００万円を超えたあたりから、医療機関として院長給与も含めて利益が出始めるラインであるということ、また租税特別措置法では社会保険診療報酬の売上が年５０００万円以下である場合は、一般的には、税制上の優遇措置が得られるという基準線にもなります。また、一般的に金融機関からお金を借りる場合は年間売上の１・０倍が一つの目安とも言われており、その意味でも通常の内科診療所は５０００万円程度までの借入金でスタートすることが多く、年商５０００万円が売上高の目安となります。

ここまではＰ／Ｌについて説明してきましたが、院長先生にはあまり見慣れない、貸借対照表（balance sheet：Ｂ／Ｓ）というものもあります。Ｂ／Ｓは、年度末などのある一時点において、経営を構成する資産がどのようになっているか、またその資産を調達・購入するための資金がどこから出ているかということを表すものです（図表５－２）。このＢ／Ｓも、成長性や安定性などの様々な分析手法が開発されているのですが、ここではシンプルに次の３点だけを確認してください。一つは、①純資産（自己資本＋繰越利益剰余金）が総資産に占める割合、次に②負債の額と総資産に占める割合、最後に、③現金や売掛金（レセプトで請求中の金額）を示す流動資産と買掛金（仕入れの未払い分）や短期借入金を示す流動負債の比較です。

まず、①については、この純資産が総資産に占める割合が、いわゆる自己資本比率です。医療機関では10％以上の自己資本比率が望ましく、５％が下限と言われています。この純資産が減るのは、赤字経営が続いた場合で、特に債務超過と言われる純資産がマイナスになる状態は、当初用意した自己資本を累積赤字が上回ってしまった場合を指します。一般的に新規開業の場合は、院長給与を支払ったとすると初年度や２年目は赤字になってしまうことが多いため、経営的にきびしく債務超過に陥りやすいのです。

次に、②負債の額と総資産に占める割合ですが、これはシンプルに負債が少ないほうがよいです。しかしながら、医療機関は設備などに先行投資をせざるを得ない業態のため、建物のリニューアル後、医療機器の大幅刷新後には負債が大きくなる傾向があります。この場合の目安ですが、できるならば負債額は年間売上高を超えない程度とし、総資産に占める割合は70～80％あたりを上限と考えてください。

最後に、③流動資産と流動負債の大小ですが、これは流動資産が流動負債より大きいことが望ましいです。流動資産とは、いざというときに数カ月以内に動かすことができる現金や診療報酬を指し、流動負債とは１年以内に返済が必要な仕入れの支払や短期借入金を指します。この関係が逆転し流動負債が流動資産を上回ってしまうと、いわゆる資金繰りに追われている状況であり、年度末や賞与支払時期などには常に資金繰りに追われて、前向きな経営に集中できなくなってしまうことになります。

2 損益分岐点分析

前述の各指標によって現状の経営状況がご理解いただけたら、次は投資について考えましょう。

経営における黒字化とは、事業を継続するために最初に実現すべき目標となります。そのため、設備投資および運営上必要な費用を換算して、採算が合い黒字化するための売上高や患者数を示す損益分岐点は、経営者が必ず知っておかなくてはならない指標です。特に、質問者のように前向きに投資を行おうという場合は、採算が合う黒字化する患者数や売上高の目標を確認する作業が必要になります。そこで、前述の一般的な診療所のP／Lを元に、この医療機関の場合の損益分岐点を計算してみましょう（図表5－3）。まず、医療機関の費用構造については、医薬品や血液検査の外注委託費のように売上や患者数に応じて費用が必要となる変動費と、家賃や人件費のように、一定の売上や患者数範囲ならば変化がなく常に同じ費用が必要となる固定費に分けて考えることができます。このケースでは、変動費は医業原価と委託費、固定費は人件費・賃料・減価償却費・リース・その他となりま

図表5-3　損益分岐点分析

項目	値
変動比率　＝　（医業原価＋委託費）／医業収益	19%
固定費　＝　人件費＋賃料＋減価償却費＋リース＋その他	48,600
損益分岐点売上高　＝　固定費／（1－変動比率）	59,949
損益分岐点保険診療売上高　＝　損益分岐点売上高－住民健診	59,349
損益分岐点保険診療患者数　＝　損益分岐点保険診療売上高／患者単価／250日（年稼働日数）	45.7

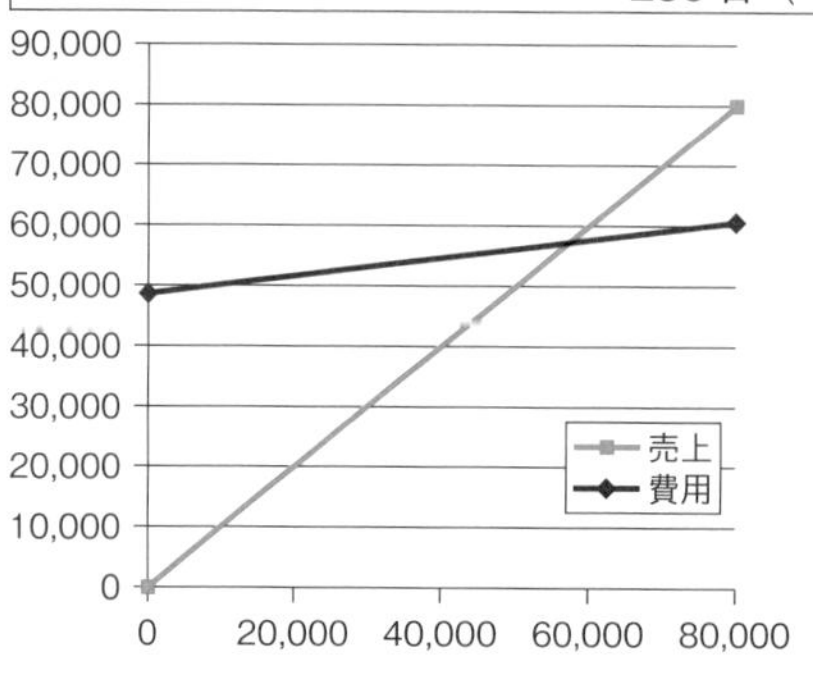

す。その他については、本来は変動費と固定費に分解できますが、ここでは簡単に考えるために固定費と位置づけます。

この場合、まず計算するのは変動比率です。これは売上高に占める変動費の割合で、売上が増えても減っても変わらないものと考えます。このケースでは、医業原価と委託費を売上高で割って、19％となっています。

次に計算するのは、固定費の額です。これは、前述の固定費項目（人件費・賃料・減価償却費・リース・その他）について単純に足し合わせればよく、４８６０万円となります。

ここから損益分岐点となる売上高と患者数を計算します。損益分岐点は、元々の前提となる計算式から考えるとわかりやすく、売上高のうち変動費を除いた分が固定費と同じ額になる売上高を計算すればよいのです。そこで、固定費を（１－変動比率）で割る計算をすることで、採算の合う損益分岐点となる売上高が計算できます。このケースでは５９９０万円となります。

さらに、ここから採算の合う保険診療の患者数を推測したいため、損益分岐点売上高５９９０万円から保険診療とは異なる住民健診の売上高を先に引きます。そうすると保険診療で必要となる売上高が５９３０万円となることがわかります。そして、この売上高を年間の稼働日数（２５０日）と患者単価（５２００円）で割ることで、１日当たりの損益分岐点となる保険診療患者数が45・７人と計算できます。この人数こそが、医療機関が最初の目標とすべき患者数であり、採算が合う患者数になります。

この計算からご理解いただけたでしょうが、固定費を下げること、変動比率を下げることが損益分岐点となる患者数を減らすことにつながります。固定費を下げるには、一番大きいのは人件費であるため、常勤をパートで補うことなどの工夫が経営効率を上げます。また、変動比率を下げるには医薬品の購入単価や血液検査の外注委託単価を下げることが大事であり、定期的にこれらの業者と折衝することが、経営効率を上げることとなります。

3　投資とその効果に対する考え方

最後に、質問者の依頼である、健診システムの投資対効果について具体的に考察します。考え方は、前述の損益分岐点分析が基本です。まず、健診システムの場合、そもそもシステム購入をするか、それとも購入をせずに臨床検査会社にアウトプットの作成を委託するかという選択肢があります。我々の経験では、小規模な診療所で健診を行う場合は、臨床検査の会社に委託することが多くあります。

では、その背景となる考え方を整理しておきましょう。まず、2つのケースを想定してみたいと思います。

- **ケース1**：臨床検査会社に外注：初期100万円の導入費＋1件1000円の費用
- **ケース2**：健診システムの購入：初期1000万円の導入・購入費＋1件100円の費用

ケース1の場合は、臨床検査会社に各種初期設定を依頼する関係で、初期費用が100万円かかります。また、1件当たり1000円のアウトプット作成費用がかかる想定です。ケース2の場合、初期にシステムを購入してしまうため1000万円と大きな導入費用がかかり、その後は専用の用紙等を使う関係で1件100円の費用がかかります。これら2つのケースについて、健診受診者数の人数に応じて、どちらがお得になるでしょうか。

まず、ケース別の計算をする前に、両ケース共通の前提条件を確認しておきます。

- **健診単価**：平均1人7000円
- **共通変動費**：売上対比30％（血液検査外注、注射等医療材料、フィルム代等）
- **共通固定費**：月30万円（看護師1名採用、諸費用等）
- **リース料**：初期導入の1・8％（月額）

健診単価は、普通の診療所に来院する企業健診や住民健診等として、身長体重・心電図・血液検査・X線撮影などの一般的な検査を想定しています。共通変動費は、採血用の注射器やガーゼ、それにX線フィルム代等が含まれ

図表5-4 ケーススタディー

ケース1. 100万円の導入費＋1件1000円（初期導入費はリース1.8%）

対象受診者数（人／日，月20日稼働）			1	5	10	15	20
収入（単価7,000円）			1,680,000	8,400,000	16,800,000	25,200,000	33,600,000
費用	変動費	一律（30%）	504,000	2,520,000	5,040,000	7,560,000	10,080,000
		ケース1	240,000	1,200,000	2,400,000	3,600,000	4,800,000
	固定費	一律（30万）	3,600,000	3,600,000	3,600,000	3,600,000	3,600,000
		ケース1	240,000	240,000	240,000	240,000	240,000
	小計		4,584,000	7,560,000	11,280,000	15,000,000	18,720,000
収支	ケース1		−2,904,000	840,000	**5,520,000**	10,200,000	14,880,000

ケース2. 1000万円の導入費＋1件100円（初期導入費はリース1.8%）

対象受診者数（人／日，月20日稼働）			1	5	10	15	20
収入（単価7,000円）			1,680,000	8,400,000	16,800,000	25,200,000	33,600,000
費用	変動費	一律（30%）	504,000	2,520,000	5,040,000	7,560,000	10,080,000
		ケース2	24,000	120,000	240,000	360,000	480,000
	固定費	一律（30万）	3,600,000	3,600,000	3,600,000	3,600,000	3,600,000
		ケース2	2,400,000	2,400,000	2,400,000	2,400,000	2,400,000
	小計		6,528,000	8,640,000	11,280,000	13,920,000	16,560,000
収支	ケース2		−4,848,000	−240,000	**5,520,000**	11,280,000	17,040,000

ますが、主に血液検査の外注費用になります。共通固定費は、基本的な検査機器やスペースについては既存の外来関係が活用できると想定し、看護師1名採用分の月30万円と諸費用を計上しています。

これらを踏まえてシミュレーションを行ったのが、図表5-4です。まず、当たり前ですが、売上は受診者数で比例しており、ケース1、2でも変わりはありません。同様に共通変動費・共通固定費も違いはありません。そのうえでケース1と2の違いは、費用における変動費と固定費に現れます。変動費は、それぞれの設定である、ケース1では1受診者につき1000円、ケース2では100円です。固定費は、設備費をリース計算したかたちとしています。リース料は、月額で導入費用の1・8％と設定し、年間12カ月分を掛け合わせて計算しています。

結果、受診者が1日1名の場合はケース1でも2でも赤字ですが、ケース2のほうが大きな赤字です。ケース1の場合は1日5名で採算が黒字になります。分岐点は受診者が1日10名になった場合で、この時点でケース1とケース2は採算が同じとなります。そして、それ以上受診者が増えた場合は、いずれのケースも黒字ですが、ケース2の黒字のほうが大きくなります。これは、ビジネスの構造が、ケース1は変動費寄り、ケース2は固定費寄りということであり、固定費寄りのケース2では、受診者が少ない場合の赤字は大きく、受診者が増えた場合の黒字が大きくなる、リスク・リターンともに高めの構造となっています。

そのため、相談者のケースでは、受診者数の見込みを市場や既存患者の動向から慎重に予測し、それに合わせた投資方法を検討いただくことがテーマとなります。あまり先行きが見えず、事業を試しに始めたい場合は、ぜひ固定費を抑えたケース1のようなかたちでのシステム導入を検討いただくとよいでしょう。

Method 28

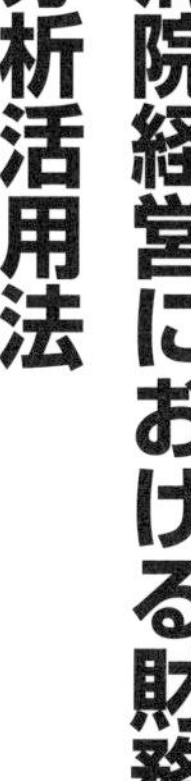

病院経営における財務諸表の見方と分析活用法

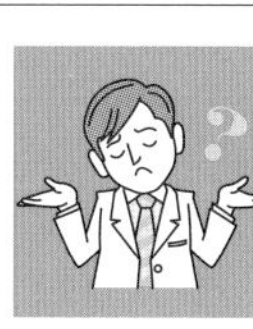

Q

私は、地方都市にある150床の一般病院の院長です。15年間、臨床一筋で働いてきたのですが、前任者の定年に伴い、最近院長を拝命しました。院長として、病院経営の状況を知るべきと考え、決算等財務諸表を見ているのですが、いまいち見方がわかりません。基礎的な財務諸表の見方を教えてもらえませんか。

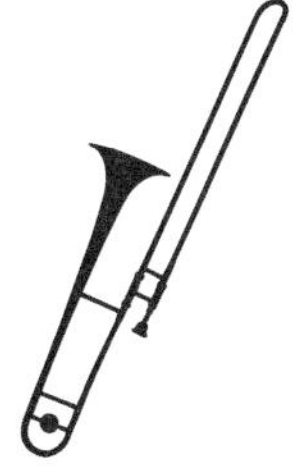

臨床一筋で、初めて決算等財務諸表を見られた場合、確かに戸惑われることが多いと思います。詳細は専門書に譲るとして、ここでは基本的な考え方や最低限のチェックポイントを説明したいと思います。

まず、そもそもなぜ、3つの表（P／L、B／S、CF）があるのかということですが、それぞれに次のような経営の一側面を表しています。

・P／L：一定期間（1カ月や1年間等）における、売上と費用、利益
・B／S：ある時点（月末や年度末等）における、資産や借入の状況
・CF（キャッシュフロー）：一定期間における現預金の動き

①P／L（Profit and Loss）

おそらく最も直感的に理解しやすく、内容も見やすいのはP／L（Profit and Loss）でしょう（図表５－５）。P／Lでは一番上に、一定期間における売上高や医業収益が出てきます。これは、窓口やレセプトの別はありますが診療報酬で定義された売上や健診等の自由診療、介護事業関係等の収益を合計したものになります。

そして、売上高（医業収益）から売上原価（医業原価）を引いたものは、売上総利益と呼ばれます。これは売上に応じて直接的にかかった仕入（薬や医療材料）を差し引いたものです。

図表5-5　財務３表（P/L，B/S，CF）とは

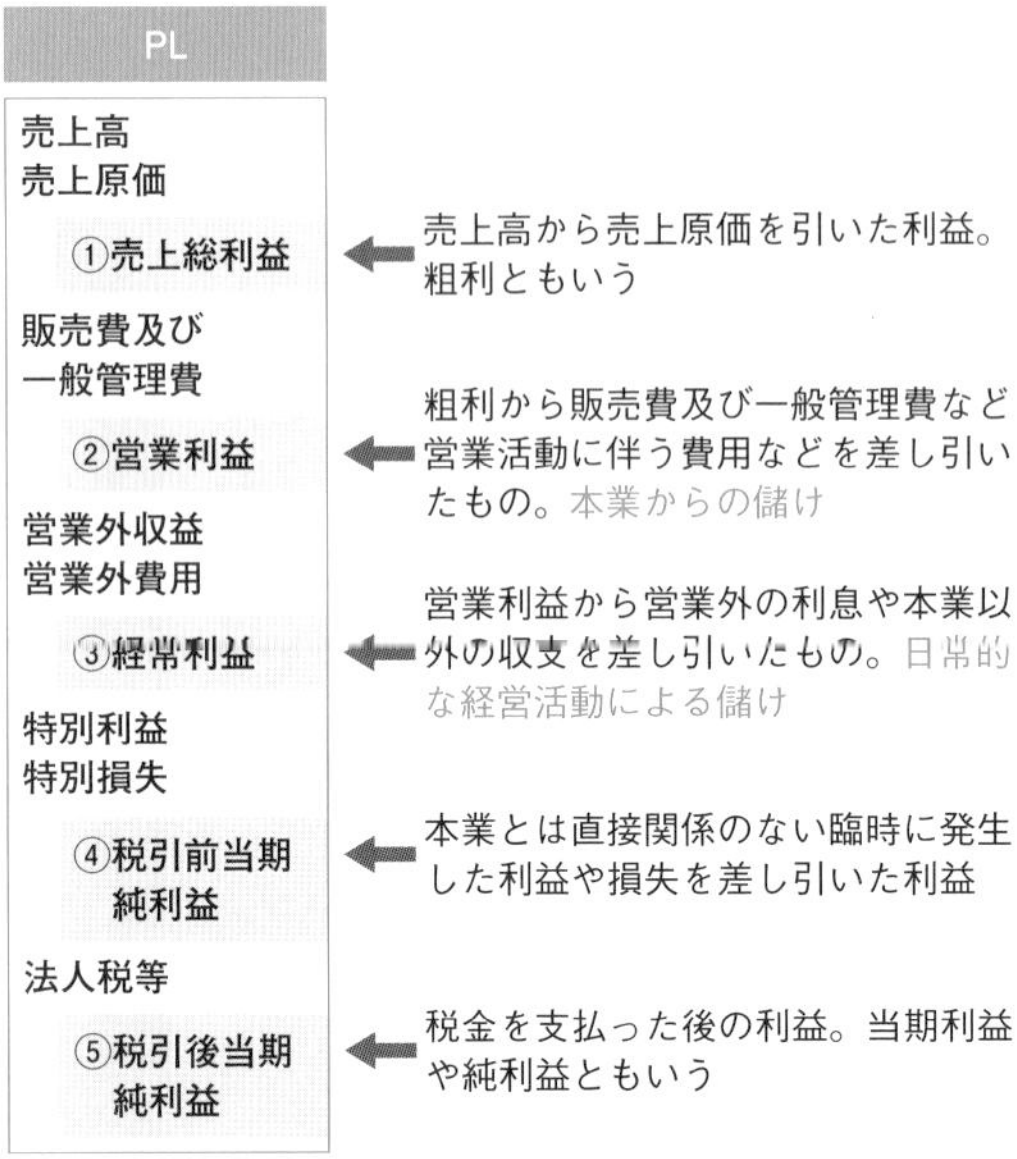

PL	
売上高 売上原価	
①売上総利益	売上高から売上原価を引いた利益。粗利ともいう
販売費及び一般管理費	
②営業利益	粗利から販売費及び一般管理費など営業活動に伴う費用などを差し引いたもの。本業からの儲け
営業外収益 営業外費用	
③経常利益	営業利益から営業外の利息や本業以外の収支を差し引いたもの。日常的な経営活動による儲け
特別利益 特別損失	
④税引前当期純利益	本業とは直接関係のない臨時に発生した利益や損失を差し引いた利益
法人税等	
⑤税引後当期純利益	税金を支払った後の利益。当期利益や純利益ともいう

そして、売上総利益から販管費および一般管理費を引いたものが営業利益です。販管費や一般管理費は、一般的には給与費、設備関係費、委託費、研究研修費や経費から構成されていて、売上原価以外で医療機関運営にかかる一般的なコスト全般を指します。つまり営業利益が、本業における利益を指します。

その営業利益から営業外収益を加え営業外費用を引いたものが経常利益です。この営業外収益や営業外費用は、本業と関係なく得られた収益や費用を指していて、預金における金利収入や借入金における金利支出が一般的な例です。そして経常利益が、通常よく言われるところの利益を指します。

経常利益以下の税引前当期純利益は、通常は発生しないこの期間だけ特別に動いた特別収益（例：不動産を売却した利益、有価証券売却益）や特別費用（例：

古い建物を壊した場合の除却損、不動産の売却損）を考慮した後の利益となり、そこから事業税等の税金を引くと税引後当期純利益となります。

このP／Lが経営をしていて、直感的に皆さんがイメージしている財務数値になります。ある期間、いくら売り上げていくら支出して、結果いくら利益になったかということを示しているからです。

図表5-6 財務3表（P/L, B/S, CF）とは

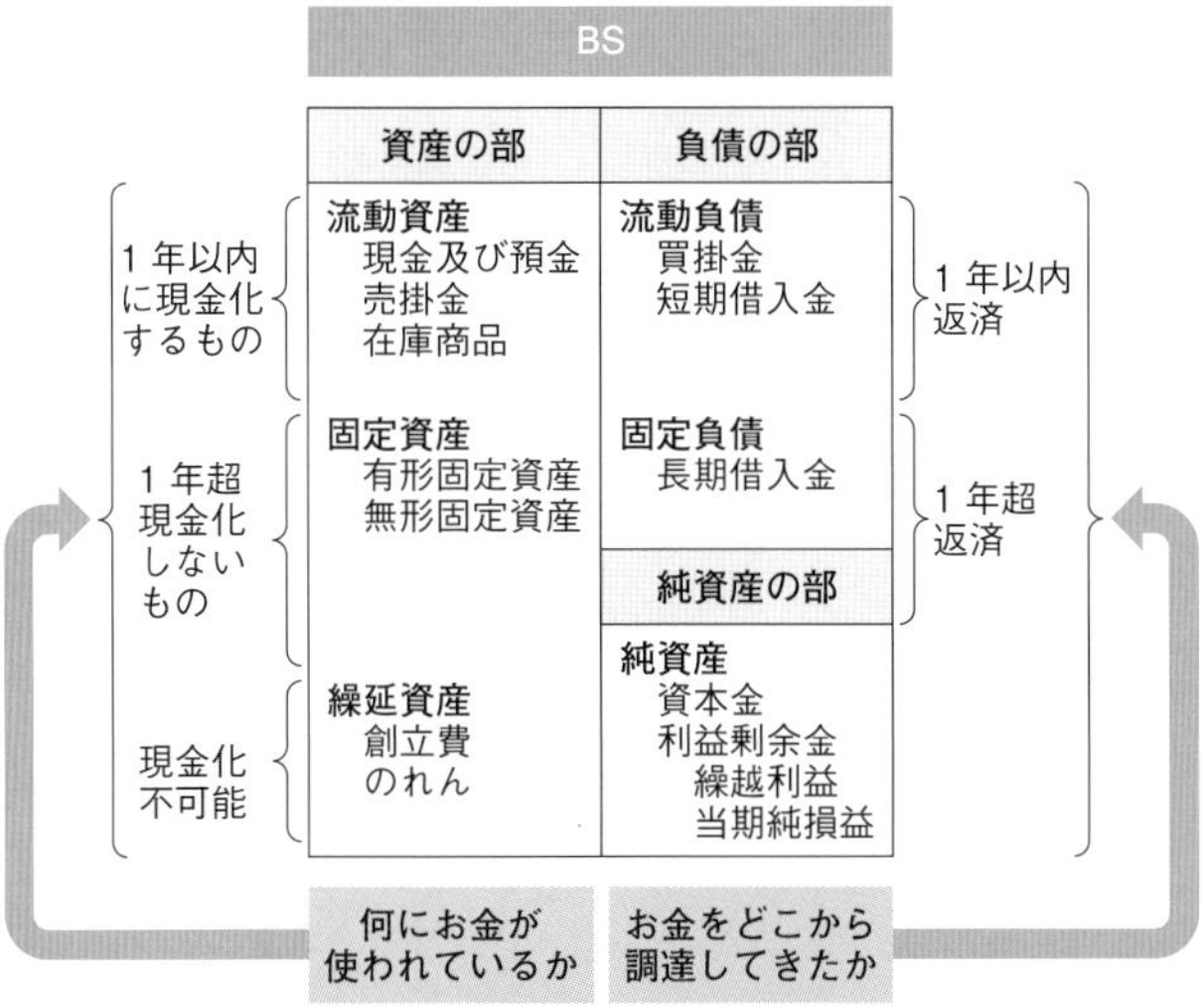

BS

	資産の部	負債の部	
1年以内に現金化するもの	流動資産 現金及び預金 売掛金 在庫商品	流動負債 買掛金 短期借入金	1年以内返済
1年超現金化しないもの	固定資産 有形固定資産 無形固定資産	固定負債 長期借入金	1年超返済
		純資産の部	
現金化不可能	繰延資産 創立費 のれん	純資産 資本金 利益剰余金 繰越利益 当期純損益	

何にお金が使われているか

お金をどこから調達してきたか

ただし、この後の説明で必要ですので、一点だけ、先に理解しておいてほしいことがあります。それは、このP／Lで動いた収益や費用、利益と現金の動きは多くの場合一致しないという点です。それは、例えば医療機関では診療報酬に沿って売り上げた分の7～10割は、レセプト等によって請求され、後日（2カ月後等）に入金されることがあって売上と現金収入がずれる点です。また、最も難しい概念として設備投資に減価償却費という項目があるのですが、この減価償却費は、お金としての費用は先払いしてしまっていて、当期では現金支出がない点です。減価償却費とは、建物や機械を購入した際に、支払いは購入時点ででていくのですが、費用はその時単年度で計上することができず、数年間（5年～35年）にわたって分割で費用計上するためです。また医薬品等の支払いも、購入して使ったとしても支払いを先送りするケースが多く、現金が動く時期がずれることが多いです。

以上のように、P/Lは一定期間における重要な経営成績を指していますが、現金の動きとは一致しないことが多いことを理解いただきたいと思います。

② B/S (balance sheet)

次にB/S(balance sheet)についてですが、B/Sは、ある瞬間(月末や年度末)において、その法人等がどういう資産や負債になっているかを示しています(図表5-6)。つまり、売上や費用のような事業活動とは無関係で、ある瞬間において所有している資産等を示しているものになります。この表の特徴は、バランスシートという名前が示すように、表の左側(資産)と右側(負債・資本)が、同じ(バランス)です。

このB/Sの左側は資産項目といって、今もっている全資産を指しています。それは現金等の1年以内に現金化できる流動資産、建物や設備等の簡単には現金化できない固定資産、そもそも現金化できない繰延資産から成ります。この流動資産にある売掛金は、物やサービスを売って請求書は発行されたのだけれどもまだ入金されていないという資産で、医療機関ではレセプト請求してまだ入金されていない売上等が含まれることが多いです。

そしてB/Sの右側は、そうした資産を手に入れるためのお金をどこから調達したかということを示しています。自分で用意したものや事業を続けていて溜め込んだ分が純資産、銀行等から借りたお金が負債となります。純資産のうち、事業を始める前の貯金等で用意した分は資本金、一年一年の事業活動において利益として残った分が利益剰余金となります。

負債は、1年以内に返済が必要な流動負債と返済まで1年以上先になる固定負債に分かれます。流動負債は、賞与資金の借り入れのようなものや、薬等を仕入れた分でまだ未払いの分(買掛金)から構成されます。固定負債は、多くが長期間(1年以上)の長期借入金となります。

③ CF(キャッシュフロー)

最後にCF(キャッシュフロー)は、文字どおり、一定期間における現金の動きを指します(図表5-7)。前述したようにP／Lで示されている売上や費用と、実際の現金の動きにはずれが生じていますので、単純に現金の出入りだけに着目しているのがCFになります。まず営業キャッシュフローは、P／Lに準じて一定期間における売上の入金分と費用の出金分を指します。例えば、ある月の営業収入は、当月の窓口自己負担分と2カ月前にレセプトで請求して今月入金された分の合算となります。

次に投資キャッシュフローですが、これは、建物や設備等の設備投資や有価証券や株式等の投資に伴うお金の動きを指します。この投資キャッシュフローは、そのままP／Lには反映されず、B／Sの左側資産の動き（現金が減っている、建物が増える等）と連動していることが多いです。

最後の財務キャッシュフローは、借金をしてお金が増えたり、返済をしてお金が減ったということを示しています。これは、B／Sの右側の負債・資本の動き（借入金の増減）と左側の現金の動きと連動しています。一定額返済したら、その分、現金と借入金が減るというかたちです。

＊　＊　＊

以上が、財務諸表における3表の概要です。そして既に一部説明をしてきましたが、3表間は、相互に深い関連性があります（図表5－8）。例えばP／Lにおける最終的な税引後当期純利益は、B／

図表5-7　財務３表（P/L，B/S，CF）とは

CF		
営業キャッシュフロー		事業活動を通してモノやサービスの販売や仕入れ，製造活動などから生じた現金の現実的な流れ
営業収入	(＋)	
商品の仕入支出	(－)	
人件費支出	(－)	
その他の営業支出	(－)	
小計		
利息の受取額	(＋)	
利息の支払額	(－)	
法人税等の支払額	(－)	
営業キャッシュフロー計		
投資キャッシュフロー		病院建設や設備導入などの設備投資，子会社への投資などによる現金の動きを表す
有価証券取得	(－)	
有価証券売却	(＋)	
固定資産取得	(－)	
固定資産売却	(＋)	
投資キャッシュフロー計		
財務キャッシュフロー		金融機関からの長短期資金の借入や返済，社債による資本金調達，増資による資本金の増加など，会社の資金調達や返済を表す
短期借入収入	(＋)	
短期借入返済	(－)	
配当金支払	(－)	
財務キャッシュフロー計		
現金及び現金同等物の増減額		
現金及び現金同等物の期首残高		
現金及び現金同等物の期末残高		

図表 5-8　財務３表のつながりを理解する

BS			
流動資産	600	流動負債	350
現預金	150	買掛金	150
売掛金	100	短期借入金	200
棚卸資産	350	固定負債	300
		長期借入金	300
固定資産	400	負債合計	650
有形固定資産	200	資本金	30
無形固定資産	150	利益剰余金	250
投資等資産	50	うち当期	
資産合計	1,000	利益剰余金	70
		負債資本合計	1,000

PL	
売上高	2,000
売上原価	1,600
売上総利益	400
販売費及び	
一般管理費	300
営業利益	100
営業外損益	10
経営利益	110
特別損益	10
税引前純利益	120
法人税等	50
当期純利益	70

CF	
営業 CF	60
税引前純利益	120
非現金支出	30
運転資金増減	−40
税金等	−50
投資 CF	−40
財務 CF	10
現預金増減額	30
現預金期首残高	120
現預金期末残高	150

一致

現預金残高の一致

営業 CF へ

Sにおいて資本の利益剰余金における当期利益剰余金と一致します。また、P/Lにおける税引前当期純利益と税金は、CFの営業キャッシュフローにおけるそれぞれの項目と一致します。

またキャッシュフローの動きによって生じた最終的な期末現預金残高は、B/Sにおける現預金と一致します。またもしもキャッシュフローで借入金の借入や返済を行っている場合は、その分、B/Sにおける借入金も変動します。

この3表間における関連性を理解しておくと、〝黒字倒産〟のような言葉の意味が少しわかるようになります。黒字倒産とは、P/Lの利益は黒字なのに、現金がゼロとなってしまうことを指します。つまり、P/Lでは利益が出ていても、売上が遅れる（レセプトなら2カ月後等）、支払いが迫ってくる（先送りしていた支払いをすぐ払えと言われる）、借入金が重たくて返済が多額といったようなことがあると、現預金がゼロとなり倒産となります。

続いて、簡単に自院の経営を見る際に、財務諸表3表のどこに着目すべきかのポイントをお伝えします。P/Lの場合は、基本的に利益が出ている（黒字か赤字か）という点が一番最初です。次に利益が出ていても増益か減益かという推移が大事となるため、過去にわたって年次、月次等で経年推移を比較します。そうすると利益の推移がわかり、その背景が売上の増減、費用の増減のいずれかに起因するかがわかるようになります。もしも費用の増減ということならば、それが原価（薬や材料）なのか、人件費なのか、設備投資（減価償却費）なのかという観点で確認しますし、こうした本業以外の営業外収益・営業外費用の場合もありますので、いずれに要因があるかを理解します。また、このＰ／Ｌを他院や厚生労働省や病院関係団体が調査したＰ／Ｌの平均値と比較するベンチマーク調査も可能です。ベンチマークよりも利益が多い（少ない）場合に、その要因が、原価や人件費、設備のいずれにあるのかを見ることで、自院の状況をより深く理解できるようになります。

Ｂ／Ｓのポイントは、何よりも純資産がマイナスになっていないかどうかです。この純資産がマイナスの状態は、債務超過と呼ばれ、保有している資産よりも借入金が大きくなってしまっていて、今の時点で整理したら借入金を全額返済できない状態となっていることを示しています。債務超過になると、銀行は使い方を変えてくることが多く、新規融資を受けられなくなることも多いため、最も注意が必要です。その次は、現預金がある程度あって流動資産が流動負債より大きいことも大切です。流動負債が流動資産よりも大きいと、もしかしたら1年以内に、短期借入金の返済に行き詰まる可能性があるからです。また資産のなかをよく見て、気になる項目がないかのチェックも必要になります。例えば、短期貸付金のような本来医療機関には必要のない項目、つまり医療機関が誰かにお金を貸すという異常な事態がなぜ起きているのかを理解したり、土地建物等において使われていない（遊休資産）がないかも見ておくとよいと思います。

最後にＣＦですが、ＣＦは、まずはきちんと現金が増えているかどうかが最も大事です。もしもＣＦがマイナスだとすると、その要因が営業キャッシュフローにある場合は通常の事業活動が赤字の状況ですし、投資キャッシュフローに要因がある場合は設備投資を大きく実施した場合を指します。また財務キャッシュフローが重たい場合は、借入金返済が重たいことを差し、銀行との調整が必要になる可能性を示唆しています。

以上が、決算等で出てくる財務諸表3表の基本的な説明と、簡単な見るべきポイントを示しています。先生（院

図表 5-9　財務３表の見るべき点

財務健全性を表す指標には，主に以下のようなものがあります

指標	計算式	コメント
自己資本比率	自己資本÷総資産	総資産に占める自己資本の比率で，この比率が高い方が借入金依存度が低く健全性が高い
流動比率	流動資産÷流動負債	流動負債に対する流動資産の比率で，企業の短期的な支払い能力を示す指標である。一般的に 100%以上が理想とされている
固定長期適合率	固定資産÷（自己資本＋固定負債）	長期保有の固定資産が長期に利用可能な資本・負債により賄われているかを示す指標である。一般的に 100%未満が理想とされている
インタレスト・カバレッジ・レシオ	事業利益÷支払利息	金融費用に対する事業利益の倍率を示す指標で，利息への支払い能力を示すものである
債務償還年数	有利子負債÷償却前営業利益	有利子負債を全て返済するまでに何年かかるかを示す指標である。一般的には 10 年以内が理想とされている
売上債権回転月数	売上債権回転月数＝売上債権÷（売上高× 12）	商品を販売してから売上債権を回収するまでにかかる期間を月数または日数で示した指標です。代金回収の早さを見ます
買掛債務回転月数	買掛債務回転期間＝買掛債務÷（売上原価× 12）	商品を購入してから債務を返済するまでにかかる期間を月数で示した指標です。代金返済の早さを見ます
損益分岐点比率	（固定費÷（1 －変動費））÷売上高	不況に対する抵抗力，採算性を示す指標で，この比率が低いほど健全性が高い
EBITDA*	税引前利益＋減価償却費＋支払利息	経済環境による差異を排した上の利益水準の実態を把握するための指標。広義のキャッシュフローを意味する

Earnings Before Interest, Taxes, Depreciation, Depletion, Amortization and Exploration Expenses

長）のなかには、臨床重視でこうした財務諸表を気にされない方もいらっしゃいますが、今回見ていただいたように必ずしも売上だけや利益だけ上げていれば経営が安泰となるわけではないので、最低限のチェックポイントは押さえていただきたいと思います。また最後に、もう一歩進んだ財務諸表分析の指標一覧をお示ししますので、ご活用いただけたらと思います（図表5-9）。

Method 29

資金調達手法とそのメリット・デメリット

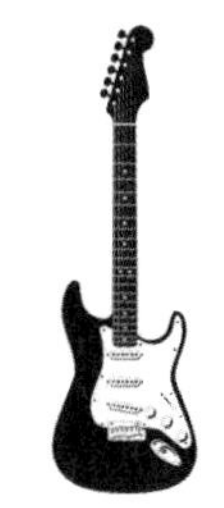

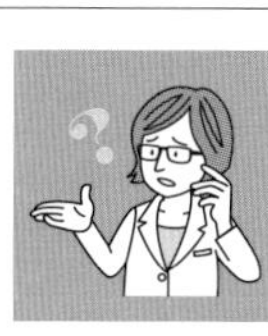

Q

当院は、地方にある１００床の一般病院です。施設の老朽化対策や診療報酬に対応した事業展開等、様々な事業企画を練り始めています。そこで、事業を展開するための資金調達手法について、その選択肢とメリット・デメリットをご教示いただけないでしょうか。

医療機関の資金調達手法は一般企業よりも制限がかかっており、限定的な選択肢となっています。金利や手続き等から大まかに区別すると、①補助金・助成金、②融資、③リース、④病院債、⑤診療報酬債権流動化、⑥不動産活用――の６つの手段が考えられます。

それぞれの基本的な考え方ですが、まず、①補助金・助成金はその名のとおり、何らかの事業や施設に対して行政が補助・助成をするお金です。一般的には返済不要な資金調達手段であり、医療機関がまず一番に考えるべき資金調達の手法になります。

②融資は、独立行政法人福祉医療機構や民間金融機関から借入を行う方法で、医療機関にとっては最も一般的な資金調達手法になります。

図表 5-10　病院の資金調達（細目）

大項目	中項目	概要（メリット・デメリット）	金利
補助金助成金	施設整備系（医療施設近代化施設整備費）	・施設整備に充当できる返済不要の資金調達 ・30 年以上の施設活用や病床削減等のルールがある	
	運営補助系（救急医療体制整備補助金）	・運営年度ごとに補助される資金 ・返済不要だが，対象事業の継続が前提となる	
融資	（独）福祉医療機構（WAM）	・一般的な医療機関の整備向け低利長期融資 ・一番抵当を取る，また返済の変更は原則不可能	1.1 ～ 2.1%
	日本政策金融公庫	・中小企業支援専門の政府金融機関 ・診療所の運転資金，設備資金等で低利融資が可能	1 ～ 2%（無担保）
	民間金融機関	・銀行，信金，信組等，金融機関全般 ・設備資金，運転資金等，柔軟な資金調達が可能 ・元々は金利が高めだったが，最近の政策下で割安に	1%弱～3%前後
リース	ファイナンスリース	・医療機器等で一般的なリース ・対象物件を担保とし，比較的容易に資金調達可能 ・中途解約できない。または違約金が必要	3 ～ 6%
	オペレーティングリース	・自動車やコピー機等の中古市場が発達している物件で一般的なリース ・違約金なしで中途解約できる	3 ～ 6%
病院債		・一般的には少人数（50 人以下）の投資家から資金を募り債券を発行する ・低利での資金調達が可能だが，現在の金利水準だとメリットは低い ・公共性や投資家に広く開かれた医療機関という PR にはなる	1 ～ 2%
診療報酬債権流動化		・診療報酬の入金権利を売却し，資金調達する方法 ・最大 2 ～ 5 カ月分の診療報酬分を調達可能 ・経営不振でも活用できるが，金利が高い	3 ～ 12%
不動産活用	オフバランス	・不動産を帳簿上売却し，賃貸借契約に変更 ・20 年以上で考えると，所有よりも高くつく	
	権利売買・再開発	・再開発に伴い，余剰容積を売却 ・将来，病院の建て替えや開発時に制限がかかる	

③リースは、医療機器や自動車等の担保が明確な動産に対して行う資金調達手法で、融資との併用で用いられることが多い手法です。

④病院債は、一般的には少人数の投資家に債権を売却し、一定期間後に金利と合わせて返済する方法ですが、金利メリットが少ない現在はあまり普及していません。

⑤診療報酬債権流動化は、レセプト請求済の診療報酬が入金される権利を売却する方法です。金利も高く一般的ではありませんが、融資の枠が出ないときなどの緊急避難的には活用されています。

最後の⑥不動産活用は、不動産を売却したり、再開発と併せて余った容積をお金に変える手法で、最近広がってきました。

以下に、それぞれの資金調達手法について、もう少し詳しくメリット・デメリット（図表5－10）を整理します。

①補助金・助成金

補助金・助成金は、施設整備系と運営補助系に分けられます。施設整備系の代表格は「医療施設近代化施設整備費」です。医療機関が病棟等の建物を新設・改築する際に、その初期投資に対して、1床当たり150万～200万円程度が補助されます。金額的には大きなメリットがありますが、建築面積に条件があり、何よりも一定以上の病床削減が前提となるなどデメリットもあります（ただし、一部耐震化対策事業として例外事項あり）。

これらの施設整備系補助金全般に言えますが、一定の耐用年数（建物だと30～35年）は、当初の使途目的に合わせて使い続ける必要があります。もしも途中で用途変更や第三者への売却を行った場合、残存期間に応じて補助金の返還義務が発生することが多く、その意味では、今後数十年間、病院として使い続ける覚悟が必要です。

一方で運営補助系は、資金調達とは趣きが異なり、救急や結核など診療報酬だけでは採算が取りにくく、かつ政策的に地域で必要とされる医療に対して行政が支払う補助金です。この運営補助は実績等に応じて支払われることが多く、また単年度ごとに見直されることから、設備投資などの資金調達には使えません。一方で、当該年度の事業を終えれば基本的には返済義務が発生しないため、使いやすいとも言えます。

いずれにしろ、補助金・助成金は基本的に返済不要の資金調達手法であり、補助を受けるためのルールや条件をあまり無理なくクリアできるのであれば、積極的に検討していただきたい手法です。

②融資

融資は、お金を借り入れて、元本・金利を一定期間で返済する資金調達手法です。施設整備や事業拡大においては、自己資金と補助金だけで資金を賄えることはほとんどないため、最も一般的な資金調達手法です。

融資のなかで医療機関に馴染みが深いのは、独立行政法人福祉医療機構の医療・福祉貸付制度でしょう。独立行政法人という公的な組織として医療機関向けに融資を行っており、低利・長期の対応が可能であることが最大のメリットです。地域中核病院や僻地医療の提供病院、病床不足地域などでは、政策的に融資対象の拡大や金利の優遇などのメリットが存在します。建物の建設や改修などでは、一番に検討していただきたい制度です。

あえてデメリットを挙げれば、土地建物の担保を取る際に必ず抵当の優先順位が一番になることや、病院の経営が傾いた際に、条件変更等の交渉がむずかしい点があります。ただし、これらも普通に経営して返済を続ける分には大きな問題とはならないでしょう。

ところで、診療所の運転資金や小さな事業拡大等の場合、福祉医療機構の制度は適応されにくいケースがあります。その際に検討いただきたいのは、日本政策金融公庫です。こちらも政府系の金融機関になりますが、医療に特化しているわけではなく、小企業や零細企業に対して数百万～数千万円程度の融資を専門に対応しています。福祉医療機構に比べると比較的資金使途が柔軟で、運転資金等にも対応してもらえるのがメリットです。一方で、どうしても融資限度額は少額に抑えられる傾向があります。また、公的な金融機関のため、手続きの手間がかかるという点もデメリットになります。

これらの公的な金融機関では対応できない投資や資金使途に対して、より柔軟に対応するのが民間の金融機関です。民間の金融機関の融資は、各金融機関によって異なりますが、設備投資、修繕資金、賞与等の運転資金、経営再生の資金等、様々な使途に柔軟に対応してもらえるメリットがあります。また、一時的に経営が立ちゆかなくなっても、何らかの対応を行ってもらえる可能性が高く、信頼関係が構築できているメインバンクをもつことは、医療機関にとっては重要な経営戦術だと考えています。その反面、金利が若干高かったり、金融機関ごとに与信の考え方が異なるために、思うように融資を受けられない可能性もあり、メリットばかりではありません。

③リース

リースは、一般的には医療機器や自動車、コピー機などの動産物件を担保にして受ける資金調達手法の一つです。対象物件の規模・種類やリース会社ごとの方針にもよりますが、一般的には動産で基本的な担保が確立されていると考えられることが多く、現在の経営状況に左右されずに資金調達をしやすい手法です。また、金融機関の融資枠とは別に考えられることが多いため、建物等で多額の借入を行った場合でも、さらに医療機器を購入できるというメリットがあります。

リースには、大きく分けて、「ファイナンスリース」と「オペレーティングリース」があります。ファイナンスリースは、ユーザーが機器を選定し、新品から使い切るまでを前提とした中途解約等が不可とされる手法です。概念的に言えば、中途解約が不可能の段階で、融資や割賦に近い取引手法になります。医療機器の多くは、ファイナンスリース取引きとなるケースが多いです。

一方で、オペレーティングリースは、ユーザーが一定期間のみ対象物件を使用する、中途解約可能な取引手法です。なぜ中途解約可能かというと、対象物件の中古市場やレンタル市場が充実し、物件の経年価値が比較的下がりにくいことが理由になります。最も一般的なのは自動車ですが、工場の半導体機械や設備なども、オペレーティングリースとなることが多いです（「メソッド17」１６８頁参照）。

④病院債

病院債は、幅広い資金提供者に対して債券を発行して資金調達を行う手法です。厚労省のガイドラインでは、「民法上の消費貸借として行う金銭貸借の借入れに際し、借入れたことを証する目的で作成する証拠証券」と定義されています。要は、複数の方々から行う借入となります。メリットは、金利を低利に抑えられることです。その背景には、病院が公的な立場であり、その事業を応援する人が低利に甘んじてでも資金提供を行ってくれるということがあります。しかしながら、実際には日本全体で低金利の状況が長く続いており、金融機関融資で受ける金利も非常に低くなっていることから、病院債による金利メリットは訴求しにくくなっています。また、ガイドライン上、「病院債1回当たりの発行額が1億円以上または購入人数が50人以上の場合は、公認会計士または監査法人による監査を受けることが望ましい」とされており、金利以外の負担も大きくなっています。

病院債発行自体は、地域との結びつきを強くしたり、公的な立場を前面に押し出せるというメリットはありますが、単純に資金調達として考えた場合、現在の低金利下では、メリットを見出しにくいのが実態です。

⑤診療報酬債権流動化

この診療報酬債権流動化と次の不動産活用は、少し異色の資金調達手法になります。通常、医療機関が資金調達をする場合は、現物の土地・建物や医療機器を担保として提供し、理事長が保証人となることと、事業計画による信用を得ることで調達を行います。しかしながら、これは事業が好調な医療機関に限る面があり、土地・建物の担保評価ぎりぎりまで融資を受けていたり、足下の業績が悪化している状況だと、なかなか新規の融資は受けにくいのが実態です。そこで、バランスシート上の資産を切り売りすることで、資金調達をしようというのが、この診療報酬債権流動化と不動産活用です。

まず、診療報酬債権流動化ですが、これは、レセプトで請求した診療報酬を将来（2カ月後）に入金がなされる資産と見なして、それを売却することで資金を得る手法です。バランスシート（B／S）上に記載されている診療報酬の売掛金（医業未収金）を上限として、最大で診療報酬の2～5カ月分程度の対価で売買がされることが多いです。この場合、メリットは経営不振でも診療報酬以外の担保がなくても資金を調達できることですが、デメリットは金利に相当する手数料にあります。多くの流動化スキームでは、診療報酬の1カ月分の0・3～1％程度の手数料を必要とします。1カ月で0・3～1％の金利を支払うのと同じことであり、年間では3～12％の金利に相当します。

非常に高利で、とても利用に値しないという意見もありますが、実際にはこの手法でしか資金調達ができない医療機関も少なくありません。一方で、一時的に手に入れた資金をうまく成長投資に使うことができれば、事業が再生した暁には債権の買い戻しも可能ですので、先の見通しを立てながら有効に使うことをお勧めします。

⑥不動産活用

不動産活用には、大きく2つの方法があります。一つが現物としての土地や建物を売却し、賃貸借契約によって引き続き使用し続ける手法で、もう一つが再開発を絡めて余っている土地の容積を売却することで、眠っていた権利を資金に変える方法です。

一つ目の土地・建物の売却は、手法としてはシンプルです。現在の土地・建物の時価を算定し、それを相応の価格で投資家やＲＥＩＴに売却することで資金を得る手法です。売買ですので金利はありません。土地・建物の売買だと、資金的にも少なくない金額を手に入れられる可能性は高いのですが、売却後も対象物件を使用し続けるには賃貸借契約が必要であり、それは往々にして売却価格の６～10％程度で契約されることが多く、長い目でみると、売買価格を賃貸借費用が上回ることになります。また、売買対象の施設に補助金を活用していると、返還を求められる可能性もあります。

また、二つ目の再開発に絡める方法は、土地の容積が余っていたり、病院をダウンサイジングすることで容積の余剰を出して、それを売る方法です。この場合は、病院を建て替えて再開発する前提で土地を適正な価格で売るケースと、土地は病院所有のまま、空いた容積に建物を建ててもらい、その分を賃料や何らかの権利金で手に入れる方法になります。医療法人内に大量の土地が余っていれば簡単ですが、そこまで資産に余裕があるところは少ないため、病院自体の建て替えと一緒に行うことが多いようです。この手法も、金利のかからない、まとまった資金を手に入れられるメリットがありますが、将来的にさらに病院を建て替えたり、附属施設を建設する場合に大きな制限が入るデメリットはあります。

＊　＊　＊

以上が、医療機関にとって考えられる資金調達手法とそのメリット・デメリットです。医療機関は設備投資先行型のビジネスモデルであるため、どうしても施設・設備・医療機器等で資金調達をする必要性に迫られる可能性は高くなります。それぞれの調達手法を見極め、また貴法人の経営状況を鑑みて、適切な調達手法を検討いただけたらと思います。

Method 30

銀行との付き合い方

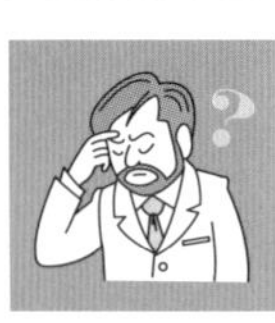

Q

地方都市にある100床の急性期病院です。患者数の伸び悩みに直面し、経営不振に陥っています。この冬、賞与資金等の借入はメインバンクになんとかお願いしましたが、今後はきびしいと言われています。銀行との付き合い方について、アドバイスをお願いします。

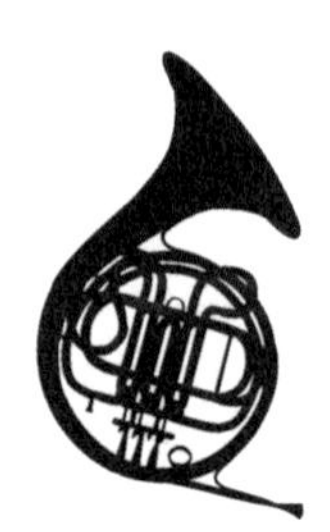

銀行との取引きは、経営者にとって重要な経営課題の一つです。施設や設備を整備するための初期資金、賞与等の運転資金など、医療機関を経営していると、年間数回は銀行の担当者と折衝する必要に迫られます。事業がうまくいっているときはよいのですが、一度事業が傾き始めると、まるでこれまでの取引きがなかったかのように銀行の態度が変わってしまうことも少なくありません。本来なら困ったときほど何とかしてくれるのが銀行であってほしいのですが、彼らにも彼らの理屈があり、それを理解して上手な取引きを進めていただきたいと思います。

1　銀行ビジネスを理解する

まず、銀行側のビジネスについて簡単に説明しておきたいと思います。

①　顧客にお金を貸して、その金利をもらうことで利益を上げるビジネスである。

②　融資理由によるが、設備資金等は設備劣化に応じて元本返済が求められる。

③　当然、良い顧客とは元本と金利をきちんと返済してくれる顧客である。しかし、そう多くはなく、銀行間の競争環境も激しい。また、本当の優良企業は借り入れをしない。

④　そのため多くの銀行のメイン顧客は、〝ほぼ元本と金利を返してくれそう〟かつ〝もしも返せないときは資産を売るなどして損失補填の余力（担保余力）がある〟相手となる。

⑤　しかし、担保には限界があるため、一定の範囲で事業そのものに融資することになる。その場合は、貸出先企業の体力や事業内容を見ながら、返済可能性の高い確実な事業計画かどうかで審査が行われる。

⑥　順調な経営と順調な返済ならば銀行取引も円滑である。他の銀行の営業も金利や返済計画を変えながら、いろいろな提案をしてくれる。

⑦　一方で事業が計画どおりいかない場合や、経営不振に陥った場合、銀行が従わなければならない仕組みがある。それが〝債務者区分〟と〝金融検査マニュアル〟である。

⑧　債務者区分とは、貸出先をその経営状況に合わせて格付けする考え方である（図表５－11）。

銀行では、この債務者区分に従って、「債務者区分が悪い顧客に対しては、より多くの貸倒引当金を積む」という処理が行われます。つまり、債務者区分が悪化すると、銀行として経理上の損金（費用）に引当金を充てることとなり、その顧客の債権（貸出金）があればあるほど、銀行の損失が膨らむことになります。これによって、銀行は、経営が悪化している先には追加の貸出しができなくなります。また、さらに既存の貸出しをできる限り縮小す

図表 5-11　債務者区分

債務者区分	概要
破綻先	法的・形式的な経営破綻の事実が発生している債務者
実質破綻先	法的・形式的な経営破綻の事実は発生していないものの，深刻な経営難にあり，再建の見通しが立たない債務者
破綻懸念先	経営破綻の状況にはないが，経営難の状態であり，経営改善計画の進捗状況が芳しくないなど，今後，経営破綻に陥る可能性が高い債務者
要注意先（要管理先）	金利減免・棚上げを行っている，または元本返済もしくは利息支払いが事実上延滞しているなどの債務者および業況が低調，不安定な債務者（3カ月以上延滞または貸出条件緩和をしている債務者）
要注意先（要管理先以外）	要注意先のうち，要管理先以外（3カ月以上延滞または貸出条件緩和をしていない債務者）
正常先	業績が良好であり，かつ，財務内容にも問題がない債務者

るべく、いわゆる〝貸しはがし〟を迫ることにもなります。そして、これらの手続きについて、銀行を監督する金融庁が、各銀行に対して〝金融検査マニュアル〟に基づく定期的な検査を行います。そのため銀行としては、この考え方を逸脱して、経営悪化先の融資を増やすことなどができなくなっています。

これが銀行のビジネスの基本的な考え方です。この考え方が基本にある限り、経営の調子が良いときには融資の営業がどんどん来て、経営の調子が悪化すると一気に引いていく銀行の姿勢そのものは変わらないとも言えます。

では、医療機関としては、この銀行のビジネスの仕組みにそのまま乗り続けるしかないのでしょうか。

当社の経験では、銀行は杓子定規に上記の考え方に従い、思考停止した機械的なプロセスで行うばかりでもありません。銀行としても長年取引きをしてきた顧客に対して、少し経営状態が悪化したくらいで貸出金を引き上げて、その結果、顧客が本当に破産・倒産の憂き目にあうことは避けたいと思っています。またそれが、地域のインフラを支える病院ならば、なおのこと何とかしたいという思いがあります。そのため、経営悪化が一時的な状態で、今後の回復が見込める場合は、次のような手段で融資先の支援を行うことが多いのです。

- **例1**：長期借入金については約束どおり返済してもらう一方、不足分を一時的な短期資金として融資する。
- **例2**：診療報酬債権の売却やリースの活用等を勧め、全体として資金需要を賄うようにする。

・例３：一時的に元本返済を止めて金利返済だけにし、その間に事業再計画を立て、再度正常な返済に戻す。

これらの方策はイレギュラーですし、医療機関の経営者から見ると小手先の対応に見える部分もあります。しかし、経営不振から2年程度で復活できる場合、またその不振の範囲が返済を整理・停止することで乗り越えられる場合であれば、できる限り銀行も検討してくれます。

2　医療機関は銀行とどのように取引きすべきか

ここまでが銀行側のビジネスの説明であり、銀行側から見た医療機関融資の実態になります。では、こうした銀行側の論理を鑑みたときに、医療機関としてはどのように銀行と取引きを行っていけばよいでしょうか。

1つ目は、単純に業績悪化させないことと、銀行返済を滞らせないことです。この状況を続ける限り、銀行側はほぼ何も言ってきません。むしろ、〝もっと応援します〟という姿勢が続きます。

しかし、実際には長年経営をしていれば、やむを得ない事情で業績が悪化してしまい、銀行返済が苦しくなるときもあると思います。この場合の対応のコツは、次のようになります。

①　経営状況を隠さずに銀行に報告する

経営状況を隠すないしはごまかすことは、確かに銀行の信頼を〝一定期間〟失わずにすみます。しかし、もしも隠蔽やごまかしが銀行にわかってしまうと、もう二度と信頼を得られなくなり、強引な〝貸しはがし〟等にあう可能性が高くなります。逆に、経営がどれだけ悪化しても、早期かつ正確に銀行に伝えれば、一緒になっていろいろな検討をしてもらえる可能性が高いのです。

②　事態悪化の原因を説明し、十分検討した対策を示す

事態悪化の要因が短期的であることが明白であったとしても、銀行にとっては医療機関ビジネスの実態がなかなか

か理解できないため、簡単には信用してもらえません。そこで、「何を今さら」と思っても、医療機関ビジネスのあり方、自院の経営の勘所、今回の事態悪化の原因と対策等について、丁寧に繰り返し説明する必要があります。医療機関の経営者の一部には、この状況において、〝銀行がまったく医療機関経営を知らん〟、〝そもそも何を見ていたんだ〟などと銀行に反発を覚える方も多いのですが、ぐっと堪えて丁寧に対応してほしいと思います。

③ 事業再生計画の提出と銀行への依頼

銀行側に一定の理解が得られたら、次は事業再生計画が重要となります。銀行にとっては、医療機関のビジネスも彼らが関わっている他のビジネスと同等の感覚で管理します。つまり、提供している商品・サービスについての理解を深めても、結局は計画を審査して、その計画に基づいて実行が進むかどうかが最も重要になります。

事業再生計画はそのような位置づけになるため、通常の医療機関が策定するような、達成するかしないか際どい、ぎりぎりの目標計画は避けなければなりません。実現可能性がきわめて高く、かつ今後の返済計画も対応できるような、手堅い計画を作成することが大事です。ここで無理をすると後々首が締まります。

④ 実績管理を徹底し、計画どおりであることを示す

事業再生計画について銀行との話がまとまったら、あとは実績管理をして計画どおりないしは計画以上に事業が進んでいることを示すだけです。手堅い計画を立てて、2～3年程度、計画どおりないしはそれ以上の実績を残せれば、銀行との関係はほぼ元に戻ります。そして、前向きな投資の議論もできるようになりますので、ここはなんとしても、計画達成を目指してほしいと思います。

⑤ 別の資金調達手段についても検討を進める

とはいえ、ここまでのプロセスを銀行と良いかたちで進められるかは、わかりません。急に銀行が翻意することは考えにくいですが、それでも経営者が思い描いていたような返済計画や資金計画を銀行が認めない可能性はあります。そのため保険として、並行した資金調達（資産売却や保険解約、診療報酬債権の売却等）の可能性は探って

ほしいと思います。また、普通はむずかしいのですが、別の銀行への借り換えも検討の余地がある施策です。

⑥　経営が順調なときに純資産を積み上げる

銀行が様々な支援を行うにも、上記で説明したように一件ずつ審査が必要です。審査を乗り切るに当たり、赤字経営については、きちんと黒字化する手堅い計画を策定することで説明できますが、どうしようもなくなるのは、債務超過（バランスシートの純資産が赤字）の状況です。債務超過になると、1年程度で黒字によって解消できる場合は別にして、原則、普通の銀行の審査は通らなくなると考えてください。そのため、経営の調子が良いときに、できる限り黒字を出して利益を積み上げ純資産を増やしておくことがいざというときのために重要です。

そして、これらの話を進めるに当たっては、銀行（特にメインバンク）との良好な関係を常に意識する必要があります。一時的な融資は、経営不振が一時的であると銀行が信じれば相談に乗ってもらえる可能性が高くなります。また、資産売却や診療報酬債権売却等は銀行と相談をしながら進めたほうが円滑な場合が多いでしょう。一方、他銀行への借り換えは、メインバンクとの関係性を圧倒的に悪くしますので、本当に進めるべきか、その場合も他銀行の審査が本当に通るのかといった点を慎重に検討・交渉しながら意志決定をしてください。

＊　＊　＊

以上が、銀行との取引きにおける考え方です。病院の経営者にとって、銀行のビジネスモデルなどは通常理解する必要がありませんし、また内容を知ったところで関係ないことも多いのですが、相手の立場や懐具合を理解して、こちらの対応を決めるという意味では理解しておいて損はありません。

銀行との関係を構築するうえで、相手から見て自院が魅力的に映るのか、助けたい相手に見えるのか、それとも多少厄介な対象に映るのか――といった観点や、同じ厄介な対象でも継続取引きを希望したいのか、そうではないのか――といった観点を常に意識して交渉すると、結果として自分が望む方向に向かうことも多いため、自分の思いや感情をいったん押さえて、相手の理屈と自院の状況を見極めて対策を練っていただきたいと思います。

Method 31

財務を含めた病院経営の再生手法

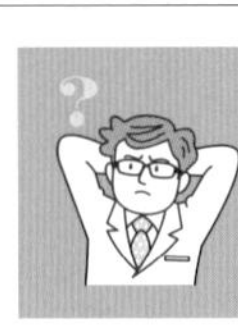

Q

当院は、地方都市にある150床のケアミックス病院です。度重なる診療報酬改定を受けて、経営が急速に悪化してきています。病院の新棟建設に伴う借入金の返済にも苦慮し始めており、このままでは最悪の事態も想定しなくてはいけません。このようなきびしい状況から脱出するための手はないでしょうか。

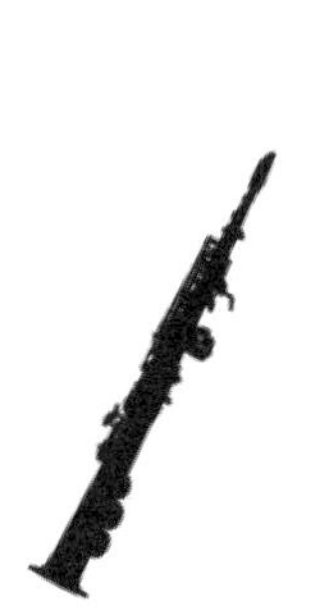

1　経営の岐路に立たされる医療機関

病院経営がきびしい状況になってしまっているとのこと、環境変化や制度改定が要因とはいえ、苦しいですね。病院は地域で必要とされるインフラであり、その必要性の高さから、かつては経営的にも安定的に推移していました。しかし近年、医療費の増加と財源不足に伴い、診療報酬をはじめとして、〝効率化〟という名の締め付けが始まっており、多くの病院が経営的な岐路に立たされています。

貴院でも、おそらくは真面目に地域の求めに応じて医療提供体制を整え、その一環として新棟建設や医療機器投資、人材確保等を行ってきたのではないかと思います。ただし、一昔前ならば、医療に関する投資は診療報酬によ

図表5-12 典型的な経営衰退曲線

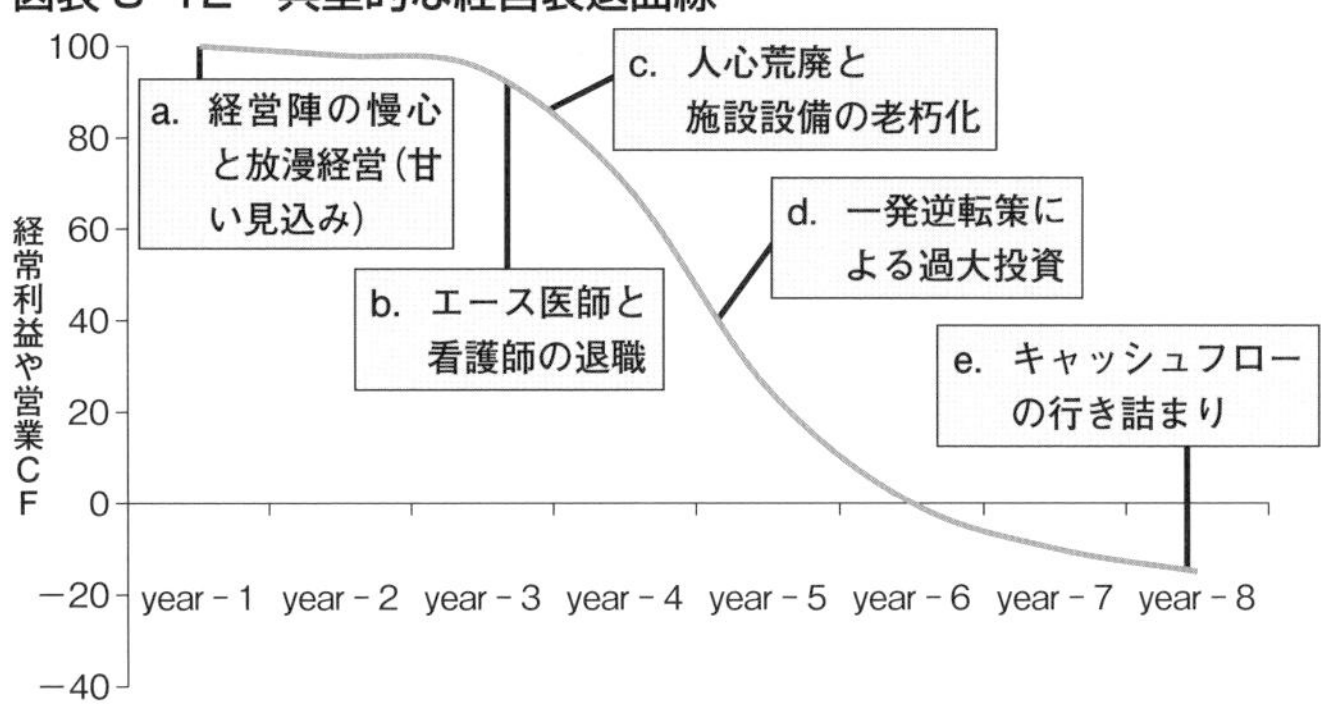

図表5-13 衰退の兆候

a. 経営陣の慢心と放漫経営（甘い見込み）	・役員報酬や生命保険，役員貸し付けの急激な増加 ・経営陣の態度の変化（傲岸不遜，成金） ・甘い事業計画による各種投資
b. エース医師，看護師の退職	・稼ぎ頭の診療科目における売上減 ・外来患者数の減少，特に再診患者数の減少 ・入院患者数減，入院単価と平均在院日数の同時減
c. 人心荒廃と施設設備老朽化の進展	・労働生産性の低下（例：人員あたり粗利） ・固定資産の老朽化（減価償却の減少）
d. 一発逆転策の実施による過大投資	・無理な建て替え，過大な医療機器投資 ・建て替え後の収支，医療機器投資後の回転率 ・投資計画と実績の差
e. キャッシュフローの行き詰まりによる破綻	・キャッシュフローの減少 ・短期借入金，買掛金等の増加 ・賞与資金の相談

る一定の優遇を受けられ、それによって投資回収を図りながら次の投資を検討することができましたが、現在はただ設備投資をするだけでは、むしろ経営的にきびしくなることが多いのです。

2 経営が苦境に陥った経緯を整理する

まず、貴院の経営がきびしくなった背景や経緯を整理するところから始めていただけたらと思います。

図表5-12、13は、当社の経験に基づき、病院経営がうまくいかなくなるステップを模式図的に表したものです。縦軸が利益／キャッシュフローを、横軸が時間軸を表しています。ほぼすべての病院には、かつて経営が安定していた時期があると思います。し

かし、そうした時期に、経営者としての慢心のようなものはありませんでしたか（図表5－12、13のa）。具体的には、理事長報酬を過度に引き上げたり、あまり必要のないものに投資したり、自分が最も正しいという思いに捉われ、環境変化を見過ごしたりする状況です。

こうした経営者自身の慢心は、徐々に院内にひずみをもたらします。そうしたひずみにいち早く気がつくのが、真面目にかつ懸命に目の前の患者に向き合い、さらなる医療の発展のための投資（人材、機器、設備等）を願っているエース級の医師です。こうした医師は、経営者が慢心して、本来の医療的な投資ではないことに資金を回していることを敏感に察知します。そして、それが限界を超えたときに、自分の腕を振るえる場を探して退職していきます。このエース医師の退職は、思っていた以上に経営に大きな打撃を与えます。直接的な収益減少のみならず、院内のモラル低下等につながることもあります。さらに、頑張っている働きの良い看護師などコメディカルの退職につながることもあります（図表5－12、13のb）。

この一連の退職等によって経営者が問題に気がつき、必要な人材投資を始めれば経営危機は表面化しませんが、ここで間違った方法を取るとさらに事態は悪化します。それは、人件費をはじめとした経費の大幅削減や設備更新の必要以上の抑制です（図表5－12、13のc）。経営がきびしくなっているなかでの経費削減や投資抑制そのものは正しい選択ではありますが、医療の付加価値は1に人材、2に機器や設備から産まれるのですから、苦しいときほど必要な投資を行うべきです。それは、理事長報酬減額や親族会社への支払いを遅らせてでも対応すべきです。

こうして必要以上の経費削減や投資抑制によって院内の雰囲気が悪化してくると、さらなる事態の悪化にも進展します。そして、苦しんだ経営者が打ち出すことが多いのが、新棟建設や医療機器投資といった一発逆転の大規模投資です（図表5－12、13のd）。これらは、一見すると正しい戦略に見えます。新棟建設によって新しい病院にはスタッフも患者も集まり、医療機器を新しくすることで医療レベルが上がるように考えられるからです。しかし、あくまで医療を提供するのは人であり、人の意識が変わり、人のスキルが上がらなければ、医療の質は上がりませんし、患者も増えません。

　こうしたかたちだけの設備投資をしてしまうと、当然、次にやってくるのは多額の借入金の返済負担です。もともと経営がきびしいなかで、経営が上向くことを信じて無理に借入をしてしまったとすると、返済負担は重く、医療機関の経営そのものを揺るがす存在となってきます。返済ができないことは、倒産や身売りにつながっていくからです（図表5－12、13のe）。

　以上が、病院経営が傾く典型的なプロセスです。貴院のこれまでの経緯や現状が、上記に１００％当てはまることはなくても、心当たりはあったのではないでしょうか。そうした心当たりをさらに整理して、経営不振に至った原因とその背景を整理していただけたらと思います。

3　経営立て直し戦略

　経営不振の状況が整理できたら、次に経営を立て直すための戦略の再構築が必要です。この場合、経営の立て直しをどの手法で行うかは、本来的に経営が立ち直るかどうかを判断するうえで重要なポイントになります。

　図表5－14は、基本的な経営再生スキームの類型化です。まず、財務再生（借入金返済の見直し、減免）は必要かどうかが重要な分岐点となり、次に財務再生が必要ない場合は、単純な業務改善とするか、経営陣のあり方を変えるための事業承継とするかという選択肢となります。また、財務再生が必要な場合でも、債権（借入金）の減免をするか、しないかという点で大きく選択肢が分かれます。

①　業務改善

　借入金がそれほど重くなく、少しの業務改善によって安定経営に戻れる場合は、傷は浅いと言えます。まずは即効性があって医療への影響が少ない経費削減や投資抑制から始めます。具体的には、消耗品や委託費の削減、医療

図表5-14　医療法人の再生スキームの類型化

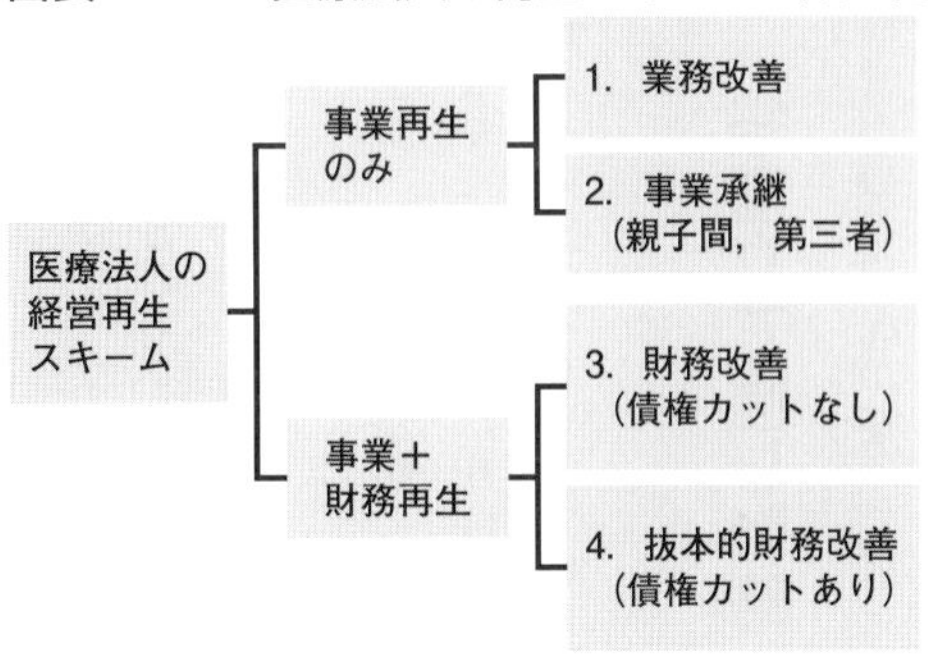

機器以外の設備（厨房、エネルギー関係）の投資抑制です。そのうえで、医薬品・医療材料の種類・在庫削減や購買コスト削減交渉等を検討します。

それでもきびしい場合は、人件費の削減を検討します。ただし、人件費の削減は簡単ではなく、単なる残業抑制や雇い止めでは、収益減少につながってしまう場合もあります。人件費を見る場合は、労働生産性の観点を導入し、単純な人件費削減ではなく収益拡大の可能性を並行して検討することで、結果として人件費〝率〟の削減になるような施策を検討するのがよいでしょう。

② 事業承継

前述の業務改善で目処が立ち、かつそれを経営者がやりきることができれば、問題はありません。しかし我々が見てきた多くのケースでは、経営者は自分自身がやってきたことを否定するような大幅な業務改善には着手できず、きびしい改善項目の一つひとつをやりきるまで気力体力がもたないことが多いのです。

そこで、次の手となるのが事業承継です。子供や後輩にきびしい経営状況を説明して、かつ承継してもらうのは大変なことですが、事情を理解したうえで経営改革に乗り出してくれる場合は、大きく経営を立て直すチャンスです。これまで事業を支えてきた側から見れば一つひとつの施策は面白くないことも多いと思いますが、やるべきことを列挙し、一つひとつをやりきるためには、事業承継は大事な選択肢です。

また、後継者がいない場合には、第三者への事業承継という方法もあります。この場合は、経営的な手腕を認められ、かつ経営方針等が信頼できる相手に承継することで、一気に経営の立て直しが進むこともよくあります。こうした改善のプロセスにおいても、元々の経営者にとっては、自分のやってきたことが否定されるような事態も多いですが、逆に言えば、「自分がやってきたことの結果」と捉えて、グッとこらえてほしいと思います。

③ 財務改善（債権カットなし）

上記のような経営改善や事業承継を行って収支を改善しても、経営的にきびしい場合はあります。それは、借入金およびその返済負担が重い場合です。本来ならば、借りた金は返さなくてはなりませんし、また返済計画を見直すことはできません。しかし、金融機関側には、資金の貸し手として、また地域産業の担い手として、医療機関の継続的な経営を支えていくという使命もあります。そのため、本当にきびしい経営を強いられていて、かつ経営者が事業承継等も含めて経営を上向きにできる戦略とやる気をもっている場合は、いろいろな手法で支援をしてくれることが多いのです。ここでは概略の説明にとどめますが、以下は、病院の経営再生において取り入れられることが多い手法です。

・**ファクタリング**：診療報酬債権の売買、または診療報酬債権を担保とした融資。一般的には、「診療報酬債権≒医業未収金の７～８割」で売買または融資が行われます。しかし、最近ではこの担保を梃子に、債権の３～５倍くらいの借入ができることもあります。ただし、金利または金利相当の手数料は高いです。

・**元本返済猶予**：金融機関への丁寧な説明や、一定の返済猶予期間以内での事業再生計画の策定等を求められますが、元本返済を一定期間待ってもらうことはできることが多いです。ただし、元本返済猶予をすると金融機関の格付け（融資対象としての安全性・信頼性評価）が下がり、基本、新規融資は受けられなくなる点には注意が必要です。再生計画に基づいて、返済猶予後に返済条件（期間、金利）の変更を相談することとなります。

・**ＤＤＳ〔Debt Debt Swap（デット・デット・スワップ）〕**：一定の返済猶予後、さらに借入金負担が重い場合、借入金の一部を資本金扱いとする手法です。これは財務上の資本金を増やし、その後の金融取引再開を早める効果と、資本金分の金利を大きく低下することができる可能性があります。しかし、これだけのメリットがあるため、経営者責任（資金提供、報酬削減）をセットで求められることが多いです。また、一定期間（おおむね5年間）を超えると、少しずつ資本金扱いから通常の借入金扱いに戻っていくので、最終的な返済金には変化がありません。

・**不動産の切り売り、オフバランス**：少し視点は異なりますが、一時的に資金を手に入れる方法として、遊休資産の売却や病院不動産（土地、建物）の売却という手法があります。売却後も引き続き活用する場合は、賃貸借契約を締結して継続利用をします。この場合、一時的にまとまったお金が入り、それによって借入金返済や新規設備投資ができるメリットがありますが、そこから先は賃貸借料がかかるなど、そのままではきびしい経営に戻ってしまう危険性があります。

④ 抜本的財務改善（債権カットあり）

これまでご紹介したいずれの手法でも、どうにも経営の立て直しが見込めない場合、特に貴院のように施設・設備投資に伴う借入金負担が重い場合、最終手段としては債権カット（借入金減額）を含めた財務改善策があります。

この債権カットを伴う財務改善策で最近多いのは、ＲＥＶＩＣ（地域経済活性化支援機構）や中小企業再生支援協議会を活用する方法です。これは、公的機関であるこれらの組織が、経営不振に陥った病院の経営診断や再生計画を立案支援および承認することで、金融機関が債権をカットすることに合意しやすくなるスキームです。また、聞こえは良くないですが、民事再生や「事業破産＋譲渡」というスキームもありえます。特に民事再生については、事業の継続性を前提として、現時点の経営状況から返済可能な借入金を考慮し、それ以外は債権カットすることができます。

図表５-15　経営者保証ガイドライン

経営者保証に関するガイドラインは，経営者の個人保証について，以下の①～③などを定めることにより，経営者保証の弊害を解消し，経営者による思い切った事業展開や，早期事業再生等を応援します。

①法人と個人が明確に分離されている場合などに，経営者の個人保証を求めないこと
②多額の個人保証を行っていても，早期に事業再生や廃業を決断した際に一定の生活費等（従来の自由財産99万円に加え，年齢等に応じて100万円～360万円）を残すことや，「華美でない」自宅に住み続けられることなどを検討すること
③保証債務の履行時に返済しきれない債務残額は原則として免除すること

第三者保証人についても，上記②，③については経営者本人と同様の取扱となります。

出典：中小企業庁

ただし、当然ではありますが、本来返済すべき借入金を（一部）返済しませんので、経営者側にも経営責任を取ることが求められます。経営者責任については、連帯保証に入っているかどうかなど、ケースごと、スキームごとに求められるものが異なりますが、一般的には、出資金の全額毀損、私財の提供は必須となることが多いです。また、理事長としてのポジションを後継に譲るかどうかについても協議になりますが、法人としての事業再生に必須という話になれば、当面の間は理事長として留任し続けることも可能です。経営責任については、自己破産や退任が必須と思われる方も多いのですが、経営者保証ガイドライン（図表５－15）も整備されてきているため、最低限の生活の維持は可能となることが多いです。

＊　＊　＊

以上が、病院の経営再生におけるレベル別のスキームです。現在の貴院の経営状況（財務、患者数、人材確保）と将来性によって、どのスキームが適切かは異なります。ただし、医療が地域のインフラの柱であることから、経営者として現状を真摯に受け止めつつ、経営再生を諦めなければ、最終的には病院としての存続は可能となることが多いです。現状は非常に苦しいと思いますが、取引銀行や顧問税理士等の信頼できる方との相談から始められることをお薦めします。

Method 32

医業承継について

Q

当院は、創業40年の地域密着型の病院（100床）です。創業者で理事長の私も70歳となり、いよいよ後継者を決めなくてはいけません。娘婿は医者ですが、まだ大学で研究を続けており、引き継いでもらえるかは未定です。そこで、第三者への承継も含めて、事業承継の準備を始めたいと思います。この場合の考え方や実務について、教えてください。

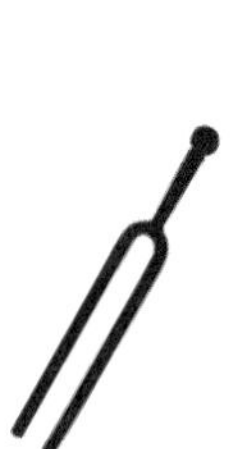

1　有形・無形資産の引継ぎ

まず、事業承継とは何かを確認します。事業承継は、事業における有形・無形の資産を引き継ぐことです。有形の資産は比較的イメージしやすく、具体的には土地・建物などの不動産、X線などの医療機器、電子カルテなどの情報システム――といったものです。これらの施設・設備は調達時に数千万円から数億円で購入していることが多く、事業承継を考える方には相応の価値があるように見えます。しかし、有形の資産は年月とともに劣化します。開業して間もない医療機関や購入したばかりの医療機器ならば別ですが、開業して10年以上経過し、長年慣れ親しんだ施設や機器は、第三者からすればどうしても価値の低いものと捉えられることになります。

一方、事業承継における無形資産は重要です。無形資産として、患者やスタッフなどがイメージしやすいと思います。まず、長年その医療機関にかかっている患者、そしてその積み重ねとしてのカルテや検査結果等の情報には非常に価値があります。承継する側から見れば、最初から一定の患者さんを見込めるうえに、承継にあたっての告知対象が見えているからです。

事業承継におけるスタッフについての考え方は様々ですが、筆者は価値があると考えます。歴史のある医療機関の場合、患者が医師だけでなく看護師や事務職員などのスタッフとも慣れ親しんでいることがよくあります。優秀なスタッフは患者一人ひとりの家族背景等も記憶していて、患者もスタッフとの会話を楽しみに来院されていることがあります。

さらに、長年その場所で医療機関を営んできたこと自体が、〝看板〟として重要な無形資産になります。医療機関は健康な人にはなかなか縁がない施設であるため、地域で認知されるには時間が必要です。急に風邪を引いたり、健診で血液検査が引っかかったりしたときに、「帰り道に内科があったな」と思われるかどうかは、新規患者の集客に影響を与えます。こうした無形資産こそが、事業承継における重要な価値になるのです。

2　事業承継のメリット・デメリット

次に事業承継の効果を整理します。事業承継は事業を引き渡す側と引き受ける側の両者にとって、一定の効果があります。

①　事業を引き渡す側のメリット・デメリット

まず事業を引き渡す側にとっては、患者に大きな迷惑をかけずに済みます。通常、患者は継続した治療を必要としています。もし医療機関が閉鎖してしまうと、入院患者は転院先を、外来患者は通院先を探さなくてはいけません。かかりつけとして通院してきた患者にとっては、長年の治療経過や検査結果の積み重ねも重要な情報です。新たな通院先を紹介されたとしても、これらの情報は一部しか引き継がれません。こうした点から、患者にとって医療機関の閉鎖は非常に迷惑な話になります。

スタッフにとっても事業承継は重要です。通常、事業を止める、もしくは継承しようという先生方は一定の年齢に達しており、貯金や生活基盤等を準備して進めることが可能です。しかし、スタッフは継続した雇用を望んでいる方が多く、急に雇い止めとなると、仮に退職金はもらえたとしても、日々の生活に悩むケースが出てきます。医療機関が継続して運営され、雇用も継続されることは、スタッフにとっても重要なことになります。

また、事業承継は、事業を引き渡す側にとって直接的なメリットがあります。それは金銭的なメリットです。親子間で明確な金銭のやり取りとなることは少ないのですが、第三者なら事業承継において資産を一定のお金に換えることができます。また、不動産を所有し続けることで、引退後の家賃収入を確保できる場合もあります。

こうして見ると、事業承継は引き渡す側にとってメリットばかりのように見えますが、当然デメリットもあります。一番のデメリットは患者やスタッフへの説明の手間です。自身の高齢化による医療機関の閉鎖は、納得する、しないは別として、患者もスタッフも理解しやすい面があります。しかし、次の後継者を探してきて引き継ぐ場合は、様々な方針の違いや変化も見込まれるため、それらに配慮して説明する手間がかかります。

また、事業承継がトラブルの種になる可能性も否定できません。患者やスタッフを無事に引き継ぎ、さあ引退と思った矢先に、引き渡した患者やスタッフが後継者ともめてクレームが出る可能性はあります。こうしたデメリットはありますが、地域医療を継続する点から事業承継は積極的に検討してほしいと筆者は考えます。

② 事業を引き受ける側のメリット・デメリット

引き受ける側にとってのメリットは何でしょうか。当然ですが、まず患者を一定数見込めることです。最近では、クリニックの新規開業も楽ではなくなりつつあります。また、病院の新規開業は最初に施設・設備・人を用意しなくてはならず、数千万～億円単位でのリスクを負うことになります。その点事業承継は、最初から一定の売上を見込める点が何よりもメリットになります。

スタッフをゼロから準備しなくていい点も重要です。現在、看護師不足はほぼすべての医療機関にとって慢性化した課題であり、コメディカルについても同様です。そのなかで一定以上の働きが見込める人となると、探すのが非常に大変です。新規開業であればゼロからの採用となり、採用時点ではその方の働きぶりも十分にわからないため、採用がある種の賭けになってしまいます。こうした点でも承継にはメリットがあるといえます。

また、初期投資が抑えられることも挙げられます。事業承継で引き継ぐ施設や機器は、使い古したものが多いのは否めませんが、それでも継続して使用できるものはあります。そのため、必要なものだけを新規投資するという選択が可能で、結果として投資を抑制できます。

しかしながら、当然、事業を引き受ける側にもデメリットはあります。それは、引き継ぎたくないものも一定の範囲で引き継がざるを得ないことです。例えば古い設備、クレーマー患者、問題スタッフ等です。これらは承継時に切り離すことができる場合もありますが、その見極めはむずかしく、実際には完全に切り離せることは少ないようです。とはいえ古い設備は捨てればよく、クレーマー患者や問題スタッフは、医療機関を経営する限り必ずついて回る問題と考えれば、致し方ないとも考えられます。こうしたデメリットを踏まえても、事業を引き受けることの価値はかなり高いと筆者は考えます。

3　医業承継手続きの４パターン

では事業承継を行うにあたり、実務的にはどのようなことを考えていけばよいでしょうか。

図表5－16、17で示したとおり、親子や親族間の承継か第三者への承継かという点と、経営形態が個人開業か医

療法人かという点により、ポイントが変わってきます。

親子間承継で医療法人の場合は、手続きも論点も比較的シンプルになります。後述しますが、医療法人の承継は、基本的には出資持分の譲渡というかたちをとります。手続き的には株の譲渡のイメージで、書面にて親子で出資持分を譲渡すればよいのです。この場合、患者の情報やスタッフとの雇用契約といったものはすべて医療法人が主体となっていますので、医療法人を継承すれば自動的に継承することになります。問題は税金です。出資持分の価値算定は、医療法人の形態（旧法か新法か、出資額限度法人かといった点）によっても異なります。その価値算定しだいでは多額の相続税がかかることもあるので、税理士を交えて協議をしてほしいと思います。

一方で、親子間承継でも個人開業の場合は少し複雑です。個人開業を引き継ぐのは、正確には不可能です。個人事業は定義上、その個人に付いている事業のため、個人開業の医療機関を承継する手続きは、旧医療機関の閉鎖（廃止）と新医療機関の開業（開設）のセットになります。そのため資産の一つひとつを譲渡するかたちとなり、不動産も医療機器もそれぞれ時価算定をしなくてはなりません。またスタッフとの雇用契約も、一度解雇をしたうえで新医療機関として再雇用する手続きになります。さらに注意を要するのが患者の情報です。医療機関としては一度廃止の手続きになりますので、本来的には患者の情報も元院長が引き上げ、一定の保管後に廃棄すべきものです。しかし同じ場所、しかも親子間の承継ですから、患者から見れば情報も引き継がれるのが当然です。そこで事前に行政と協議を行い、患者へ説明したうえで引き継ぐことになります。

次に第三者承継です。この場合も医療法人と個人開業ではポイントが異なります。医療法人の場合は、親子間と同じく出資持分の譲渡になります。その対価の算定は後述しますが、この価格が合意できれば、その譲渡とそれに伴う理事・社員の交代で手続きはほとんど終了となります。医療法人主体は変わりませんので、患者の情報やスタッフの雇用契約もそのまま維持されます。

最後に第三者承継を個人開業で行う場合ですが、これも親子間と同様、医療機関の廃止・新設という手続きにな

図表 5-16 医業承継のパターン別ポイント

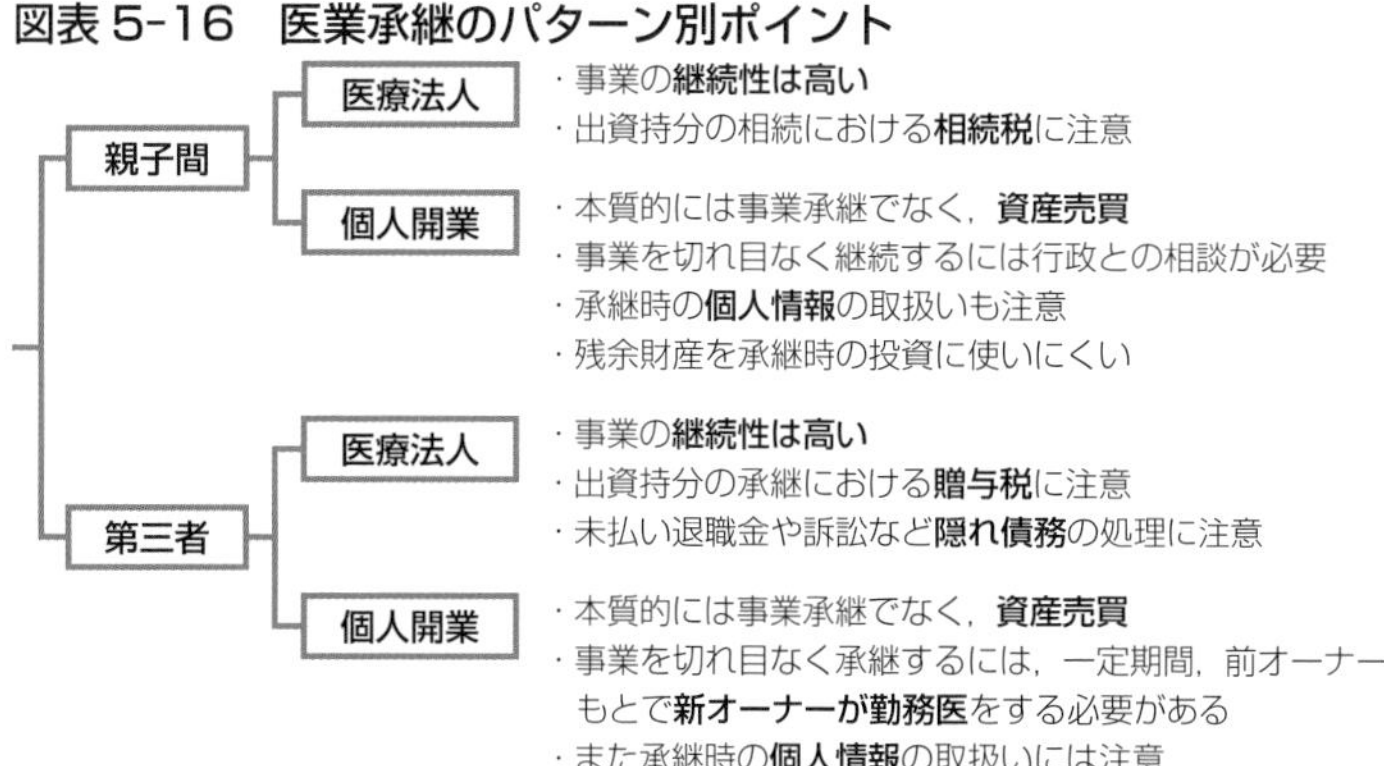

図表 5-17 事業承継の実務

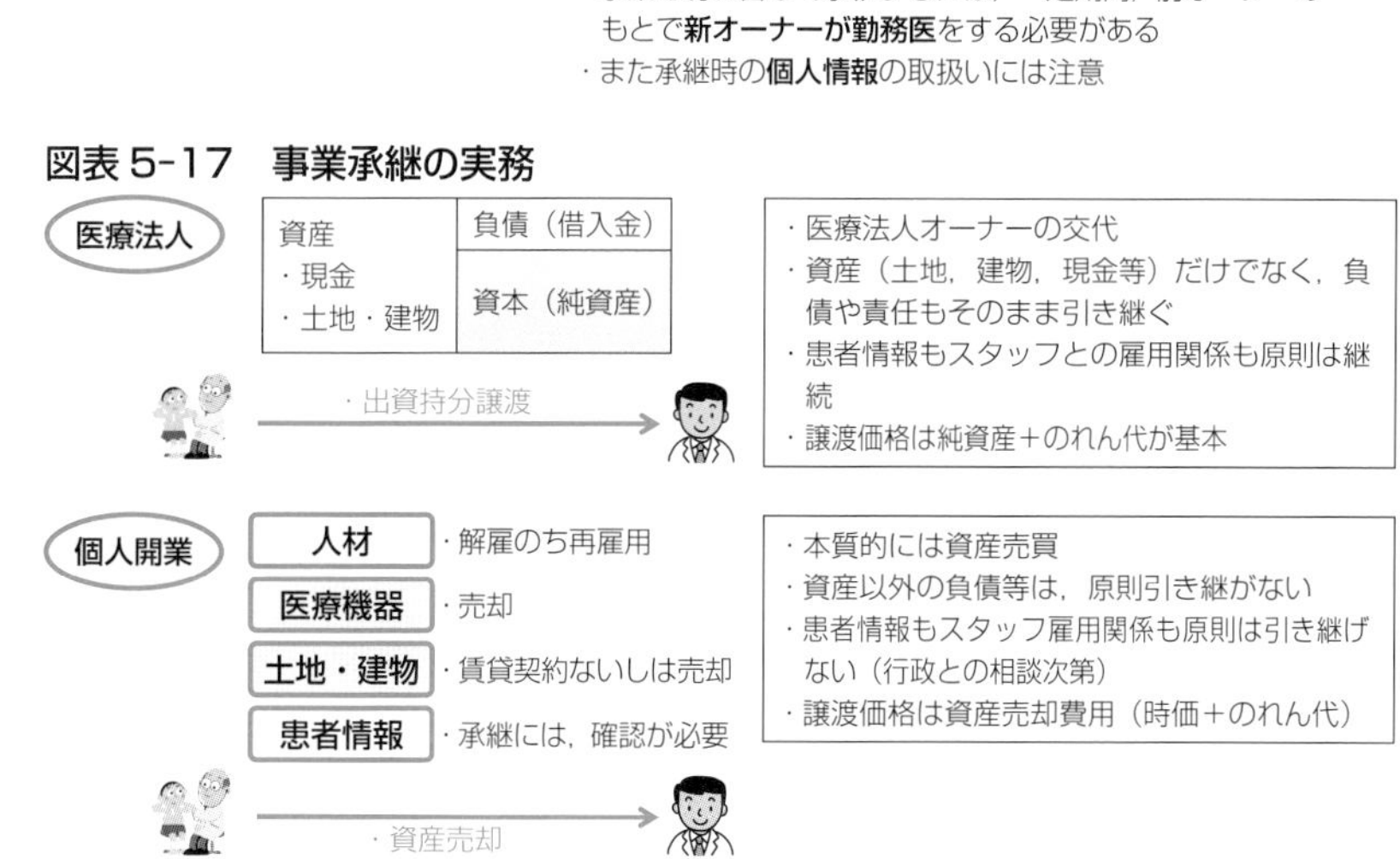

ります。有形資産の売買、スタッフの解雇・再雇用という流れも同じです。この場合に問題になるのも、患者の情報です。いくら同じ場所の事業承継とはいえ、親子でもない第三者に患者の個人情報を引き継ぐわけですから、慎重に物事を進める必要があります。行政との事前の相談は当然ですし、患者への説明も重要です。筆者の経験では、引き受ける側の先生が一定期間以上雇われ医師として勤務をし、患者との関係構築をしたうえで進めるほうが、行政の理解も得られやすく、段取りもスムースになる傾向があります。

4　譲渡対価の算定手法

さて、事業承継の基本的な手続きを示したところで、譲渡対価の考え方についても少し触れておきたいと思います。医療法人は株式会社と異なり、株を売買する市場もありませんし、法的にも譲渡を前提とした整備はなされていません。そのため譲渡対価についても、株式会社の事例等を参考にしながら適宜検討せざるを得ないのが実態なのですが、なかでも次の3つの考え方は比較的、有効に活用できる方法論であると考えています。

① ＤＣＦ法
② 時価純資産価額法
③ 類似取引比較法

ＤＣＦ法は、ディスカウントキャッシュフロー法の略称です。細かい検討事項はあるのですが、大まかには将来期待されるキャッシュフローを現在価値に直したものとなります。例えば、今、税引き後利益や減価償却の合計で毎年1億円のキャッシュフローを生んでいる医療機関があるとします。将来も1億円のキャッシュフローを生むとした場合、来年以降の1億円の価値は物価上昇やインフレの分、一定の割引が必要です。今の経済情勢ではイメージしにくいですが、それでも今年と来年の1億円では2～5％程度は価値が減ると考えていきます。そして、その割引が再来年以降も重ね合わさっていき、一定期間のキャッシュフローの合計で算出するのがＤＣＦ法になります。財務や会計の知識が必要で少し複雑ですが、よく言われる「キャッシュフローの数年分の価値がある」というのと似た概念になります。

次の時価純資産価額法は、医療法人のバランスシート（Ｂ／Ｓ）に注目した手法です。最もシンプルな言い回しは、出資額と利益の累積額を合わせたバランスシートの純資産をもって価値とする方法――となります。いわば過去の実績をもとに価値を算定する方法ですが、いくつか注意点があります。まず、バランスシートが適正かどうかという問題です。例えば資産の償却を十分にしていない、あるいは退職金の引当をしていないといった場合、その分を純資産から減らす必要が出てきます。また、よく〝のれん代〟といわれる将来の価値を算定しませんので、そのあたりの考え方の整理も必要です。

最後に類似取引比較法です。これは、似たような医療法人におけるM&Aの事例をもとに価値を算定する方法です。よく1床当たり500万~1000万円と言われていますが、実際に一般の病院で過去の事例を見ると、1床当たり500万~1000万円強のレンジに収まることが多いようです。

こうした価値算定手法を用いて医療法人の価値を複数の視点で算定し、その比較をしながら適切な対価を探っていくことになります。また当然ですが、引き渡す側と引き受ける側の事情によっても価格は大きく動きます。急いで引き渡したい場合や、他の事業との関係でどうしてもその医療機関を引き受けたい場合など、それぞれの事情に応じて対価は上がったり下がったりしますので、最終的には交渉になります。

5 事業承継における留意点

最後に、事業承継における留意点を挙げます（図表5－18）。まず事業を引き渡す側の留意点としては、事業を引き渡すのはできる限り事業の勢いがある時期が望ましいということです。また、設備の掃除やメンテナンスをして見栄えを良くし、労働争議などのトラブルはできる限り解決しておくことが望ましいです。事業を引き受ける側の立場に立つとわかりやすいですが、やはり同じ引き受けるなら綺麗で利益も出ているものが魅力的に映ります。

また、第三者とのやり取りにおける譲渡価格はどうしても高くしがちですが、前述のように価値算定には一定のルールがありますので、それを見ながら適正な範囲にとどめておくことが望ましいでしょう。そうしなければ譲渡が成り立たない事態になりかねません。税金の対策は、税理士ときちんと整理することが重要です。医療法人はそ

図表5-18　医業承継における留意点

事業を引き渡す側
・事業をできるだけ良い形で引き継ぐには，**事業の勢い**が残っているうちが良い ・施設，設備は綺麗にし，**見栄えをよく**するべき ・当然，患者とのもめ事やスタッフとの労働協議なども整理ないしは目途をつける ・譲渡価格は，高い方が望ましいが，専門家と相談し**一定のルール**に従うべき （希望価格が高すぎて譲渡できない話しは山のようにある） ・相続税，贈与税が鬼門なので，税理士とは綿密にシミュレーションを実施する
事業を引き受ける側
・自分の腕と既存事業の**相性**を良く見極めるべき ・施設，設備は，"再投資が必要かどうか"，"あと何年使えるか"が鍵 ・スタッフは患者との関係を考えると継続雇用が良いが，相性の見極めは必要 ・譲渡価格は，基本的には**投資対効果**や**投資回収年数**を元に検討するべき ・事業譲渡の瞬間における行政対応や**資金繰り**対応が肝

の形式（旧法、新法等）で税金の考え方も異なるので、事前に十分な整理と対策をしておきましょう。

事業を引き受ける側の留意点としては、そもそもお金よりも先に、事業と自分たちとの相性を見極めることが重要です。何も関係のない事業を引き受けてしまうと、それはマンション経営や株の投資と変わらなくなり、コントロールもむずかしくなります。設備については、仮に古くてもあと何年使えるかといった視点で見極めてほしいと思います。譲渡価格については引き渡す側と同じで、一定のルールを元に、より投資対効果の観点を重視してもらいたいと思います。

そして最も重要なポイントですが、引き受けた後の資金繰りは常に頭に入れておくことです。事業を引き継いだ後にも必ず修繕や採用などの費用はかかります。そのため事業譲渡だけに資金を使い切ると、引き受けた瞬間から資金難に陥る可能性も出てきてしまいます。

以上が、医療機関における事業譲渡の考え方とその実務になります。筆者の経験でも、事業譲渡は地域の医療を守り、雇用を守るために非常に重要な方法であると考えています。様々な観点に留意しつつ、ぜひ事業譲渡の可能性を追いかけてもらいたいと思います。

第6章「働き方改革と労働生産性向上」編

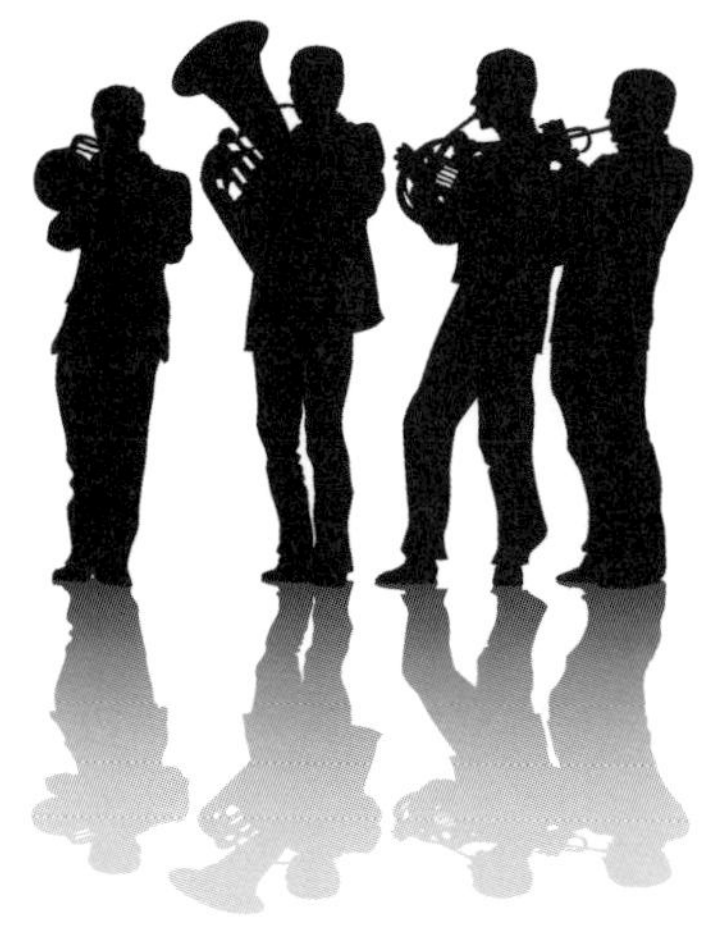

Method 33

医療機関の働き方改革の全体像

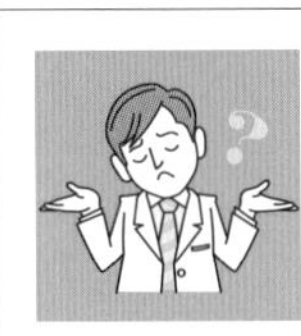

Q

400床以上の急性期病院から、100床程度のリハビリテーション病院まで多様な事業運営を行っている医療法人の本部長です。2024年に医師の時間外労働規制が導入されると聞いていて、全体感を理解したうえで経営に活かしたいと思っています。

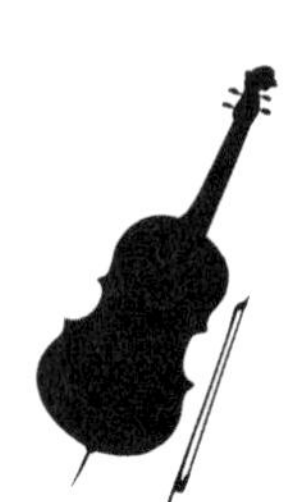

1　医療機関における働き方改革

ここ数年、あらゆる業界で問題提起されてきた働き方改革ですが、医療機関にも大きな影響を及ぼし始めています。

特に2024年4月から、医師に対する時間外労働規制の実施も決まり、時間外労働時間は通常の医療機関で年960時間、地域医療を確保したり大学病院との研修・研究を目的としている医療機関で年1860時間という規制が始まります（図表6－1）。また、連続勤務時間は28時間までと勤務間のインターバルを9時間確保するなどの義務が発生する予定です。

図表 6-1　医師の時間外労働規制について①

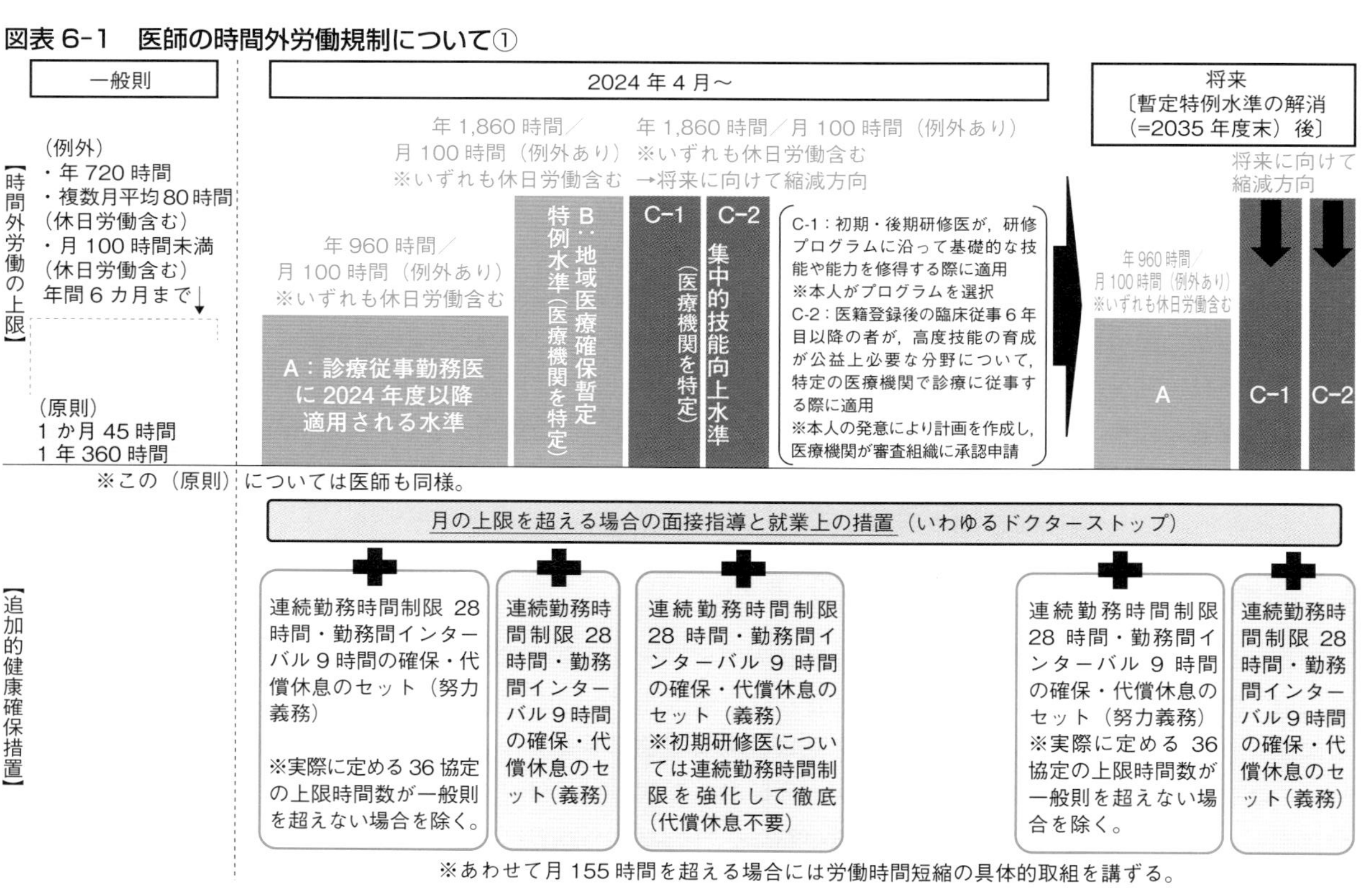

そもそも現時点でも医療機関には、医師の働き方を健全化するための取組みが求められています（図表6－2）。例えば医師の働き方の実態をタイムカード等できちんと把握する義務や、36協定の遵守、産業保健の活用等の働き方改革、医師事務作業補助や特定看護師を活用したタスクシフティングが求められています。

一方、こうした労働基準におけるルールに対して、診療報酬においても働き方改革を推進するための制度が導入され始めています。元々医師事務作業補助の活用などは診療報酬上の加算が設定されていましたが、２０２０年度の診療報酬改定では、各種説明資料等において働き方改革に関する改定が独立して取り上げられており、各種施設基準における常勤要件の緩和やタスクシェアリングの推進、情報通信機器を使用した会議等の効率化と医療機関管理者による医師の働き方改革への関与を高めるような要件が導入されました。

以上のように、国を挙げて医療機関における働き方改革が進められている状況ではあるのですが、これらを医療機関の経営側から見直してみると、良い話ばかりではなく、むしろ経営的に解決すべき課題が山積みという状況が浮かび上がってきます。

2　働き方改革における経営課題（図表6－3）

医療機関における働き方の課題を経営的に解釈すると、生産性の課題に読み替えることができます。

例えば、医師の残業を減らしていくためには医師の時間当たり業務効率を向上させる必要があります。また、医師の残業を減らして対応できなくなった分、さらに人を採用してしまうと人件費が増えてしまうことになります。つまり、経営から見た働き方改革は、医師や各スタッフの働き方を変えるだけでなく、合わせて生産性を向上する＝時間当たり業務効率を上げつつ、付加価値を増やす――という課題になると整理できます。

こう考えると働き方改革については、単純に医師の過重労働を解決するだけでなく、医師当たりの付加価値をい

図表 6-2　医師の労働時間短縮に向けた緊急的な取組みの概要

考え方	勤務医を雇用する個々の医療機関が自らの状況を踏まえ，できることから自主的な取組みを進めることが重要 / 医療機関における経営の立場，個々の医療現場の責任者・指導者の立場の医師の主体的な取組みを支援 / 医師の労働時間短縮に向けて国民の理解を適切に求める周知の具体的な枠組みについて，早急な検討が必要	
勤務医を雇用する医療機関における取組み項目 ※1～3については現行の労働法制により当然求められる事項も含んでおり，改めて，全医療機関において着実に実施されるべき	1　医師の労働時間管理の適正化に向けた取組み	□まずは医師の在院時間について，客観的な把握を行う。 □ICカード，タイムカード等が導入されていない場合でも，出退勤時間の記録を上司が確認する等，在院時間を的確に把握する。
	2　36協定等の自己点検	□36協定の定めなく，又は定めを超えて時間外労働をさせていないか確認する。 □医師を含む自機関の医療従事者とともに，36協定で定める時間外労働時間数について自己点検を行い，必要に応じて見直す。
	3　産業保健の仕組みの活用	□労働安全衛生法に定める衛生委員会や産業医等を活用し，長時間勤務となっている医師，診療科等ごとに対応方策について個別に議論する。
	4　タスク・シフティング（業務の移管）の推進	□点滴に係る業務，診断書等の代行入力の業務等については，平成19年通知（※）等の趣旨を踏まえ，医療安全に留意しつつ，原則医師以外の職種により分担して実施し，医師の負担を軽減する。 ※「医師及び医療関係職と事務職員等との間での役割分担の推進について」（平19医政発1228001号） □特定行為研修の受講の推進とともに，研修を終了した看護師が適切に役割を果たせる業務分担を具体的に検討することが望ましい。
	5　女性医師等の支援	□短時間勤務等多様で柔軟な働き方を推進するなどきめ細やかな支援を行う。
	6　医療機関の状況に応じた医師の労働時間短縮に向けた取組み	□全ての医療機関において取り組むことを基本とする1～5のほか，各医療機関の状況に応じ，勤務時間外に緊急でない患者の病状説明等を行わないこと，当直明けの勤務負担の緩和（連続勤務時間数を考慮した退勤時刻の設定），勤務間インターバルの設定，複数主治医制の導入等について積極的な検討・導入に努める。
行政の支援等	□厚生労働省による好事例の積極的な情報発信，医療機関への財政的支援，医療勤務環境改善支援センターによる相談支援等の充実　等	

かにして向上させるかという課題でもありますし、医師以外の職種の働き方の課題は、過重労働の問題に加えて、業務プロセスや役割分担、またスタッフ一人ひとりのスキル向上やスタッフ間の引継ぎ／コミュニケーションの課題に帰結することとなります。

また、職種別ではなく多職種が集まる医療機関ならではの働き方の課題としては、チーム医療をいかにして効率的／効果的に実施するかという課題でもあり、それはチームの成り立ち（目標、構造、メンバー）の課題や、チームの運営（会議、情報共有、情報活用）における課題でもあります。

図表 6-3　働き方改革に対する施策の全体像

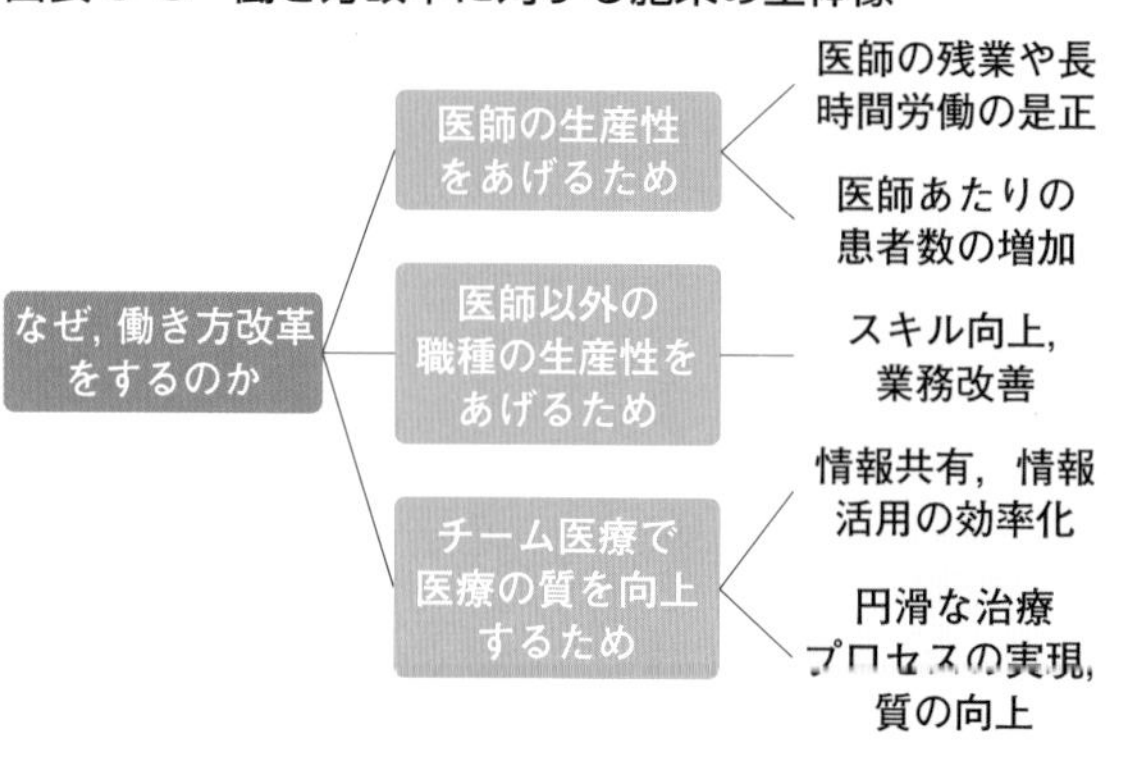

3　働き方改革における各種施策の留意点

そして、この働き方改革を進めるためのツールとして有望と考えられている施策が、タスクシフティング／タスクシェアリングや多職種連携であり、業務プロセスの改善やＩＣＴの導入／活用といったものになります。しかし、こうした施策は、うまく活用する分には働き方改革と経営改善に資する有益な施策となり得ますが、使い方を誤ると、かえって非効率や別の課題を生み出してしまう可能性のあるツールでもあるため、そのあたりにきちんと留意した対応を進めてほしいと考えています。

図表６－４は、これらの施策についてその効果と課題を簡易的に整理したものになります。例えばタスクシフティングは、医師の長時間労働の是正や医師から看護師等に業務を移すことで投入医療資源の削減に寄与する

図表 6-4「働き方改革」における各種施策の留意点

施策	概要	期待される効果	想定される課題
タスクシフティング	医師等の業務のうち，一部業務を看護師・事務スタッフ等に移管	医師の長時間労働是正 同一業務の人件費削減 複数スタッフによるダブルチェック	一部スタッフの人件費増 コミュニケーションコスト増加 スタッフ教育費用増
タスクシェアリング	同じ職種同士で，業務を共有化 例）夜間・休日は主治医でなく当直医対応を徹底 注）異なる職種同士で，業務を共有化⇒タスクシフティング	医師の長時間労働是正 医師等のストレス軽減 ダブルチェックによる品質向上	コミュニケーションコスト増加 シェアのための人件費増
多職種連携	複数の職種／複数の担当者が連携して，同一課題に対応	多様な専門的視点による品質向上 ダブルチェックによる品質向上	会議等による人件費増
業務プロセス改善	業務プロセスの順序，各業務の段取り，記録・報告・確認等の変更による効率化	業務効率向上	業務切替えコスト スタッフの理解獲得
ICT 導入	システム化による効率化 例）記録の電子化によるデータ再活用，遠隔からの会議参加，ツールを用いた申し送り 等	業務効率向上 人とシステムでのダブルチェック 移動コスト削減	システム導入費用増 システム活用の教育

と考えられますが、一方で看護師等の人件費は増えますし、業務を移行するに当たってのコミュニケーションコストは増え、それゆえに医療安全上の課題やスタッフ教育の必要性などが増します。

同様にタスクシェアリングは、医師の残業時間や待機コスト削減につながる一方で、コミュニケーションコストは増え、提供医療の質の担保が別途必要になります。さらに多職種連携は、様々な専門的視野による多角的で質の高い医療につながる一方で、明らかに投入医療資源は増えますし、コミュニケーションコストも増えます。特に忙しい医療職を同一時間・同一場所に集めることは時間的な制約ともなって、単純な時間以上のコストがかかると考えてもらえたらと思います。

業務プロセス改善でも、うまく改善できれば業務効率向上につながりますが、切替えのコストはかかりますし、切替え失敗のリスクもあり得ます。

最後にＩＣＴの導入についても、うまく導入できれば業務効率やコミュニケーションコストの削減につながりますが、システム導入費用は増えますし、システムを入れてしまったことで入力の手間などの非効率となってしまう可能性もあります。

＊　＊　＊

以上のように、医師の働き方改革は、その対応が待ったなしとなりつつあります。制度上は、２０２４年には医師の時間外労働規制が始まりますし、また診療報酬上も各種の後押しがなされてきています。またそもそも医療機関の経営は、人件費負担が重く生産性向上は重要な経営課題の一つになります。ただし、経営改善に向けた道のりは簡単ではないため、今の時点から自院の持つ課題や方向性を定めて、一つひとつ進めてもらえたらと考えています。

Method 34

医師の生産性改善の具体策

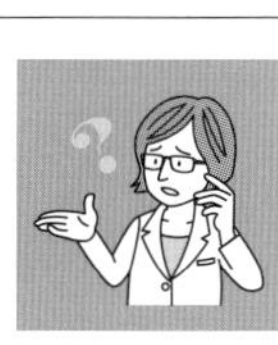

Q

２５０床（急性期一般1、ＩＣＵ４床、ＨＣＵ88床）の急性期病院の院長です。常勤医が30名ほどと急性期病院の割には少なく、そのメンバーで皆で必死で働いて数多くの患者さんを診てきています。しかし、常勤医1人当たりの残業時間が平均１００時間を超えるなど、このままでは限界だとも感じています。医師の働き方を変えつつ、生産性を改善するための考え方を教えてもらえませんか。

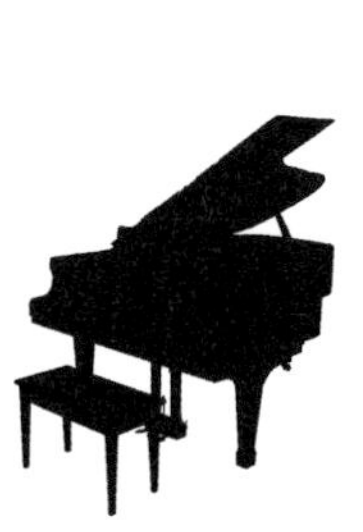

1　課題の整理

診療科構成にもよりますが、ＩＣＵ、ＨＣＵを備える病床数２５０床の急性期病院で医師数（常勤換算）30人という体制は、少なくはないものの決して多くもない印象です。また月平均１００時間という残業時間は、２０２４年から適用される一般病院の残業上限９６０時間／年を上回る状況です。たしかにこれでは医師がいつ辞めてもおかしくありません。また、１人の医師が辞めてしまうと連鎖的に医師の退職が続いてしまう可能性もあります。このような状況も影響して患者数が伸び悩んでいて、経営的な課題も大きい状況だと理解しました。

まず、現状の経営課題の構造ですが、図表６－５のような悪循環に陥ってしまっていると考えられます。

こうした構造を背景に、経営面では収益が十分に確保できないだけでなく、残業代を中心に人件費負担も重たくなっていて、この悪循環で経営的にきびしい状況となってしまっていると考えられます。

図表 6-5　医師の生産性における課題

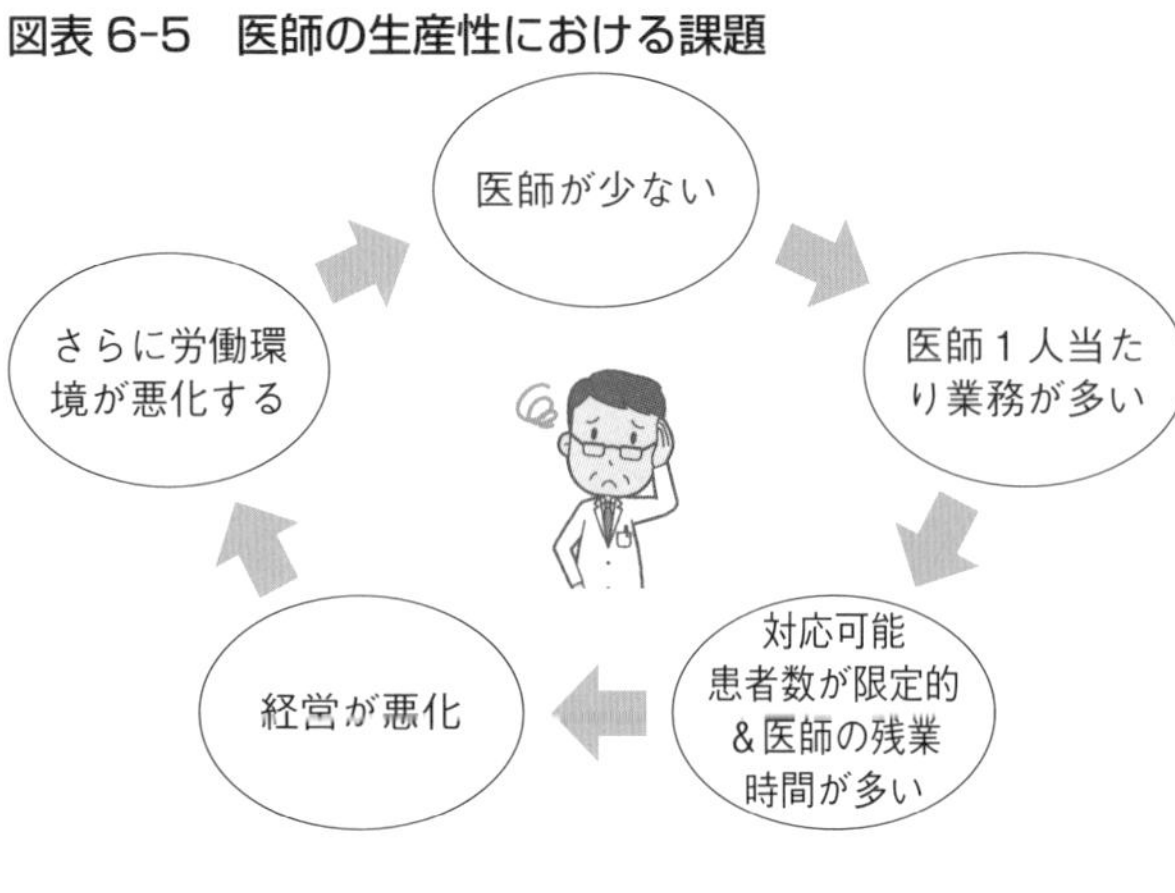

2　対応策案の検討

こうした状況を打破するには、悪循環を断ち切る施策を打ち出す必要があります。悪循環を断ち切るために、理論上、考えつく施策方針は次のように整理できます。

①医師を増やす
②医師１人当たりの業務を減らす（残業も減らす）
③まず医師当たり患者数を増やして経営を安定させる
④既存医師への報酬を増やし、さらに業務をお願いする

①医師を増やす

これは最初に思いつく抜本的な解決策です。しかし、それが実行できているなら、今の苦労は発生していないはずです。今後、採用の仕方を変えるとともに、退職の引き留めに今まで以上に力をいれることで、一定の医師確保は可能となるかもしれませんが、現状では、この施策だけで状況が上向くことはきびしいと思われます。

②医師１人当たりの業務を減らす

様々な好影響を生み出す可能性のある施策方針です。医師１人当たり

の業務が減れば、まず残業が減ります。また、医師に余力ができれば、話し合いしだいで、今までよりも患者を多く診てもらえる可能性もあります。ただし、今のスタイルで業務が回っていることも事実であって、それを変更するにはこれまでと異なる観点も重要になります。

③まず医師当たり患者数を増やして経営を安定させる

経営的には早道ですが、おそらく最悪の結果に繋がる方向性だと考えられます。すでに少ない医師数ながら、残業を多くして何とか対応してくれているなかで、経営が不安定だからと無理な負荷をかけてしまうと、1人2人ではなく医師の大量退職に繋がってしまう可能性や、医療ミスに繋がる可能性も否定できません。

④既存医師への報酬を増やし、さらに業務をお願いする

経営的な負担を抜きにするとあり得る方向性です。しかしながら、実際には医師が報酬増で得られる満足は一時的なことが多く、今まで以上に多忙になってしまうことによる体力的・心理的負担は、医師のなかに徐々に積み上がってしまう可能性が高いです。また、一度引き上げた報酬は下げることがむずかしいため、短期的には効果があるかもしれませんが、中長期の解決策としてはきびしくなると考えられます。

こうした考えを整理して、今回は①の医師採用強化を実行する前提で、②の医師1人当たりの業務負担を減らすことを施策の中心として検討していきます。

3　具体的な対策と課題

医師1人当たりの業務負担を減らすためには、どんな具体的な対策を行えばいいでしょうか。

Ａ：他業種へのタスクシフティングによる業務軽減

Ｂ：医師同士のタスクシェアリングによる業務効率向上

C：専門性や特質に配慮した業務分担の再構築
D：医師同士の業務負荷の不均衡の是正

A：他業種へのタスクシフティングによる業務軽減

タスクシフティングは、現在、厚労省で議論が行われ、診療報酬等でも推進されている施策の一つでもあります。具体的には、医師事務作業補助を導入して医師の事務作業を事務スタッフに肩代わりしてもらうことや、認定看護師・特定看護師（特定認定看護師）を導入して、医療行為の一部を医師から看護師に移管する施策です。

この施策は、医師の生産性を上げるという意味では直接的で効果がある方法で、メリットがあります。一方で、新規に事務職員や看護師等を採用する必要があり、スタッフの人件費が増える可能性があるのが課題となります。現時点では、医師事務作業補助体制加算等の加算では収益は賄えませんので、医師当たりの生産性をモニタリングして、患者数増加や手術数増加などの生産性向上に結びつける必要があります。

参考　医師事務作業補助体制加算（20：1）※出来高算定

●必要となる医師事務作業補助者数＝250床÷20＝12．5人⇒13人以上

●診療報酬算定例　758点×400人＝303万円／月

B：医師同士のタスクシェアリングによる業務効率向上

医師同士のタスクシェアリングは、医師の不在時間に代わりの医師が業務を代行するという考え方です。例えば、当直時における主治医への連絡を、基本は当直医が対応して翌日申し送りをするとか、1人の患者さんに2人主治医をつけることで、片方の医師が不在でも意思決定ができるようにする――といったかたちです。

この施策は、医師の長時間残業や拘束時間の解除に効果があり、医師の業務負担を軽減できる可能性がありります。ただし、異なる医師が1人の患者について意思決定をするため、どうしても医師同士の方針の違いによるトラブルや、患者や家族側の混乱などが起きる可能性も否定できません。日頃から、医師同士の考え方を擦り合わせた

り、ケースカンファなどで治療に関する統一方針を決めていくなどの対策とセットにする必要があります。

C：専門性や特質に配慮した業務分担の再構築

同じ医師でも、外来が得意な医師もいれば、手術は劇的に上手だけど対人コミュニケーションは苦手という医師もいます。教育的な意味では、各医師に多様な経験を積んでもらうことには意味がありますが、経営的な意味では適材適所、各医師の得意分野に集中してもらうほうが効率が上がる傾向があります。外来、病棟管理、手術・検査といった各分野を専門性や特質に合わせて配置することで、生産性向上を図ることができます。

このやり方の課題は、各医師がそれぞれの得意分野だけしかやらなくなってしまい、外来医師が多忙をきわめているのに、手術がない手術医師が医局で暇をするなど、かえって非効率になってしまう可能性がある点です。院長や医局長等が積極的に医師の特質と院内の状況を把握して、柔軟に配置転換等を行う必要がありますし、それに対してあまり文句を言われないように、日頃から方針を医局内で話し合っておく必要があります。

D：医師同士の業務負荷の不均衡の是正

業務への関わり方や診療効率などには差があります。そして結果として、頑張っていて優秀な医師に仕事が集中する傾向はあります。その結果、医師同士の業務負荷に不均衡が生じ、頑張っている医師がストレスを抱えたり、全体として業務効率が落ちることもよくあります。

このような場合、いかにして働きがあまり良くない医師にも働いてもらうかは重要なテーマです。対象となる医師とコミュニケーションを取りつつ、上司が業務負荷を調整し、それでも問題が続くならばお引き取りいただくことも念頭に対策を考える必要があります。

問題ある医師に対する個別面談は、担当患者数や手術件数などの経営の定量的指標や、再入院比率などの品質指標（ＱＩ）、患者や同僚・スタッフの声などの定性的情報を集め、できる限り客観的な事実を用いて本人の働きぶりを評価することが大事です。そのうえで、要因を見極め、構造的に解決していくことも必要です。

Method 35

看護業務の労働生産性向上

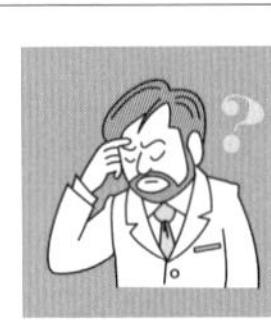

Q

300床の急性期病院の事務長です。最近、看護部門から「多忙で人が足りない」と言われ、その対応に悩んでいます。施設基準については各病棟とも満たしている状況ですが、そのうえ常勤換算にして病棟ごとに3~5人は多く配置しているのに、さらに増員を要求されています。今後、ますます経営がきびしくなることを考えると、生産性向上に向けた何らかの手を打ちたいのですが、何か良い方法はありますか。

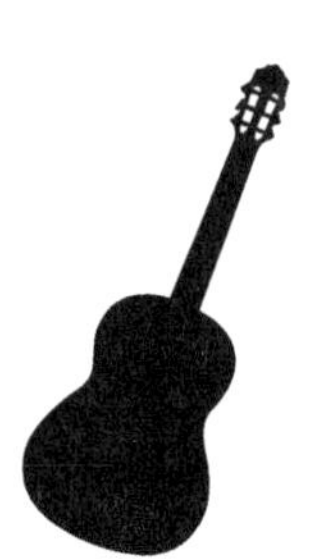

1　看護業務における労働生産性とは

まず、看護業務における労働生産性について整理してみたいと思います。図表6－6は、筆者が考える看護業務の生産性の要素です。

看護業務の生産性は、「医療／臨床における生産性」「業務における生産性」「経営における生産性」に分けられます。

医療／臨床における生産性の内容は、例えば転倒転落防止や針刺し事故等の防止といった医療安全、服薬管理や各種モニタリングの適切な管理等の提供医療の質、そして院内感染予防等の感染管理等に分けられると考えていま

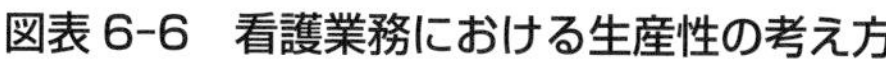

す。いずれも看護業務にとって本質的とも言えるほど重要な内容になります。

次に業務における生産性についてです。業務における生産性は、まずはバイタル管理や清拭、排泄管理といった患者に直接関わる業務が、看護記録や申送り、物品管理といった間接業務に対してどの程度の割合になるかという直接業務比率で考えられます。直接業務比率が高いほうが本来業務に従事する時間が長く、効率的とされますが、比率が１００％になることはありません。

図表 6-6　看護業務における生産性の考え方

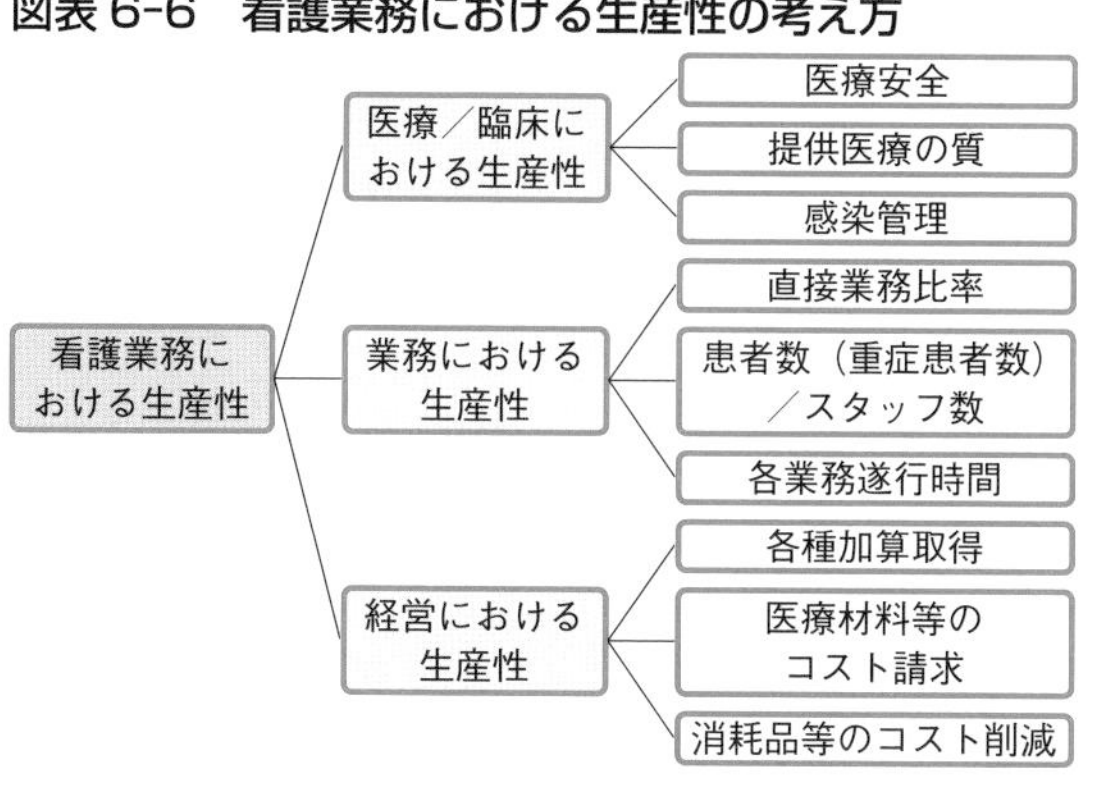

また、患者数当たりのスタッフ数のような指標も業務生産性を示しています。当然、患者の状態や重症度等によって、また病棟の役割等によって基準は変わりますが、それでも患者数や重症患者数当たりのスタッフ数が一定の範囲ならば、業務生産性は高いと言えます。

それから新規入院患者の受入手続時間や、１患者当たりの清拭・排泄看護時間など、各業務遂行時間も業務生産性の指標となります。当然、質とのバランスが必要なため、短ければ短いほど良いという単純な構造ではありませんが、一定の質を維持している前提で、投入時間が短ければ効率が良いと言えます。

最後に、看護業務の経営における生産性です。看護業務において経営に関わる生産性とは、例えば診療報酬の各種加算の取得であり、実際に使っていてかつ診療報酬請求が可能な医療材料等の適切な請求（情報の受け渡し）であり、それ以外の単純コストとなっている消耗品の削減などが挙げられます。

以上が、筆者が考える看護業務の生産性ですが、今回のご質問においては、2番目の「業務における生産性」が重要なカギになると考えられます。看護人員の適正配置や適切な採用計画に向けて、まずは現状の業務がどの程度効率的であるか、現状の業務に効率化の余地はないのかといった視点から考えていき、現状が十分に効率的であり、それでも人手が足りないのなら増員やむなしとするのが、基本的な考え方になると思います。

2　労働生産性の測定と評価

では次に、こうした看護〝業務〟の生産性をいかに測定して、いかに評価するかという点について整理したいと思います。一般的には、ベンチマーク調査で概略を理解し、そのうえで個別業務の状況について深掘りするという順序になります。

ベンチマーク調査には様々な種類がありますが、例えば一般社団法人全国公私病院連盟が行っている「病院運営実態分析調査」には、看護要員1人当たり患者数や手術部門看護要員1人当たり手術件数といった項目がありますす。また公益社団法人日本看護協会では、看護業務全般についてのベンチマーク調査（ＤｉＮＱＬ事業）を行っていて、類似病院間比較等を行うことも可能です。こうした調査を活かして、自院の置かれている看護業務の状況を理解してもらえたらと思います。

そうしたベンチマーク調査を経て、さらに踏み込んで自院の看護業務の課題を特定し対策を講じるためには、現場で起きていることをより明確に理解していく必要があります。その具体例として図表6－7、8、9に挙げたのが、当社が行ったある病院における看護業務の実態調査です。ベンチマークを踏まえた生産性と、病床稼働の状況や病棟間の役割分担を見ながら調査対象となる病棟を選び、その病棟において全看護スタッフが何にどれくらいの時間を使っているのかを一定期間調査しました（当社スタッフが張り付いたり、アプリを活用したりしました）。

図表6-7 業務一覧

●看護業務を調査・分析するにあたっては，下表の業務一覧を用いて整理した

【凡例】 □：直接業務 ■：間接業務

	業務	詳細	区分
1	身体の清潔	清拭（全身，部分，足浴）洗髪，整髪　ひげそり　口腔清潔　洗面　入浴　シャワー浴　爪切り　褥瘡予防　耳，鼻等の清潔　陰部洗浄	直接業務
2	入退院時業務	入院時オリエンテーション，測定，記録　退院時の指導	直接業務
3	食事の世話	食事介助　摂取量の観察　経管栄養　配・下膳	直接業務
4	排泄の世話	便尿の世話，介助　人工肛門ケア　おむつ交換　留置カテーテルの管理　浣腸　導尿　分泌物の吸引	直接業務
5	身の回りの世話	床頭台，患者所持品の管理　着衣の交換　保温　ベッドメーキング　寝具交換	直接業務
6	診療，治療の世話	回診　包帯交換　ギプス　術前，術後処置　術前訪問　洗浄，薬浴　カテーテル挿入および除去　穿刺の介助，透析時の看護　内服塗布，坐薬の挿入　点眼，耳，鼻　注腸　経管より注入　自立の援助（リハビリ　カウンセリング　指導など）	直接業務
7	測定	T，P，R　血圧　体重　身長　胸囲　腹囲　尿量　食事摂取量　血沈　テステープ　CVP　その他　肺活量	直接業務
8	検査	血液　尿　便　痰　胸・腹水　髄液　組織　分泌物　検査前オリエンテーション　内視鏡検査の介助　提出準備　胃液　胆汁　その他の検査の準備　結果の整理	直接業務
9	ナースコール	患者の呼び出し　コール受け	直接業務
10	患者指導・説明	患者との連絡　患者教育・指導　患者説明	直接業務
11	観察・管理	レスピレーター操作　酸素テント，酸素吸入　排痰促進，喀痰吸引　超音波ネブライザー　モニター観察　Aラインの管理　肺音聴取　症状観察　生活反応（ADL，障害の程度等）　病室の巡視　転倒，転落予防　感染予防（院内感染を含む）　安全確保のための行為　防災　体位変換　体位の工夫　氷枕　排ガス　湿布　患者を安心させるための会話・行為　睡眠への配慮	直接業務
12	医師への報告等	指示受け　病状報告　他科受診　医師待ち・医師を探す	間接業務
13	NS間申送り等	申し送り　カンファレンス　看護計画　患者からの情報収集　情報の整理　看護師間の連絡　看護評価	間接業務
14	記録・事務	看護日誌　体温表　処置表　コンピューター操作　看護サマリー　その他　薬札　食事伝票　入退院カルテの整理　患者の書類の取扱い　書類のコピー　仕事の計画作成　日報　看護情報の管理	間接業務
15	薬剤業務	薬剤の請求，受領，管理　IVHのミキシング　薬品の請求，受領，管理（消毒液）　分包　皮筋注　輸血，静脈注射　IVH，持続点滴の管理	間接業務
16	器具・物品管理	物品の請求，受領，管理　リネンに関する取扱い業務（洗濯，消毒を含む）・営繕請求，修理　回診（包交車）の整備　救急　カートの整備　看護用具，医療器具の整備（洗浄，手入れを含む）　器械セット組み　材料作り　器械の消毒	間接業務
17	環境整備	病室内の環境整備　ナースステーション・処置室などの整備	間接業務
18	病棟外への連絡	薬局　栄養科　医事課　検査室　外来，中材　放射線科　会計，経理　看護部（総師長室）との連絡　その他の部との連絡　電話対応　電話訪問　その他の電話の取り次ぎ　家族との連絡　家族の指導，相談	間接業務
19	休憩	食事　休憩，休息　健康診断　レクリエーション参加　お手洗い	間接業務
20	その他	継続看護　院外活動　社会資源の活用　面会人の案内・対応　看護職員・看護学生の指導　メッセンジャー業務　会議（院内）　研修　病棟会議　職員面接など	間接業務

出典：公益社団法人　長崎県看護協会「看護業務区分表」

図表 6-8　直接業務と間接業務の割合

●A 病棟は日勤は間接業務の割合が高く，夜勤は直接業務の割合が高い
●B 病棟は日勤は間接業務の割合が高く，夜勤は直接業務と間接業務の割合がほぼ同等である

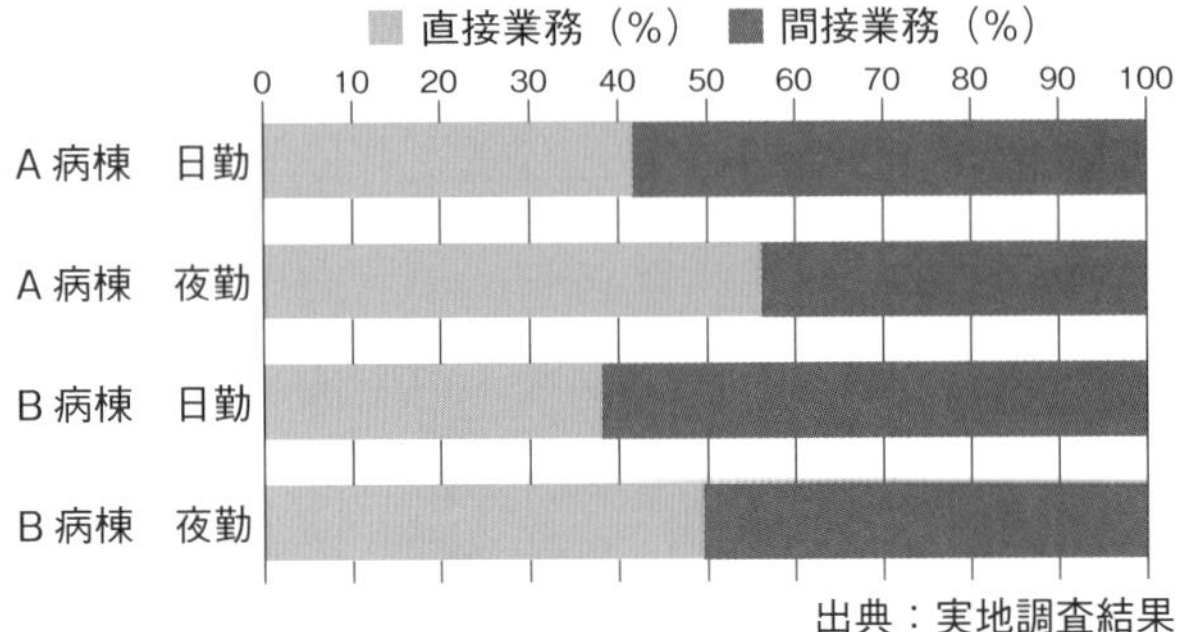

出典：実地調査結果

図表 6-9　直接業務と間接業務の割合（日勤）

●直接業務は「身体の清潔」「測定」「排泄の世話」の業務時間が長い
●間接業務は「記録・事務」「NS 間申送り等」「薬剤業務」の業務時間が長い

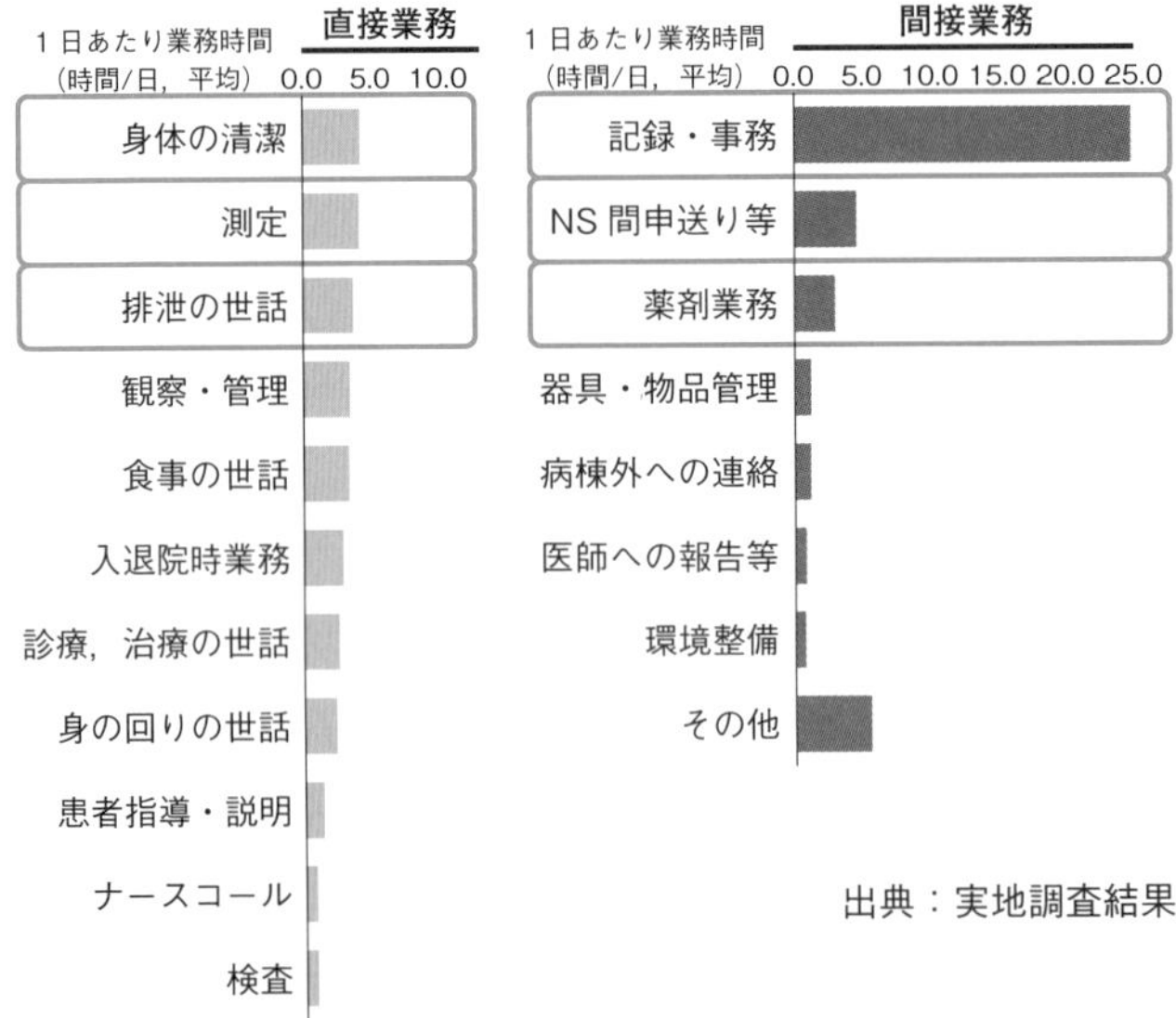

出典：実地調査結果

この調査によると、本件においてはA、B病棟ともに日勤帯は直接業務4割：間接業務6割、夜勤帯は直接業務5割：間接業務5割であることがわかりました。また直接業務で時間を使っているトップ3は「身体の清潔」、「測定」、「排泄の世話」であり、間接業務のトップ3は、「記録・事務」、「申送り」、「薬剤業務」であることがわかりました。特に間接業務の「記録・事務」が業務時間全体の約3割を占めていることがわかりました。「記録・事務」も看護師にとっては重要な業務であることは間違いありませんが、「可能なら少しでも記録・事務を減らして、患者さんに対応したい」というのが看護師の皆さんの意見でした。

図表6-10 業務課題と改善施策の検討（記録・事務，看護記録）

●看護師1人当たりのSOAP文字数は，「O：客観的情報」の文字数が多い

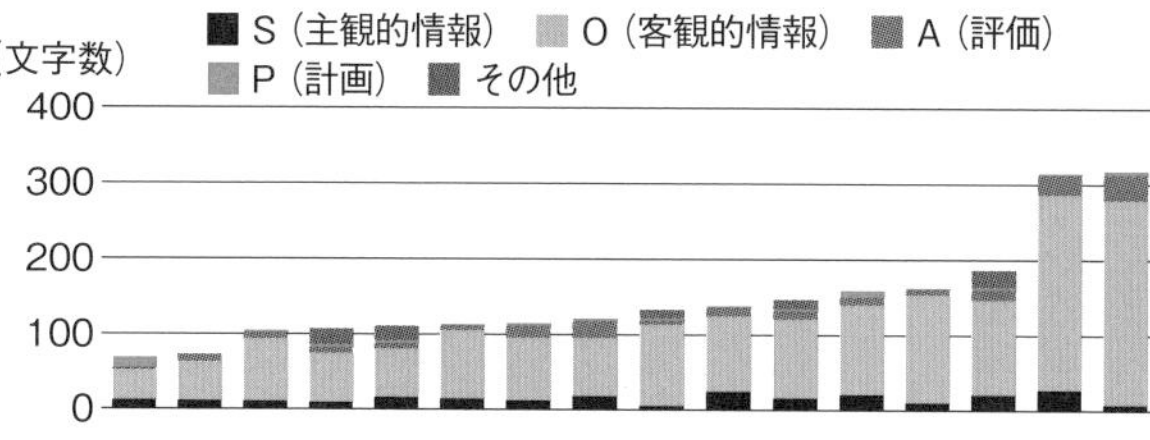

3 労働生産性向上に向けて

この調査を元に、さらに踏み込んで生産性向上に向けた調査を行っていきました。様々な業務について定量・定性面で調査・分析を行いましたが、ここでは業務時間の最も長い「記録・事務」と、ヒアリングによって看護師の心理的な負担が重いことがわかった「排泄の世話」に着目してみることとします。

(1) 記録・事務の生産性向上

まず「記録・事務」では、今行っている記録・事務業務が本当に適切であるのかという視点から、対象病棟の全職員の看護記録に記載された字数について、SOAP別にカウントしてみました。その結果、まずわかったことは、SOAP別ではO：客観的情報についての記載が圧倒的に多いことと、記録者によって記録文字数に大きな差があるという状況でした（図表6－10）。

まず、O：客観的情報が多いのは、看護記録のあり方から考えて当然と言えます。回診等でしか患者の情報に当たらない医師に代わって、患者の日常の状態を客観的に見て、状態の変化を見極めて正しいデータや情報を医師や次のシフトに入る看護師に申し送るわけですが、その情報は患者への適切な医療を提供するために必要な情報だからです。

とはいえ、この場合の「客観的な情報」における「客観」と「情報量」を突き詰めると、看護師によって受け取り方に差があることがわかってきました。各種バイタルや食事量などを客観的情報とするのは共通でしたが、患者の不穏な動きや反応、また患者との会話内容をどこまで客観的情報と捉えて記録するかは人によって差があり、そのように情報の捉え方が人によって異なるために、記録文字数にも差が出ていることがわかりました。看護師の役職や日勤か夜勤か、また対象患者の重症度等に違いはありましたが、同じ患者の同じような状態に対する記録でも、記録者によってその文字数に違いが見られました。

こうした情報を元に看護師たちと議論を重ね、結果として客観的な情報に一定の指針を作り、また記録方法についての院内研修や教育を行うことで文字数の標準化を図ることになりました。

現在、この取組みは継続中ですが、当社試算によると、仮に文字数の上限を毎回80文字とすることができると、全体の記録時間が約4分の1削減される可能性があることがわかりました（図表6－11）。

(2) 排泄業務の生産性向上

次に排泄業務について調査を進めました。排泄については、実は直接業務としての排泄管理だけでなく、間接業務としてのリネン交換や物品準備などが含まれていることがわかりました（図表6－12）。直接業務は、おむつ交換・トイレ誘導・バルーン管理に分けることができ、そのうちトイレ誘導とバルーン管理は看護師側の業務改善による効果が見込みにくいということで、おむつ交換に着目しました。

おむつ交換は患者数×回数×1回当たりの所要時間によって業務時間が決まります。ここで患者数は看護師側で

図表6-11 業務課題と改善施策の検討（記録・事務，看護記録の文字数削減効果）

●看護記録の目的やルールに沿って記載内容を見直すとともに，「O：客観的情報」の文字数が多い記録を平均的に直した場合，記録時間削減率は約26%，4時間短縮できる可能性がある。

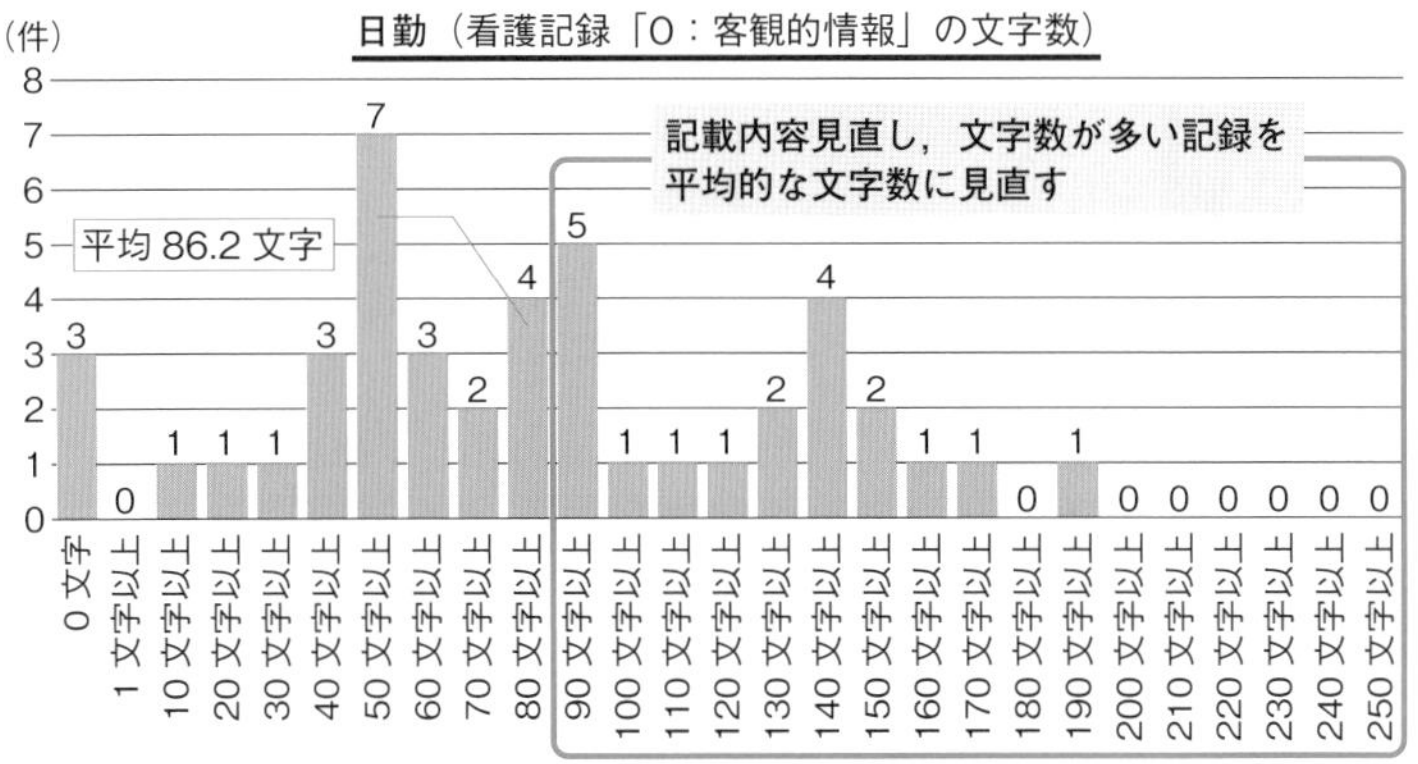

文字数削減による時間短縮効果

文字数
3,600文字
（全体）
▲25%
文字数（削減後）
2,700文字
（90文字以上→80文字）

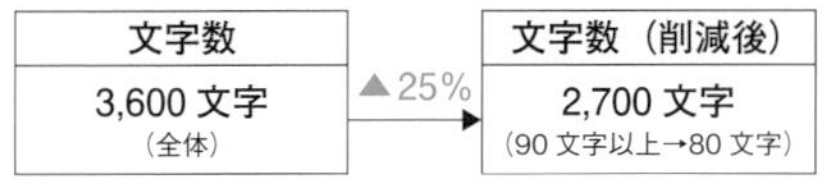

文字数と時間数が比例する前提

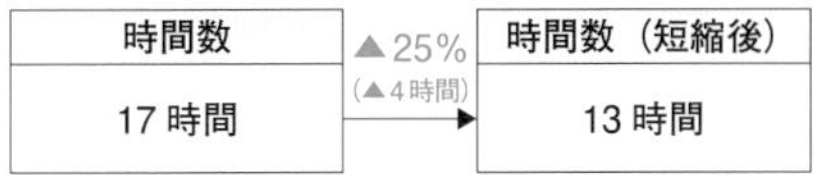

調整できないとして、回数と所要時間に着目して調査を進めていきました。すると、おむつの交換回数が他病院やおむつメーカーの推奨と比較して少し多めであることと、交換そのものの所要時間は平均的なものの、交換に至るまでのおむつ交換判定に多く時間を要していることがわかりました。

また、定性的な側面として、看護師が最も負担を感じるのは、おむつ交換手技がうまくできなかったり、患者の排泄状況が適切に把握されていなかったりして、おむつから尿・便が漏れ出してしまい、その結果、患者の入浴・着替えやリネン交換・各種消毒といった作業につながってしまったときであることもわかりました。

そこで排泄業務について、おむ

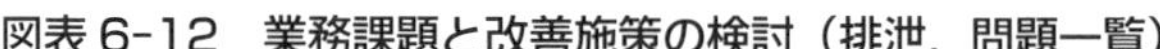
図表6-12　業務課題と改善施策の検討（排泄，問題一覧）

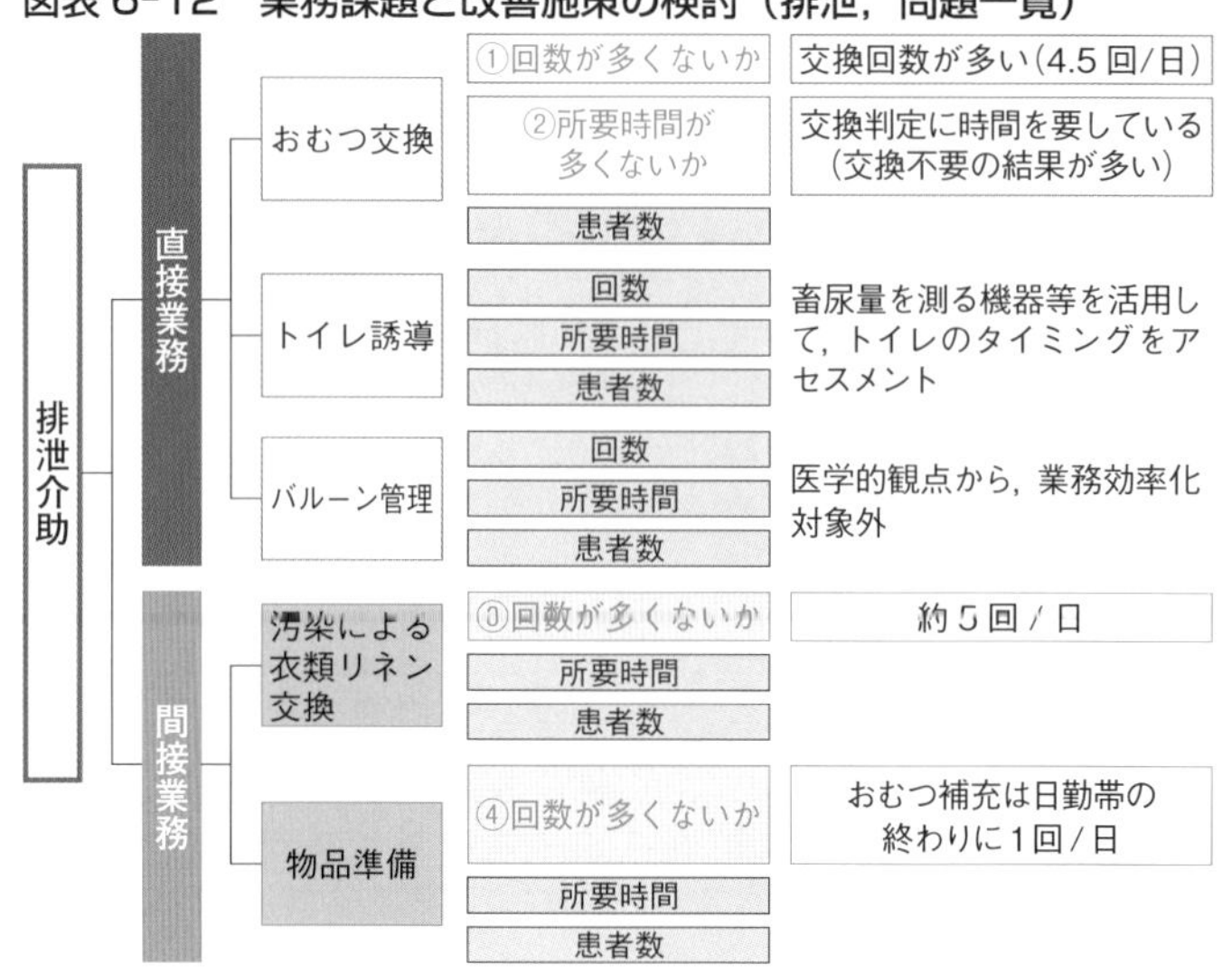

つ交換手技やおむつ交換判定のためのチェック頻度、おむつ交換回数、また食事や投薬から見直すことでの排泄管理—といった総合的な視点を採り入れ、より効率的かつ負担の少ない排泄管理を行うための対策の検討に入りました。

また、これ以外にも申送り時間の調整やIT導入の可能性のほか、食事の世話をセラピストの業務としてリハビリテーションの一環としたり、服薬業務を薬剤師の業務として服薬指導の一環とする可能性を調査するなど、部門を跨いだ議論を進めています。

当然、経営的な業務生産性だけでなく、冒頭に申し上げた医療安全や医療の質といった観点や、さらにコストの適正請求といった観点も議論の合間に確認し、過度に業務効率だけを追いかけるのではなく、本質的な看護業務とは何かといった話も続けています。

＊　＊　＊

以上が、看護業務の生産性向上についての一つの考え方の例となります。医療は年々複雑化し、また医療安全や感染管理など求められる役割も増えており、現場の負担感が日に日に増していくことは避けられない状況となっています。

とはいえ、その負担感を人員増だけで乗り切るのは、経営的にも人員採用という観点からも限界があります。そこで今回ご紹介したような、ベンチマーク等で状況を整理しつつ、現場に踏み込んだ調査／分析によって看護業務の実態把握と改善に結びつけることが重要ではないかと考えています。

また近年は、全国的な働き方改革の流れが医療機関にも押し寄せていて、２０２０年の診療報酬改定においても、タスクシフティングやタスクシェアリングを推進する目的のもと、看護補助者や夜勤看護の体制における加算が増額となり、施設基準の一部で常勤要件が緩和され、一部非常勤の組合せも認められるなど制度的に後押しされています。また、ＩＣＴを利用した会議等のオンライン参加も認められたり、特定看護師制度を活用して医師業務の一部を看護師が行い付加価値を上げるなど、看護師の生産性向上／業務改善に向けた動きは様々な観点から後押しされています。

以上のような制度改定も活かしつつ、経営改善や質の向上を追いかけながら、適正な人員配置とは何かについて改めて整理をしていくと、結果として効率的な経営につながるのではないかと思います。

Method 36

看護師の業務改善

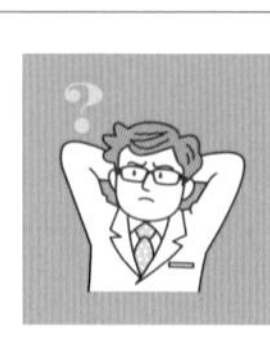

Q

200床（急性期一般1、HCU88床）の急性期病院で、消化器と整形外科、特に手術に強い急性期病院の事務長です。現場が毎日ばたばたと忙しくしており、その現場からの要望に応えて看護師を増やし続けた結果、施設基準との比較で3割ほど多い配置となってしまっています。さすがに人数的に多いなと感じてはいるのですが、一方で、現場は確かに忙しそうです。これらを改善する施策の案を教えてもらえませんでしょうか。

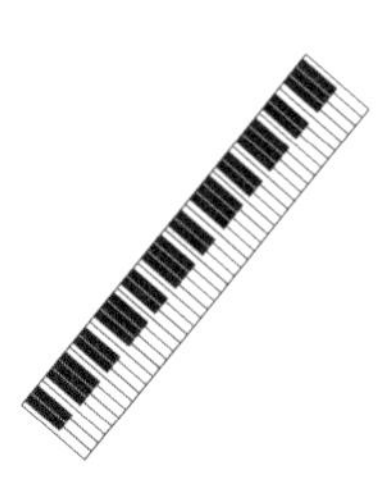

1 課題の整理

現場の忙しさに合わせて看護師を採用したら、業務は回るようになったが、結果として施設基準を大幅に上回る看護師を配置していた――という状況ですね。現場は忙しい状況が続いており、施設基準に合わせて人を配置し直すことは考えられないと思います。しかし、経営的には少しでも施設基準に近づけてほしい状況でもあります。

この場合、課題は図表6－13のように整理できます。

人手が足りず現場が疲弊している状況では、どうしても急いで対応をする必要があります。その結果、業務改善をしたり新入職者への十分な教育等を行わないまま、「有資格者だから最低限は大丈夫だろう」と考えて現場に配属してしまうことがあります。そうすると人は増えて一見業務は回るようになりますが、人が増えた分、管理負担が増え、またスタッフ同士のコミュニケーションコストもかかることから生産性が下がります。

例えば申し送り一つとっても、多人数で申し送りをすればするほど、その申し送り時間中の人件費は増えますし、伝達ミスも増えていきます。一見業務を回せるようになっても、次はスタッフの産休育休や突発的な退職による負荷を見越して、少しだけ余裕のある採用をするようになります。しかし、人数が増えたことでさらに業務効率が下がります。また、ここまでの過程を場当たり的に行っていると、個々のスタッフのスキルもばらばらで、やり方にも差があり、それによってまた管理コストが増える状況が継続してしまいます。そして、そのような管理コストやコミュニケーションコストをなんとかしようと、改めて教育や研修に時間をかけたり管理強化をすると、さらに人手不足になる――という悪循環です。

図表6-13 看護師の業務における課題

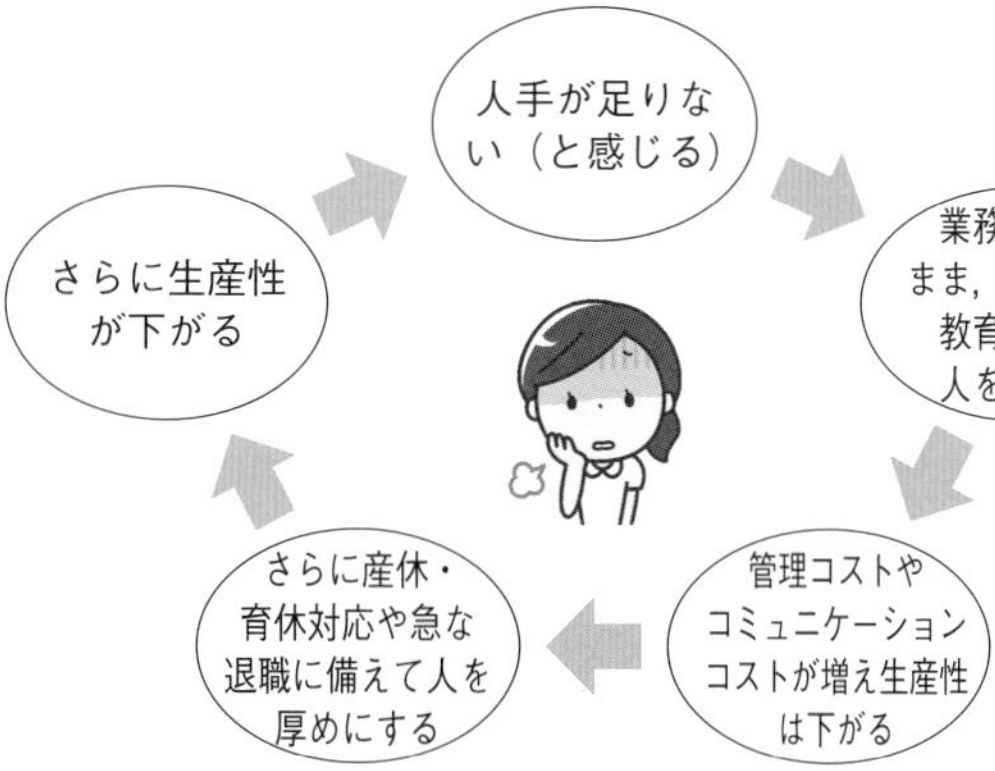

2 対応策案の検討

こうした状況を打破するためには、悪循環を断ち切る必要があります。理論上、考えつく施策方針は次のように整理できます。

①常に業務プロセスの改善を行っていく
②管理・コミュニケーションにかかるコストを減らす
⇓Method38へ
③スタッフ教育

④他部門とのタスクシフティング／タスクシェアリング⇓Method38へ

①常に業務プロセスの改善を行っていく

本質的な施策ではありますが、実際には継続するのが大変な方向性です。例えば業務改善委員会を立ち上げて、毎月のように業務改善項目を列挙し、それをどのように変えていくかを議論し続けることは可能ですが、多くの場合、マンネリ化してしまい、その委員会自体が非効率でアウトプットのない組織になりがちです。

どちらかと言えば、管理職を中心に業務改善を行う視点を常に意識し、日常業務でのちょっとした気づき（いつも同じ確認をしている、二度手間・二度入力、そもそも本当に必要なのか等）を大切にして、それを活かしながら改善するほうが効果は出やすいと感じています。

②管理・コミュニケーションにかかるコストを減らす

これは重要な施策です。特に人が増えるほど意思疎通のコストがかかってしまうため、できる限りコミュニケーションの頻度や量を必要十分にしなければなりません。

また人と人の関係作りでは、対面・口頭でのやり取りも大事ですが、業務指示、事実確認、状況報告、情報共有といった業務上必要となるコミュニケーションの多くは、ルールやICTの活用によって効率化していくことが可能です。当然、コミュニケーションが足りずに必要な情報が伝わらないのはもっと問題ですが、単に情報が伝わればいいのであれば、徹底した効率化を考えていくことも重要です。

③スタッフ教育

時間はかかりますが、品質と効率化に好影響を与える施策になります。ここで言う「業務」とは、1人ないし少数で行う対患者の直接的業務（清拭、点滴交換、おむつ交換、バイタルチェック、入浴等）と業務間を繋ぐ情報共有や調整などの間接的業務（申し送り、看護記録、看護方針の相談、シフト調整、等）に分かれます。

このうち特に直接的業務は、その業務をいかに質が高くかつ効率的に行うかは各個人のスキルや習熟度にかかっている面が大きいため、業務の効率化と品質向上を実現するためには、クリニカルラダーを導入して指針を示したり評価を行ったり、定期的にスタッフ教育・研修を行うなどの対応が必要になります。また、ケアカンファレンスのように、普通は見せ合わないお互いの直接的業務のやり方を共有することで、それぞれが学びあい、業務を高めていくことも効果的な方法です。

④他部門とのタスクシフティング／タスクシェアリング

「医師の生産性改善」でも触れていますが、看護部も医師以外に薬局、中央材料、事務、検査、厨房（栄養）、リハビリといった部署と常にやり取りをしていますから、そのなかで業務改善を行っていく手法です。

例えば、物流（食事の配膳、薬、医療材料）全般においてどこまでを双方の業務とするか、また患者対応（服薬管理・指導：薬局、食事介助：リハビリ、検査誘導：検査）においてお互いの業務をどう調整するか――などです。例えば食事介助一つとっても、その一部を食事を自分でするためのリハビリの一環とすることは可能です。管理栄養士が栄養指導をしながら食事の説明を行い、併せて食べ方の指導をするといった工夫もあり得ます。

＊　＊　＊

当院においてはコミュニケーションを効率化することと、無理ない範囲でのタスクシフティング／タスクシェアリングに主眼を置いて、具体的な施策を企画しました。

３　具体的な対策と課題

看護師のコミュニケーションを効率化するためには、どんな具体的な対策があり得るでしょうか。

Ａ　ルールを増やして確認を減らす

Ｂ　院内ＳＮＳ等を活用して情報共有コストを下げる

C　会議や申し送り時間を短時間にして厳守する

A　ルールを増やして確認を減らす

コミュニケーションの一部は、決まっていないことや自分では決めていけないと思われることに対しての確認や相談になります。当然、医師や上司・先輩に相談してもらわないと困ることはきちんと相談してほしいのですが、慣例的に必要ないレベルまで相談していたり、スタッフ個人が自信をもてない、または責任をとりたくないために確認しているケースも少なくありません。

そうした二重の確認、不必要な確認を減らすために有効なのは、ルールを決めることです。一定のルールを決めて、それによってスタッフに判断軸を与えることができれば、ここまでは自分の判断で、そこから先は相談してという線引きができるようになっていきます。

例えば、患者に食欲がなくて食べてもらえない場合は、食べる順番を後回しにしてもいい、それでも食べないならその様子を報告するように――といった内容であったり、バイタルの異常値について、ある範囲までなら看護記録に記載して医師向けにメモを残せばOKだけど、ある範囲以上は即座に連絡――といったことです。

一つひとつを書面化してマニュアル化する必要はありませんが、院内／病棟内で一定のルールを決めることで、管理者とスタッフ、スタッフ間におけるコミュニケーションの効率を高めることが可能となります。

B　院内SNS等を活用して情報共有コストを下げる

口頭によるコミュニケーションや、患者のカルテや看護記録に記載した内容だけだと、どうしてもチームとしてのコミュニケーションにミスやエラーが発生します。それらのミスを減らすべく口頭や対面でのコミュニケーションを増やしても、そのための申し送り時間は増えますが、人によって理解度が異なることが多く、ミスはそこまで減らないものです。

そうしたときに、院内SNS等のツール活用は一つの解決策となります。SNS等であれば、送るべき人に送りたいタイミングで、かつ相手の邪魔をすることなく情報を受け渡しすることが可能です。またその内容をあとで見返すことも可能であるため、考え違いや度忘れによるミスを減らすことが可能となります。

とはいえ、ＳＮＳばかりでやり取りすると、細かいニュアンスが伝わらなかったり、むずかしい判断をすることができないデメリットもありますし、また情報が埋もれてしまうリスクもありますので、適宜対面や口頭、そして看護記録等を通したコミュニケーションも併用してほしいと思います。

Ｃ　会議や申し送り時間を短時間にして厳守する

会議や委員会、申し送りといった時間は、参加メンバーや内容等によっては、だらだらと長くなりがちです。しかも、参加メンバー全員にすべての内容が関係していればいいのですが、そうしたことは稀で、一部のスタッフのやり取りのために他のスタッフが待たされる事態が発生しています。

そのため、会議や委員会、申し送りは時間を定め（例えば30分間等）、その範囲で効率よく話し合う工夫をするべきです。事前に資料とアジェンダ（会議の議題）を共有するのはもちろんのこと、一部スタッフと協議が必要な事項はあらかじめ1対1で話をして、一定の方向性をまとめておくといった工夫です。

とはいえ、時には時間を区切るのではなく、あえて話しきるまで話す場も必要です。例えば大規模なインシデントの原因究明と解決策構築であったり、スタッフ間の認識の齟齬による喧嘩の仲裁といったことを話す場合などです。このあたりは、議題と話のもっていき方を見極めて、会議の設定を変更する必要があります。

＊　＊　＊

他部門とのタスクシフティング／タスクシェアリングについては、まず他部門に業務を移行しつつ業務整理をし、業務改善が進んだ段階で今度は医師の業務を一部引き受ける――という段取りで検討していきます。

Ｄ　他部門へのタスクシフティング／タスクシェアリング

Ｅ　医師の業務の一部を看護師へ

D　他部門へのタスクシフティング／タスクシェアリング

他部門の人員配置や業務状況にもよりますが、看護師の業務の一部を他部門に任せていくことは看護業務の改善につながります。看護師の業務の一部である配膳やシーツ交換、清掃などを看護助手に任せたり、記録業務の一部をクラークに任せたりするのは普通ですが、例えば配膳業務を栄養部と協議して病棟まで持ってきてもらうといったことや、薬局と調整して服薬指導や服薬管理を薬剤師とともに行うことも検討できます。

さらに発展的には、リハビリテーションの一環として、セラピストに食事介助や散歩などの業務を行ってもらうことも考えられます。当然、医師の判断や診療報酬上の整理は必要ですが、看護や介護ではなく介助やリハビリテーションとして位置づけられるやり方に変えられれば、業務整理だけでなくリハビリの効率化にも繋がります。

E　医師の業務の一部を看護師へ

様々な手法によって看護師の業務改善が進むと、これまでの看護体制のままなら若干余裕が生まれることも想定されます。そこでいよいよ医師・看護師間でのタスクシフティング／タスクシェアリングを検討します。内容的にはのケースでも触れていますが、看護師側は認定看護師や特定看護師（特定認定看護師等）を増やし、そのうえでこれまで医師が行ってきた人工呼吸器や薬剤、栄養の管理の一部を看護師が担います。それにより看護師の業務範囲が広がり、結果として医師の業務改善に繋がります。

＊　＊　＊

看護師の多くは学ぶことが好きで真面目です。その特質が、ある面では、ガイドライン等で決められたことをきちんと守り、一定の質を守るために秩序だった対応を行い、一方で、業務のやり方が杓子定規で固定化してしまい、業務改善に繋がっていかないことにもなります。いきなり効率化を求めるのではなく、現在の看護師の業務上、何を変えればより効率的になるかを見極め、それを段取りやルール等を踏まえながら看護師と話すことで、業務効率化そのものを看護師の業務の一つにしていくようにすると、大きく変わっていくと考えています。

Method 37

多職種連携の活用

Q 400床（急性期一般1、ICU8床、HCU8床＋回復期リハ）の急性期病院になります。診療科も病棟構成も多岐にわたっており、その多様な状況を支えるべく、チーム医療として多職種連携を重視して様々な取組みを行ってきました。多職種連携による効果を感じないわけではないのですが、一方で多職種が集まることによる時間的制約や業務非効率なども課題となってきています。どうすれば効果的な多職種連携を実現できるでしょうか。

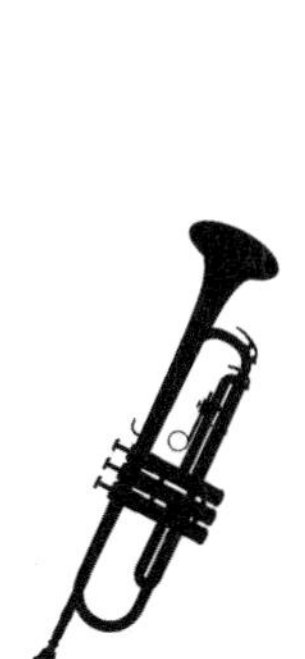

1 課題の整理

多職種連携を様々なかたちで進めてきたものの、多職種が一同に会することによる時間的制約や業務の非効率が課題となってきている――という状況ですね。おそらくは多職種連携による効果を感じにくく、現場の不満に対応できない面もあるのではないかと思います。この場合、課題は図表6－14のように整理できると考えられます。

まずは基本的なことですが、なぜ多職種連携を行うのか、テーマごとに改めて確認する必要があります。診療報酬が取れるから多職種連携をやっているというケースは稀だと思いますが、診療報酬をきっかけに多職種連携に乗り出したという例は多いでしょう。また、一言で医療安全や感染管理、栄養サポートと言っても、医療安全において何を目指すのかといったことが整理されていないと、会議や情報が散漫になってしまい非効率になっている可能性があります。

またチームメンバーの構成も非常に重要です。なんとなく院長のかけ声一つで始めてしまった場合、あまり関係のない職種が呼ばれていたり、同じ職種でもその分野における経験が未熟でチームとしての議論に耐えられないスタッフが参加していることもあります。それは本人・チームの相互にとって非常に不幸なことです。

図表 6-14　多職種連携における課題

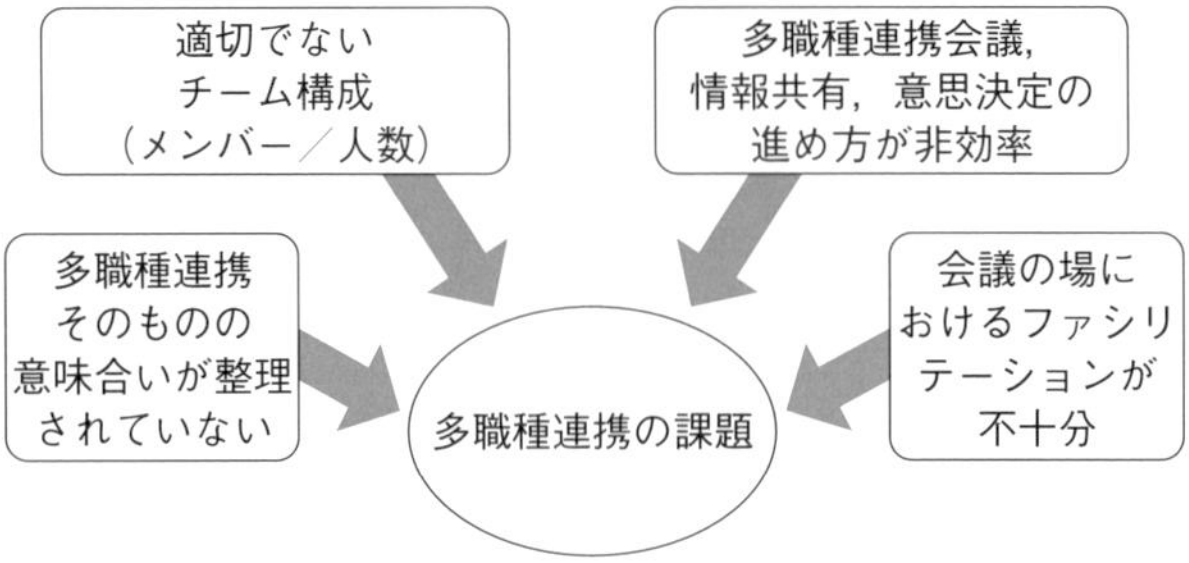

また、会議や情報共有などの実務の進め方も工夫が必要です。本業をもっている専門職を集めるため、どうしても時間調整がむずかしくなりますし、何とかひねり出した会議時間を効率的に活用する必要があります。なんとなく毎月1回集まるだけで、議題も定まらず五月雨に情報共有して、議事録だけ作成して終わりといった「形だけの多職種連携」をしているようでしたら、おそらく投入コスト（時間）に見合うだけの効果を得られていない可能性が高いため、見直しを検討してほしいと思います。

最後に、会議の場におけるファシリテーション（効果的な進行）もとても重要です。なかなか医療の専門職の方々は、医師を始めとして通常の教育・研修でファシリテーションの仕方を学ぶ機会に恵まれていないことが多いものです。そのため、なんとなく話したい人だけが話したり、意見が対立しても修正できなかったりという具合に、会議としての成果を得られない運営となっていることがあります。

これらが相互に関係し合って、おそらく多職種連携の効果的な運営が実現できていないのではないかと推察されます。

2 対応策案の検討

こうした状況を打破するためには、前述した課題について優先順位を付けながら解決策を構築していくことが重要です。

①多職種連携における目的の再確認
②多職種連携における診療報酬の整理と開示⇒Method38へ
③多職種連携のチームメンバー構成の見直し
④会議と情報共有のあり方の改善（ICTの活用等）
⑤委員長・リーダーに対するファシリテーション研修

①多職種連携における目的の再確認

必ず実施してほしい施策です。例えば感染管理一つ取っても、大きな目標として「院内感染をゼロにする」ことが暗黙の了解となり得ますが、それは新型コロナのような急な未知の感染症対策を含むのか、日常業務としてのMRSA対策を徹底するのか、または抗菌薬の適正使用といった医師の業務まで踏み込むのか――といった目的のうち、委員会としての目的をどこに据えるかによってアクションが変わります。やり過ぎて怒られることはないとしても、あまりに多くのテーマを検討し過ぎればチームメンバーの時間を取り過ぎることになります。また、実現できそうにない高いレベルの対策を設計しても意味がありません。

②多職種連携における診療報酬の整理

それ自体が大きな効果を生むわけではありませんが、診療報酬改定に合わせながら棚卸しと試算を行ってほしいと思います。

例えば、2020年度の診療報酬改定においては多職種連携関係として、緩和ケア診療加算、栄養サポートチーム加算、感染防止対策加算で、複数の非常勤医師の組合せでも配置可能と改定されました。また入退院支援加算および入院時支援加算についても、入退院支援部門における職員は非常勤職員でも可能と改定されています。こうした項目は、点数そのものは大きくはありませんが、医療機関が行った多職種連携の取組みを収入面から意義付けできる大切な項目になりますので、必ずチェックして請求もれのないようにしてほしいと思います。

③チームメンバー構成の見直し

多職種連携をうまく動かすために重要な視点です。単に専門職の頭数合わせをしてしまったチームと、医療安全なら医療安全、感染管理なら感染管理と、各専門職でも一定の経験や知見を有するメンバーで集まったチームでは、その生産性に大きな差が出ることは自明です。そのため、テーマに合わせて可能な限りベストメンバーを揃えてほしいと思います。

ただし、人数の多い看護部門は別として、そもそもの在籍人数に限りがある薬剤やMSW、検査技師などでは、実際に専門性を基準にメンバーを選ぶことはむずかしいと思います。その場合は、今の知識だけでなく、チームワークやコミュニケーションに長けているか、将来的に研修等で本人が研鑽を積むかといった点を重視してメンバー選定をするといいでしょう。

④会議と情報共有のあり方の改善

⑤リーダーにおけるファシリテーション能力の向上

連携会議を円滑に進めるうえで重要です。例えば、いくら大事なテーマであっても頻回に会議を行うことはなかなかむずかしいと思いますので、適切な頻度と適切な時間設定を行う必要があります。

また、毎回一同に会することは調整も大変ですが、集うことによる移動コストもかかります。幸いにして

２０２０年度の診療報酬改定で、安全管理や感染管理委員会について、必ずしも対面でなくＩＣＴを活用したかたちも認められました。これによって、例えば外勤中の医師が外出先から参加することや、また同じ院内でもあえて場所を移動せずに実施することが可能となりました。

また、会議の進め方にも工夫の余地があります。会議によっては事実関係の報告をして、ほとんど誰も発言しないで終わりになったり、とりとめのないテーマで話を続けて結局今後のアクションが決まらないまま先延ばしになるなどのケースがあります。その場合、ファシリテーションを理解している人が仕切ることで、参加者がある程度話したいことを話せたり、共通の課題認識をもって、毎回会議の終わりに次回のアクションと担当が明確になることが可能です。こうした会議運営は委員会の品質に関わりますので、ぜひ一度見直してみてほしいと思います。

＊　＊　＊

上記の対策案はいずれも重要で、何らかの検討をしてほしいテーマです。ここでは、具体的な検討事項として、多職種連携に関する診療報酬について整理をしてみたいと思います。

３　具体的な対策と課題

多職種連携に関して、筆者が理解している診療報酬は次のようなものがあります。大きくは医療安全と感染症対策のように、全病院として体制を構築して運用することで全入院患者が対象になるものと、特定の医療提供やチーム体制を整えたうえで限定された疾患や状態の対象患者のみ算定できるもの――に分かれます。

【体制に対する評価】

Ａ２３４医療安全対策加算（入院初日）

１　医療安全対策加算１　85点

2　医療安全対策加算2　30点

医療安全対策加算は、組織的な医療安全対策を実施している保険医療機関を評価したものです。「組織的な医療安全対策の実施」とは、医療安全管理部門に所属する医療安全管理者が、医療安全管理委員会と連携しつつ、当該保険医療機関の医療安全に係る状況を把握し、その分析結果に基づいて医療安全確保のための業務改善等を継続的に行っていることとされています。

算定例：85点×800人＝68万円／月

A234-2感染防止対策加算（入院初日）

1　感染防止対策加算1　390点

2　感染防止対策加算2　90点

感染防止対策加算は、院内感染防止対策を行ったうえで、さらに院内に感染制御のチームを設置し、院内感染状況の把握、抗菌薬の適正使用、職員の感染防止等を行うことで院内感染防止を行うことを評価するものです。感染制御チームは、1週間に1回程度、定期的に院内を巡回する必要があります。また必要に応じて、微生物学的検査を適宜利用し、抗菌薬の適正使用を推進します。さらに職員研修やマニュアル整備を行うこととされています。

算定例：390点×800人＝312万円／月

【対象患者に対するチーム医療を評価】

A226-2緩和ケア診療加算（1日につき）　390点

一般病床に入院する悪性腫瘍、後天性免疫不全症候群または末期心不全の患者のうち、疼痛、倦怠感、呼吸困難等の身体的症状又は不安、抑うつなどの精神症状を持つ者に対して、当該患者の同意に基づき、症状緩和に係るチームによる診療が行われた場合に算定する。

算定例：390点×4名×30日

＝47万円／月（算定対象患者４名／週）

Ａ２３０-４精神科リエゾンチーム加算（週１回） ３００点

一般病棟に入院する患者の精神状態を把握し、精神科専門医療が必要な者を早期に発見し、可能な限り早期に精神科専門医療を提供することにより、症状の緩和や早期退院を推進することを目的として、精神科医、専門性の高い看護師、薬剤師、作業療法士、精神保健福祉士、公認心理師等多職種からなるチームが診療することを評価したものです。

算定例：３００点×４回×４名

＝４・８万円／月（算定対象患者４名／週）

Ａ２３３-２栄養サポートチーム加算（週１回） ２００点

栄養障害の状態にある患者や栄養管理をしなければ栄養障害の状態になることが見込まれる患者に対し、患者の生活の質の向上、原疾患の治癒促進および感染症等の合併症予防等を目的として、栄養管理に係る専門的知識を有した多職種からなるチームが診療することを評価したものです。

算定例：２００点×４回×４００床×80％×10％

＝25万円／月（算定対象患者10％）

Ａ２４２呼吸ケアチーム加算（週１回） １５０点

48時間以上継続して人工呼吸器を装着していて、人工呼吸器装着後（または入院後）１カ月以内の患者に対して、人工呼吸器離脱のための呼吸ケアに係る専任のチームによる診療が行われた場合に算定されるものです。

算定例：１５０点×４回×４名

＝２・４万円／月（算定対象患者４名／週）

Ａ２４７認知症ケア加算（１日につき）

1　認知症ケア加算1
イ　14日以内の期間　160点
ロ　15日以上の期間　30点
2　認知症ケア加算2
イ　14日以内の期間　100点
ロ　15日以上の期間　25点
3　認知症ケア加算3
イ　14日以内の期間　40点
ロ　15日以上の期間　10点

認知症ケア加算は、認知症による行動・心理症状や意思疎通の困難さが見られ、身体疾患の治療への影響が見込まれる患者に対し、病棟の看護師等や専門知識を有した多職種が適切に対応することで、認知症症状の悪化を予防し、身体疾患の治療を円滑に受けられることを目的とした評価項目です。認知症患者のケアに係るチームによるカンファレンスを週1回程度開催し、症例等の検討を行います。また週1回以上、各病棟を巡回しなくてはいけません。当該加算の算定対象となっていない患者に関するものを含め、患者の診療を担当する医師、看護師等からの相談に速やかに応じ、必要なアセスメントおよび助言を実施します。

算定例：加算2（100点×30名＋25点×10名）×30日
＝97万円／月（算定対象患者40名／日）

A251排尿自立支援加算（週1回）　200点

排尿自立支援加算は、当該保険医療機関に排尿に関するケアに係る専門的知識を有した多職種からなるチームを設置し、当該患者の診療を担う医師、看護師等が、排尿ケアチームと連携して、当該患者の排尿自立の可能性および下部尿路機能を評価し、排尿誘導等の保存療法、リハビリテーション、薬物療法等を組み合わせるなど、下部尿路機能の回復のための包括的なケアを実施することを評価した項目です。

算定例：２００点×４回×４名

＝３・２万円／月（算定対象患者４名／週）

B００５退院時共同指導料２　４００点

保険医療機関に入院中の患者について、地域において当該患者の退院後の在宅療養を担う保険医療機関の保険医または当該保険医の指示を受けた当該保険医療機関の看護師等が、患者の同意を得て、退院後の在宅での療養上必要な説明および指導を、入院中の保険医療機関の保険医又は看護師等と共同して行ったうえで、文書により情報提供した場合に、当該入院中１回に限り、それぞれの保険医療機関において算定するものです。

算定例：４００点×８人

＝３・２万円／月（算定対象患者８名／月）

＊　＊　＊

以上が、チーム医療における診療報酬の抜粋となります。算定例を見ると、医療安全対策、感染防止対策、認知症ケア加算は、１日当たりで総額も大きくなるため、算定が必須と考えられます（すでに算定済みと思われますが）。

一方で、それ以外の点数は入院初日のみや週１回等の限られた点数となるため、残念ながらこれだけで体制構築のコストを賄うことはできません。ただし、医療のあり方としてチームで取り組むことが望ましいと考えられていて、そのためチームで取り組んだら、あとから多少点数がついてくると考えれば、いずれの点数も一度は検討することが望ましいと考えています。

Method 38

業務プロセス改善

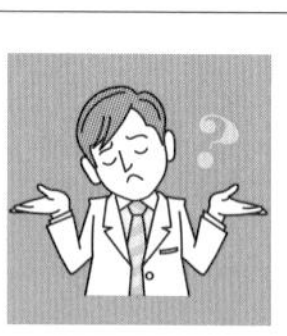

Q

当院は、３００床の地域中核病院になります。長年にわたりクリニカルパスを積極的に導入して、患者への標準医療導入を積極的に進めてきました。パス導入件数と利用率は一定の水準に達したと考えていますが、ここ数年、医療の質も業務効率も改善していないように見えます。ここから始められる医療の質向上施策と業務効率への取組み方を教えてください。

※クリニカルパス導入件数：１５０件、クリニカルパス導入率：40％

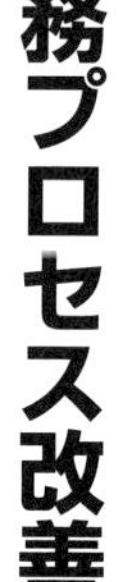

1 課題の整理

積極的な取組みでクリニカルパスの導入は進んだものの、次の品質向上／業務改善に向けた動きをするための方法を知りたいというお問い合わせですね。本件の場合、まずは何が課題なのか、何が改善すべきポイントなのかを理解するところから始める必要があります。そしてそのうえで、課題の構造を整理していくことになります（図表6－15）。

・アウトカムの質の課題

・クリニカルパス構造の課題（例外処理、ボトルネック、手順の不備）

図表6-15 業務プロセスにおける課題

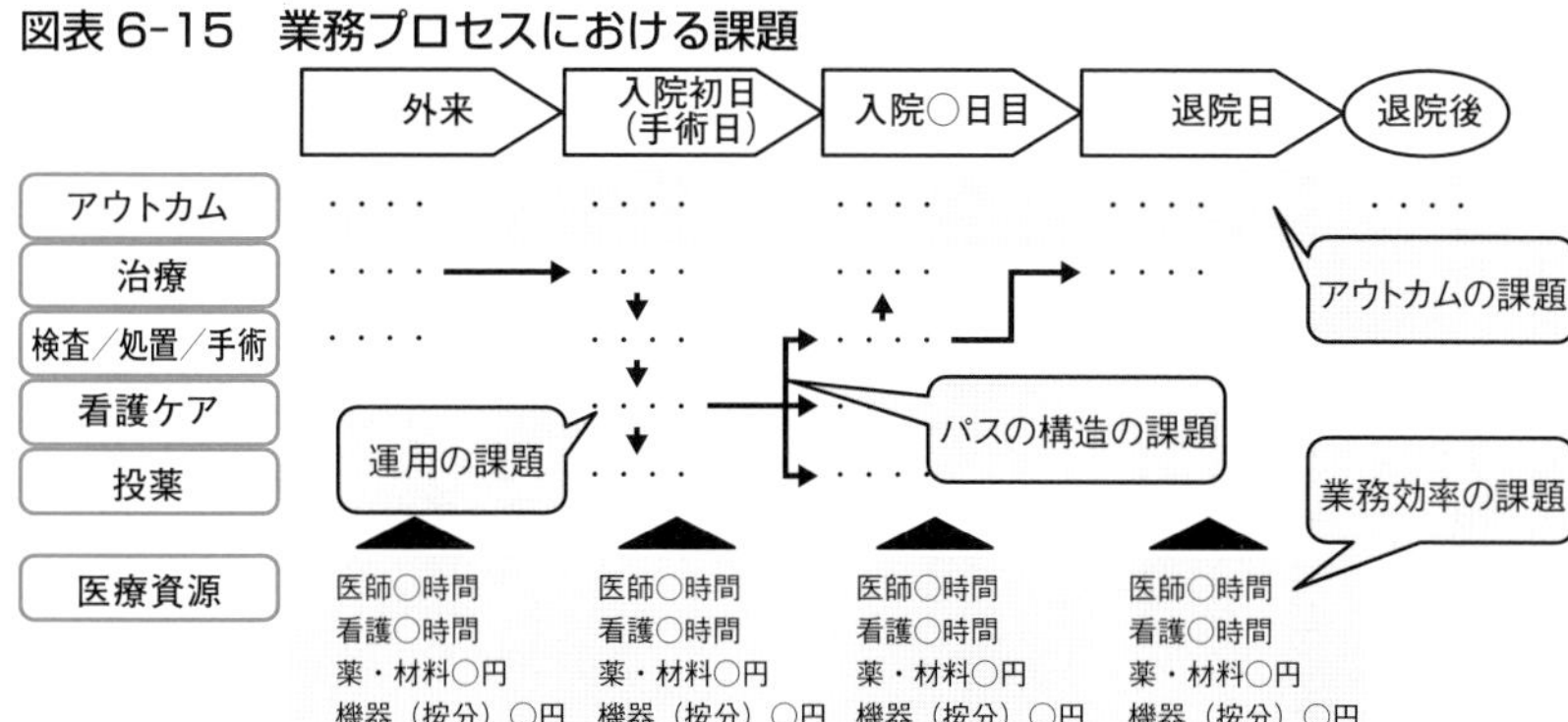

・運用における課題（連携不足、個々人のスキル）
・業務効率の課題

まず、クリニカルパス導入の効果を測定するために、診療のアウトカムや各種手順における指標を管理する必要があります。例えば、ＱＩ（Ｑｕａｌｉｔｙ Ｉｎｄｉｃａｔｏｒ）の導入によって、感染症発生率や再入院率、インシデント数、疾患別平均在院日数などの把握を行っていきます。パスの効果を測る意味では、全患者数当たりクリニカルパス導入率やパス導入プロセスにおけるバリアンス（例外処理）の割合などが考えられます。

こうしたＱＩを通じて院内の品質管理や業務効率の定量化が進められるようになると、クリニカルパスの効果も徐々に理解できるようになります。パス導入時と未導入時における在院日数や投下コストの比較や、他医療機関との比較による同一疾患での在院日数や再発率の比較などです。こうした分析を続けることで、クリニカルパスそのものに課題があるのか、それともパスの運用に課題があるのかを少しずつ整理していくことになります。

比較するのは実際には大変ですが、それでも貴院の導入しているパスと標準的なパスや他院のパスとの比較、パス導入と未導入でのアウトカムの比較や、パスを導入している場合での他院とのアウトカム比較などを行っていくことで、徐々に課題が明らかとなります。

また、仮に標準パスであったとしても自院ならではの課題が見える場合もあります。例えば、麻酔科医や検査体制などにボトルネックが発生していて、そのために全体の業務が滞っている場合や、自院ならではの例外処理が多くパスの適応がうまくいかないケースなどです。

さらに、パスは標準的で目立った課題は見当たらないものの、アウトカムがあまり芳しくないケースや、経年的な改善が見られないケースでは、運用に課題があると考えられます。その場合は、自院の同一パスにおけるアウトカム比較等を通して、各診療を実施したスタッフのスキルや連携不足が原因なのかを確認したり、各パスを構成する単一業務の標準的な業務時間等やプロセスごとのアウトカムを設定して、改めてパスを構成する各業務の評価を行うことなどが必要となります。

以上のような対応によって、クリニカルパス導入／運用における課題が整理されたら、それに応じた対策を講じていきます。

2 対応策案の検討

前述したクリニカルパス導入／運用における課題を解決するためには、以下のような対策が重要となります。

①クリニカルパス導入基準の再定義
②運用中のクリニカルパスの改善
③各スタッフのスキル向上（手技、記録、コミュニケーション等）
④スタッフ間の連携／引継ぎのあり方の改善

①クリニカルパス導入基準の再定義

一部疾患における導入を一時的に見送る可能性を検討するという方法です。本来ならば、適切なパスを用いて適切な運用をすれば、パスを導入したほうがより品質管理や業務効率に優れていると考えるのが普通です。しかし、自院の各スタッフの実力（スタッフ間の連携状況含む）や例外処理の状況、またパスそのものの練度からして、無理にパスに当てはめることが適切でないケースもあります。

②運用中のクリニカルパスの改善

医療そのものの発展と、自院の体制整備やスタッフのスキル向上と合わせて検討してほしい施策になります。例えば、学会等でのガイドラインが変更となれば必然的にパスのプロトコルも修正が必要ですし、体制が整って、タスクシフティングやタスクシェアリングと合わせて、一部の業務を別職種やチームで対応するというように変更する場合も、パスの修正が必要となります。

ガイドライン等に合わせた変更は医療の品質向上を目指す改善、タスクシフティングや業務体制と合わせて行う変更が業務効率を目指す改善――と分けることができます。通常の院内クリニカルパス委員会では、どちらかというと医療の質が中心となるので、改めて業務効率にも目を向けることも大事だと考えています。

ただし、やみくもに変更を続けてしまうと、現場が混乱してしまう可能性もありますので、ガイドライン変更のようなエビデンスのしっかりしているもの以外は、自院での運用状況と例外処理を分析しつつ、慎重に時間をかけて改善することが望ましいと考えます。

③各スタッフのスキル向上

クリニカルパスにおける個別業務の品質と効率性を上げることで、医療の質、業務改善の両方に資するという取組みです。仮にクリニカルパスそのものはガイドライン等に則った標準的なパスだったとしても、個々の手技や患者・スタッフ間のコミュニケーションに課題がある場合、全体として質の高い医療提供を行うことがむずかしくなります。

この場合は基本に立ち返って、各スタッフのスキルチェックを行いながら、また看護ならば看護ラダー等も活かしながら、教育／研修等を実行していく必要があります。

④スタッフ間の連携／引継ぎのあり方の改善

クリニカルパスにおける業務間の繋ぎを円滑にするイメージです。一つの業務が終わって次の業務に進む際に、それまでの業務内容およびそれを受けた患者側の反応や状態等を適切かつ効率的に引き継いでいくことで、パスの業務間の繋ぎを円滑に、かつ情報共有の抜けやもれがないかたちで、スムーズな治療を進めていく方向性になります。

仮に途中で記録される看護記録や各種検査の結果報告において、内容が不十分で不足している場合は、改めてその担当者に話を聞く手間が発生しますし、看護記録や結果報告の内容が冗長で論理的な理解がむずかしい場合も、同様の再確認の手間が発生します。そのため業務を行う専門職がそれぞれの業務と患者状況における必要十分な要点を的確に記録して次に引き継ぐ流れを磨いていく必要があります。

なお、ここでいきなり院内SNSを導入するなどの拙速なIT化は避けたほうがよいでしょう。たしかに紙でやり取りしたり、業務システムとしての看護記録をお互いにチェックするよりも、院内SNS等で情報交換をするほうが効率的な面もありますが、どんな情報をどんなルールでやり取りするのかを決めてから取りかからないと、情報が散逸してしまったり、かえって確認事項が増えてしまうなどの手間がかかる可能性があります。

＊　＊　＊

以上が、クリニカルパス導入／運用において想定される一般的な課題の整理となります。次にクリニカルパスの改善をいかにして業務改善に結びつけるのかという点を、もう少し具体化してみたいと思います。

3　具体的な対策と課題

クリニカルパスそのものを業務効率化の視点から改善するに当たっては、次のようにパスの見直しを検討していくことになります。

A：クリニカルパスの業務並列化、前後の入替えによる業務改善
B：タスクシフティング／タスクシェアリングによる業務分担変更
C：クリニカルパスの業務間の繋ぎの効率化
D：ICT活用

A：クリニカルパスの業務並列化、前後の入替えによる業務改善

クリニカルパスの業務のうち、検査体制や人員体制、スペースの整備によって、前倒しでの並列作業が可能となる業務があります。例えば、検査や手術の前準備や検査後のリカバリーを別室で事前に行うことや、１人の患者さんの検査を同時に複数行うケースなどです。また、医療的には順番が前後してもよい検査などは、業務効率的にどちらを先にするのがよいかを検討することで、効率化を図ることが可能です。

あまり頻繁かつ細かくパスを変更してしまうのは、かえって混乱を招いてしまいますが、例えばパス上では分かれていた複数の業務を一括りとして、そのなかで適宜判断するようなパスを作ることで、現場の状況に合わせた運用とすることも可能ですので、このあたりのパスの粒度にも気をつけながら、パスの順番や構造を見直すことが大事だと考えています。

B：タスクシフティング／タスクシェアリングによる業務分担変更

上記のようにパスの前後を入れ替えるのとは別に、そもそも誰がその業務を実施するのかを見直すのが、クリニカルパスにおけるタスクシフティング／タスクシェアリングになります。例えば、手術前説明や手術後の投薬管理を医師から看護師に、採血を看護師から臨床検査技師に、各時点で医師事務作業補助が介入して一つのプロセスを医師と事務で効率的に実施する——などです。

逆に言えば、クリニカルパスを見直すことでタスクシフティングやタスクシェアリングの取組みを進めることは、良い手段となり得ます。

C：クリニカルパスの業務間の繋ぎの効率化

クリニカルパス自体は変わりがないとしても、パスにおける業務の繋ぎや引継ぎがスムーズにいかないと、その後の確認や手戻りによって非効率が発生することがあります。そのため一つの業務が終わって、次にどんな情報を引き継ぐのかを整理していくことは重要です。

検査が終われば結果報告を引き継ぐといったことはわかりやすいですが、問診や家族説明を踏まえてどんな情報を引き継ぐことに意味があるのか、リハビリを実施しただけでなく次のテーマや課題として何を引き継ぐのか、病棟看護のなかで聞いた患者や家族のコメントのうち何を引き継ぐのか——といった点です。

情報はあればあるだけいいわけではなく、次に引き継がれた人が端的に状況を理解してスムーズに次の業務に移れるように、できる限り必要十分で最適な情報を渡す必要があります。そのために、引継ぎ時に情報の重要性や有用性を定期的に確認していくことが大事です。

D：ICT活用

上記のA~Cを実施するうえで、同時並行的にICTの活用も検討するといいでしょう。まずは、既存の電子カルテにおいて、修正やカスタマイズをすることで対応可能なことがないかを確認します。特に医師のカルテや看護記録、各種検査結果などは、電子カルテ上において一元的に管理されていることが望ましいため、電子カルテの使い勝手を修正することを第一に考える必要があります。

そのうえで、既存の電子カルテでは十分に機能しきれないことがある場合や、紙カルテやオーダーリングまでで電子カルテが導入されていない場合、追加的にICTを検討していきます。

筆者がICT導入で比較的効果が出やすいと考えているのは、一つ目が会議のオンライン化と会議資料の共通ファイルサーバーでの保管です。これまで、会議資料は紙で印刷して、会議は対面で行うことが主流でしたが、２０２０年度の診療報酬改定で一部会議のオンライン参加が認められたこともありますので、ぜひ会議をオンラインで行うことをお薦めします。実際に会議をオンラインで行うとわかりますが、まったく発言をせず参加する意味がない方の存在が可視化され、また一人ひとりの発言をきちんと聞かなくてはいけないなど、これまでの対面会議とは異なる情報が入るようになるため、これを機に会議のあり方も見直してもらえたらと思います。

その次の段階は院内ＳＮＳによる情報共有です。一部の医療機関ではＬＩＮＥやＴｅａｍｓ、またはＤｒ．ＪＯＹなどのツールを利用していますが、ちょっとした情報共有として、電話でリアルタイムに相談する必要がないことはＳＮＳで連絡してあとで確認してもらったり、また聞き流してしまったこともあとで確認することが可能であるため、かなり業務効率が上がります。

当然、なんでもかんでもＳＮＳに投稿すると、かえって情報が錯綜し、また過去のやり取りを見つけられない場合もあるので、使い方にルールを設けていくことも重要ですが、ツールとしては有用です。また、プライベートの携帯端末でＳＮＳを行うと情報漏洩の可能性もありますので、このあたりはルールや使い方の徹底などをきちんと固める必要があります。

＊　＊　＊

以上が、主にクリニカルパスを中心とした業務プロセス改善の考え方と具体的な施策の例です。業務プロセス改善においては、クリニカルパスを導入していない病院や疾患であっても、標準的な治療プロトコルや院内連携を確認していくことで同様に考えることができます。また、医療ではなく医療事務や総務といった業務も、一つひとつの業務プロセスが整理できれば同様に考えていくことが可能です。今後、医療機関の経営において業務効率化は重要なテーマとなるため、今回の整理を参考に、引き続き検討を続けてもらえたらと思います。

おわりに

多くの皆様のおかげで、本書を改訂して第2版を出版させていただくこととなりました。この場を借りて、深くお礼申し上げます。ありがとうございます。

第1版をお読みいただいた方はお気づきと思いますが、全体で36メソッド→38メソッドに2メソッド増えています。しかもその内訳は、前回、診療報酬改定のシミュレーションで第6章を丸々占めていたものを入れ替え、働き方改革と労働生産性に多くの紙面を割きました。2024年における医師の働き方改革を見据え、今、集中的に取り組まないといけないという危機感からこのようにさせていただいています。

また、それとは別に2メソッド増えているのは、オンライン診療や健診センターのことなど、どうしても取り入れたいテーマが増えてしまい、お願いをしてこのようなかたちにさせていただきました。医学通信社の皆様には、題名が変わる程の大きな変更を、よく受けていただいたと感謝しております。

本書を執筆中の今、世界で新型コロナウイルス（COVID-19）が猛威を振るっており、日本でも第3波を迎えて緊急事態宣言が発令されています。新型コロナの予防接種ワクチンが一部輸入され、そして具体的な接種スケジュールが見えつつあるなど明るい兆しもありますが、まだまだ予断を許さない状況が続いています。

元々、医療界は、少子高齢化と医療費抑制の流れを受けて、2025年そして2040年に向けた構造改革の最中で、経営的にきびしい日々が続いていたところでした。そこへさらに、この新型コロナが追い打ちをかけたところとなり、先行きの不透明感は増してしまったと思っています。

そうした不透明な未来に対して、変化を追いかけ適応することは医療機関経営にとっての必須事項ですが、一方で、医療には変わってはいけないものもあると思っています。使い古されたけれど安全性や確実性の高い医療行為を適切に実施したり、患者や家族の立場を理解し寄り添うケアであったりです。

医療機関の経営においても、売上は売上のままですし、その構成要素が単価×患者数であることは変わらないなど、基本的な考え方やメソッドの多くは大きくは変化しないと考えています。その意味では、継続することと変化することを上手く見定めていただくことが重要であり、経営の肝だなと思っています。

様々な点で、むずかしい時代ではありますが、医療機関は地域の重要なインフラであり、また今後も持続的な経営を続けることが使命であることはかわりません。本書を読んでいただいた皆様が、医療機関の持続的で発展的な経営に向けて、覚悟をもって経営や運営をやり続けていただくことが、何よりも大事であると思っています。

本書が、そうした医療を支える皆様の一助になればと願っています。

最後になりましたが、本書執筆にあたり、医学通信社の小野編集長、佐伯副編集長、丸山様には、連載時から長年にわたりお世話になり、また乱筆乱文を上手にまとめていただき本当に感謝しております。また代表の大石はじめ、株式会社メディヴァのスタッフの皆様とは、日々ともに問題解決に向き合うなかで得られたものがたくさんあり、皆様との日々があっての本書であると思っています。

そして、何よりも実際に経営のご相談をいただいた病院・診療所のクライアントの皆様、また逆に当社から先進事例として見学やアドバイスをお願いした皆様、経営課題がテーマだけに具体名を挙げることができないのですが、皆様との日々や様々なフィードバックやディスカッションがあっての本書だと思っています。本当に感謝いたします。ありがとうございました。

小松 大介（こまつ だいすけ）

株式会社 メディヴァ取締役　コンサルティング事業部長

東京大学教養学部卒，東京大学総合文化研究科修了。マッキンゼー・アンド・カンパニーのコンサルタントとして勤務後，（株）メディヴァを創業。取締役就任，コンサルティング事業部長。最近では，複数の医療機関の再生実務に取り組み，黒字化や債務超過解消などの実績を上げている。

※定価は裏表紙に
表示してあります

医業経営を“最適化”させる38メソッド
機能選択・経営マネジメント・診療報酬の最適化マニュアル

2017年11月28日　第1版第1刷発行
2021年4月5日　第2版第1刷発行

著　者　小　松　大　介
発行者　小　野　　　章
発行所　医学通信社

〒101-0051 東京都千代田区神田神保町2-6 十歩ビル
TEL 03-3512-0251（代表）
FAX 03-3512-0250（注文）
03-3512-0254（書籍の記述についてのお問い合わせ）

http://www.igakutushin.co.jp/
※弊社発行書籍の内容に関する追加情報・訂正等を掲載しています。

装丁デザイン：華本達哉
印刷・製本：シナノ印刷
扉・見出しイラスト：©123RF.com（siamimages，narokzaad，Mike301，guilu67，grynold），iStock.com/A-Digit

 ISBN978-4-87058-824-0